高级卫生专业技术资格考试用书

麻 醉 学

高级医师进阶

（副主任/主任医师）

主 编 周 峰

副主编 史春霞

编 者（以姓氏笔画为序）

王 帅	张 彤	何 影	张 祎	荣 星
单 超	褚丽丽	蒋 彤	石 琳	卢平平
于海利	程 惠	宋巧琳	李 靖	李 娜
张 璐	崔 敏	张晓静	吴雅楠	马 悦
袁 珊	李姗姗	张 燕	夏 洁	贺 楠
黄金凤	赵 蕾	战 薇	黄慧锦	高菲菲

中国协和医科大学出版社

图书在版编目（CIP）数据

麻醉学·高级医师进阶／周峰主编. —北京：中国协和医科大学出版社，2016.1
（高级卫生专业技术资格考试用书）
ISBN 978-7-5679-0391-3

Ⅰ. ①麻…　Ⅱ. ①周…　Ⅲ. ①麻醉学　Ⅳ. ①R614

中国版本图书馆 CIP 数据核字（2015）第 169347 号

高级卫生专业技术资格考试用书

麻醉学·高级医师进阶

主　　编：周　峰
责任编辑：吴桂梅　雷　晶

出版发行：**中国协和医科大学出版社**
　　　　　（北京东单三条九号　邮编 100730　电话 65260431）
网　　址：www.pumcp.com
经　　销：新华书店总店北京发行所
印　　刷：北京玺诚印务有限公司

开　　本：787×1092　　1/16 开
印　　张：22.25
字　　数：380 千字
版　　次：2016 年 1 月第 1 版
印　　次：2018 年 3 月第 3 次印刷
定　　价：78.00 元

ISBN 978-7-5679-0391-3

前　言

近年来，医学科学飞速发展，临床上新理论、新技术和新方法不断出现。同时，高级技术资格考试制度逐渐完善，但考试用书却极其匮乏。为了加强临床医务人员对学科知识的系统了解和掌握，提高医疗质量，同时也为了满足考生需要，我们组织了从事临床工作多年，在本学科领域内具有较高知名度的副主任医师职称以上的专家及教授，共同编写了此书。

麻醉学是以研究临床麻醉、生命机能调控、重症监测治疗和疼痛诊疗为主要内容的临床学科，通常用于手术或急救过程中。全书共分 4 篇 23 章，具体内容包括麻醉学基础知识、麻醉方法与监测、专科麻醉及特殊病症的麻醉、麻醉中各种紧急情况的处理。其中，"第一篇　麻醉学基础知识"内容包括麻醉相关解剖生理基础、麻醉药理学、麻醉相关病理生理学、心肺脑复苏、重症监护治疗、疼痛治疗、气道管理、常用试验检查及麻醉相关特殊检查。"第二篇　麻醉方法与监测"内容包括术前病情评估与准备、麻醉方法及技术、麻醉生理监测、危重患者的监测和治疗、围术期体液平衡的监测、麻醉并发症防治。"第三篇　专科麻醉及特殊病症的麻醉"内容包括常见麻醉、少见麻醉、重症麻醉。"第四篇　麻醉中各种紧急情况的处理"内容包括常见的危急事件、呼吸系统的危急事件、心血管系统的危急事件、神经系统损害引起的危急事件、产科麻醉时出现的危急事件、体内代谢异常引起的危急事件。全书内容具有实用性、权威性和先进性，是拟晋升副高级和正高级职称考试人员的复习指导用书，同时也可供高年资医务人员参考，以提高主治医师以上职称医务人员临床诊治、临床会诊、综合分析疑难病例以及开展医疗先进技术的能力。

由于编者经验水平有限，书中难免存在错误与疏漏之处，敬请读者批评指正。

编　者
2016 年 1 月

目　录

第一篇
麻醉学基础知识

第一章　麻醉相关解剖生理基础

第一节　呼吸系统的解剖与生理

一、呼吸系统的解剖

知识点 1：呼吸系统的基本结构

呼吸系统由鼻、咽、喉、气管、支气管（叶、段、亚段）、细支气管、终末细支气管、呼吸性细支气管及肺泡等组成。呼吸系统的基本结构，除了包括气道、肺与肺泡组织外，还应当包括胸廓、各种呼吸肌及肺和胸廓的血供、淋巴、神经支配等。

知识点 2：气道的结构

一般将气道分为上气道和下气道。上气道由鼻、咽、喉组成，它是气体进入肺内的门户。其主要功能除了传导气流外，还有加温、湿化、净化空气和吞咽、嗅觉及发音等功能。下气道主要由气管、支气管、支气管树及肺泡等组成，根据功能的不同，下气道又分为传导气管（气管、支气管、支气管树）和呼吸区。

知识点 3：肺与肺泡

（1）肺：肺是有弹性的海绵状器官，其形状似圆锥形，位于纵隔两侧。上端称为肺尖，下端称为肺底，内侧称为纵隔面，外侧称为肋面。右肺三叶，左肺二叶，外被胸膜、叶间裂相隔，每叶肺又依支气管和血管的分支，再分为肺段。肺段在解剖构造和功能上，均可以认为是一独立单位。

（2）肺泡：肺泡是气体交换的场所，为多面型薄壁囊泡，总的表面积可以达到 $70m^2$。肺泡的平均直径约为 0.25mm，实际大小因呼吸的深度而异。肺泡的数目随着年龄的增加而增长，在出生时约为 0.24 亿，到 8~9 岁时即可以达到成人水平（3 亿个）。

知识点 4：胸廓

胸廓是由 12 块胸椎骨，12 对肋骨，1 块胸骨与肋间肌构成的骨性结构，肺、气管、支气管、纵隔等重要器官都位于胸廓之内。胸廓具有足够的坚硬度以保护其内在的重要器官，同时也具有一定的灵活性，可在呼吸动作时起类似风箱的作用。在吸气时，胸廓与肺可以在前后径、横径、长径三个方向增大体积，有助于吸气动作的产生。

二、肺循环生理

知识点 5：肺循环系统

肺循环系统是低压系统，在正常时，右心与左心输出量基本相等，但是肺动脉平均压只有主动脉的 1/6~1/5，约 14mmHg，肺静脉压力仅为 6mmHg。

知识点 6：影响肺血流及压力的因素

影响肺血流及压力的因素大致包括下列几项：①血压可以直接影响整个血液系统压力。②血容量的变化与单位时间内流经肺的血容量成正比。③呼吸影响肺血容量，比如吸气时，增加回心血量及右室排血量，肺血容量可以达总血容量的 10%；而呼气时，可以降为总血容量的 6%~7%。④缺氧：吸入低氧浓度（10%~16%）空气时，可以使肺动脉压升高，而不改变右室排血量，可能是因肺泡缺氧引起血管收缩。⑤二氧化碳分压升高：二氧化碳对人体肺血管阻力的影响并不明显，但近年来研究认为在体外循环后，动脉血二氧化碳分压即使在生理范围内升高，也显著增加肺血管阻力。⑥慢性肺疾病由于缺氧肺血管收缩，日久造成肺动脉高压，并且刺激生血器官产生红细胞增多及高血容量。⑦体位也会影响肺血容量，人由直立位到仰卧位时，肺血容量可以增加 27%。

知识点 7：肺容量

肺容量指的是不同程度用力呼吸产生的容量变化。肺容量主要包括：潮气量（V_T）、深吸气量（IC）、补呼气量（ERV）、残气量（RV）、肺活量（VC）、肺总量（TLC）。

第二节　自主神经系统的解剖和生理

一、自主神经的解剖与递质

知识点1：自主神经系统在解剖和功能上的划分

自主神经系统在解剖和功能上分成两部分：即交感神经系统与副交感神经系统。

知识点2：交感神经元

交感神经元位于延髓前腹侧外部、延髓前腹侧中部、尾缝核、脑桥与海马内室旁核。其中，位于延髓前腹侧外部的交感前运动神经元在维持基础血压及调节血压的时相性中起着重要作用。

知识点3：交感神经节

（1）颈神经节：主要包括3个，颈上神经节、颈中神经节与颈下神经节。

（2）星状神经节：位于C_7横突和第1肋骨之间，椎动脉的后方，是疼痛治疗时最常阻滞的神经节。

（3）胸神经节：主要由12节侧角脊神经构成，接收来自主动脉、脊神经支、三支内脏神经（内脏大、小和内脏下神经）及心脏、肺和食管神经丛的纤维。

（4）腰神经节：一般起自腰段的4个节段的脊髓侧角，发出神经纤维支配主动脉，参与构成腹腔下神经丛与腰段脊神经。

（5）骶神经节：一般起自骶髓的两个节段，参与构成盆腔神经丛与骶部脊神经。

知识点4：交感神经丛

（1）心神经丛：①心深神经丛。位于气管分叉处的前方，由颈部和上胸部四个神经节以及迷走神经分支构成。②心浅神经丛。位于肺动脉的前方，主动脉的下方。主要接收来自右侧颈上神经节的纤维和左侧迷走神经的下心支。

（2）腹腔神经丛：腹腔神经丛是最大的交感神经丛，是位于腹腔动脉（L_1）前方的密集神经网络，在胰腺与胃上缘。主要接收来自内脏大小神经、内脏下神经，以及右迷走神经内脏支的纤维。

知识点5：副交感神经的构成

脑神经与骶髓神经两部分构成副交感神经。

（1）脑神经部分：在功能上使瞳孔缩小、胃肠运动加强、涎腺和泪腺分泌、心脏抑制、支气管收缩。

（2）骶髓神经部分：骶髓神经部分起自 $S_{2~4}$ 脊神经前根，构成盆腔内脏神经，并且与交感神经丛相伴，在支配器官形成小的终末神经节。在功能上，纤维支配结肠、直肠和膀胱的运动、抑制括约肌及使生殖器血管扩张。

知识点 6：神经递质的分类

所有交感、副交感神经的节前与副交感神经节后神经纤维，以及极少数交感神经的节后神经纤维释放的递质是乙酰胆碱，交感神经的节后神经纤维释放的递质为去甲肾上腺素。在中枢神经系统与肾的神经释放递质为多巴胺，某些肠道神经释放的递质为嘌呤，结肠中的肠道神经和中枢神经系统中的某些神经释放的递质是神经肽。将释放乙酰胆碱的神经称之为胆碱能神经，释放去甲肾上腺素的神经称之为肾上腺素能神经。

二、自主神经系统的功能及麻醉药物对其的影响

知识点 7：交感神经的功能

交感神经的功能主要有：①应激反应时，交感神经兴奋，使得心率加快，心脏的传导加速，心肌收缩力增强，外周静脉收缩，回心血量增加，心排出量增加，血压升高；②使得皮肤、肠管、肝和肾的血管平滑肌收缩，血流集中于心脏和脑等重要的生命器官；使呼吸中枢兴奋，支气管平滑肌收缩，支气管扩张，通气量增加；③使得眼睫状肌、胃肠道及泌尿生殖系统括约肌收缩，胃肠道与泌尿生殖系统的平滑肌松弛、功能降低，胃肠道的分泌活动减少；④使得肾素、抗利尿激素释放，肾上腺髓质分泌去甲肾上腺素及肾上腺素增加；⑤使得肝和肌肉中的糖原水解，脂肪分解，提供更多的葡萄糖和脂肪酸，抑制胰岛细胞分泌胰岛素，胰高血糖素分泌增加，血糖升高，为细胞提供更多的能量，利于机体兴奋和动员相应的器官应付应激状态。

知识点 8：副交感神经的功能

副交感神经的功能主要有：①副交感神经兴奋能够抑制交感神经释放去甲肾上腺素，同时副交感神经节后纤维释放乙酰胆碱，使窦房结细胞膜超极化，延缓阈电位恢复，影响另一个动作电位的产生，进而使心率减慢，减弱心房肌的收缩力；②能够使房室结的传导速率减慢，增加房室结的有效不应期，可能产生房室传导阻滞；使浦肯野（Purkinje）系统的自律性降低，增加心室肌纤颤的阈值；③能够使血管内皮释放一氧化氮，引起血管扩张；④能够使颈动脉窦和主动脉体的化学感受器兴奋；⑤能够引起支气管、胃肠道和泌尿生殖系统平滑肌收缩，而胃肠道和泌尿生殖系统括约肌松弛，当副交感神经过度兴奋时，可以引起恶心、呕吐，肠痉挛和尿便失禁。使泪腺、气管、支气管腺体、唾液腺和消化腺分泌增加。

知识点 9：吸入麻醉药对自主神经系统功能的影响

吸入麻醉药对交感神经的影响所引起的临床表现是不一样的，这主要涉及对压力感受器与减压反射的作用。吸入麻醉药抑制交感神经，引起外周血管扩张，或对心肌有着直接的抑制作用，血压下降，若对压力反射没有明显的影响，低血压将通过压力反射激活交感神经系统，维持血压不致过低，但是如果吸入麻醉药同时还抑制压力反射，血压将会显著降低。

知识点 10：静脉麻醉药对自主神经系统功能的影响

丙泊酚能够直接抑制窦房结的功能和心脏传导系统，引起心动过缓。硫喷妥钠诱导能显著减少交感神经活动达 50%，氯胺酮引起交感神经兴奋，使心率增快、血压升高。麻醉剂量的依托咪酯对自主神经系统无明显影响，对心脏传导系统也无抑制作用。

知识点 11：麻醉性镇痛药对自主神经系统功能的影响

麻醉性镇痛药，特别是在大剂量应用时，抑制交感神经，激活迷走神经的心脏运动纤维，引起心动过缓及一定程度的血压降低。

知识点 12：肌肉松弛药对自主神经系统功能的影响

去极化肌松药氯琥珀胆碱，尤其是其代谢产物琥珀胆碱能够兴奋心脏毒蕈碱样受体，引起心动过缓或心律不齐。非去极化肌松药泮库溴铵能阻断心脏毒蕈碱样受体，抑制交感神经对去甲肾上腺素的再摄取，产生心动过速与血压升高。其他临床常用的非去极化肌松药对自主神经系统并无显著影响。

知识点 13：椎管内阻滞对自主神经系统功能的影响

局麻药在注入蛛网膜下腔或硬膜外腔阻滞感觉神经的同时，产生交感神经阻滞，交感神经阻滞的范围比感觉神经阻滞范围宽 2~6 个节段。交感神经被阻滞后引起外周血管扩张，机体将依靠减压反射维持血压。若心交感神经同时被阻滞，心率减慢，血压不易维持。

在正常静息情况下，交感神经对肠道活动的抑制并不被激活。腹部手术时，对肠道的触摸，将激活交感神经对肠道活动的抑制，从而导致术后肠麻痹。椎管内阻滞达到中胸部至腰部水平时，能阻断交感神经对肠道的抑制，括约肌松弛，小肠收缩，肠蠕动存在，加上完全的肌肉松弛作用，为腹部手术提供了非常满意的条件。术后使用硬膜外患者自控镇痛（PCEA），也有利于胃肠功能的恢复。

第三节　疼痛的解剖与生理

一、疼痛的神经学解剖

知识点1：伤害感受器

组织学认为是疼痛初级传入神经 $A_δ$ 和 C 纤维的末梢，它广泛分布于皮肤、肌肉、关节和内脏器官。但对于角膜是例外的，角膜只存在神经末梢，但是却能感受到温、触和痛觉。有部分伤害性感受器在正常的情况下没有功能，称为"寂静伤害性感受器"，在损伤严重和疾病状态，例如炎症，才被激活，寂静伤害性感受器主要存在于关节和内脏。

知识点2：背根节（DRG）神经元

DRG 细胞是感觉传入脊髓前的第一级神经元，胞体发出单个轴突在节内延伸一段长度后，分为两支：一支是周围神经轴突，伸向外周伤害性感受器，接受痛觉信息，另一支是中枢轴突，是 $A_δ$ 和 C 纤维，集中成束，进入脊髓部分称为 Lissauer 束，与脊髓后角细胞形成突触联系。

知识点3：痛觉传递系统的主要成分

痛觉传递系统主要包括 3 个主要成分：外周感觉神经、脊髓到脑干和丘脑的神经元网络，以及丘脑和大脑皮质的相互联系。

知识点4：疼痛的分类

疼痛主要包括：①神经末梢性疼痛、浅表性疼痛、深在性疼痛与牵涉性疼痛；②中枢性疼痛；③心因性疼痛；④慢性疼痛和急性疼痛；⑤痛觉过敏和疼痛倒错；⑥外周（痛）敏感化；⑦中枢神经系统的敏化；⑧自发痛；⑨病理性疼痛。

二、疼痛生理

知识点5：疼痛的外周机制

（1）伤害性感受器和化学信使：包括①组织损伤产物：缓激肽（BK）、前列腺素、5-羟色胺（5-HT）、乙酰胆碱、组胺、三磷腺苷、H^+ 和 K^+ 等；②感觉神经末梢释放物质：谷氨酸、P 物质（SP）、甘丙肽（galanin）、钙降素基因相关肽（CGRP）、生长抑素（SOM）、缩胆囊素（CCK）、一氧化氮（NO）等；③交感神经释放物质：神经肽 Y（NPY）、去甲肾上腺素、花生四烯酸代谢物等；④免疫细胞产物：白细胞介素、阿片肽、激肽类等；⑤神经营养因子；⑥血管因子：激肽类、一氧化氮、胺类等。

（2）外周交感纤维活动与疼痛：在生理条件下，交感神经系统和感觉神经系统极少发生解剖上的直接联系，但是当外周神经损伤或炎症时，通过交感-感觉耦联，交感神经参与疼痛的调节。

（3）神经病理性疼痛：外周神经损伤通常是引起病理痛的基础，临床表现为与受损神经相关分布区域的进行性、放射性、自发性疼痛或是触摸导致疼痛（疼痛倒错）。疼痛倒错实质上属于痛觉过敏，它是由于痛觉阈值降低到触摸也会引起疼痛。

知识点 6：疼痛的中枢机制

（1）脊髓后角：脊髓后角由初级传入末梢、后角神经元与下行纤维末梢组成，后角浅层的轴突末梢和神经元集中了数十种神经递质或调质。在脊髓后角浅层中，有十几种受体存在。脊髓后角存在着两个密切相关的传递痛觉信息的递质系统：①短时程反应的兴奋性氨基酸系统，由 N-甲基-D-天冬氨酸（NMDA）受体介导；②由 NMDA 受体和神经激肽 1（NK-1）受体共同介导的长时程反应。通过这两个系统的相互作用，触发与传递不同性质、不同时程的疼痛。

（2）痛觉传入在脊髓后角的加工：痛觉有很大的变异性，变异性在脊髓水平就开始产生。脊髓后角神经元对同一刺激的反应不同，比如非伤害性刺激一般不引起疼痛，也不会引起后角痛敏神经元的活动，但在一些状态下，非痛刺激可增强后角痛敏神经元发放，诱导疼痛的产生。

（3）痛觉信息在高级中枢的整合：在中枢神经系统内有一个由许多脑区组成的下行调制系统。它主要由中脑导水管周围灰质（PAG）、中缝大核及邻近的网状结构及蓝斑核的神经元组成，它们的轴突主要经脊髓背外侧束（DLF）下行，终止于脊髓后角，对痛觉信息传递产生抑制性调制，在脑干水平也会抑制三叉神经脊核痛敏神经元的活动。

（4）中枢神经系统参与痛觉过程的神经递质：包括：5-羟色胺（5-HT）；去甲肾上腺素（NE）；γ 氨基丁酸（GABA）；多巴胺（DA）；阿片肽；乙酰胆碱（ACh）；缩胆囊素（CCK）。

第四节 产妇麻醉的解剖与生理

一、妊娠的解剖和生理变化

知识点 1：妊娠期循环系统的变化

（1）血容量增多：妊娠后，循环血量逐日增多，妊娠 33 周时达高峰，平均增加 50%。此后逐渐下降，但仍高于正常人，产后 2~6 周可恢复正常。

（2）心排出量、心率增加：妊娠 4~8 周心率开始加快，16~24 周时达高峰，以后逐渐下降，单胎妊娠心率平均增加 16%。心脏容量至孕末期增加约 10%。心率增快、每搏量增加 30%，心排血量增加 20%~40%，心脏做功增加，心肌呈轻度肥厚。妊娠后期因膈肌上抬，心脏被向上向左推移，心尖搏动左移。妊娠期可能出现房性或室性期前收缩、心律失常等现象。

（3）血流动力学改变：周围血管阻力降低而血压无明显改变。有 5%~10% 孕妇由于子宫增大压迫下腔静脉，使回心血量减少，发生仰卧位低血压综合征。静脉压随妊娠月数而增高，下肢静脉压可比正常高 10~15cmH$_2$O。妊娠期由于动脉、静脉张力增高，如果并存脑血管瘤有可能发生意外破裂。

知识点 2：妊娠期呼吸系统的变化

妊娠期因呼吸道毛细血管扩张，鼻、咽喉、支气管黏膜充血，可以使鼻通气不畅。妊娠早期潮气量增加直至妊娠后期增加 19%~28%，可以达 800ml；妊娠后期静息通气量可上升至 11L/min，比非孕时增加 42%，孕妇呈过度通气。妊娠 24 周后，因膈肌上升补呼气量及余气量开始下降，至妊娠末期分别下降 100ml 及 200ml，因此功能余气量不变或下降 20%，但孕期的过度通气可使下降的补呼气量得到代偿。

妊娠末期膈式呼吸受限，所以全麻时应当避免抑制胸式呼吸，椎管内麻醉时要防止阻滞平面过高。另外，麻醉时应当加强呼吸管理。当施行气管插管时，应当做好插管困难的准备，注意避免口鼻黏膜损伤。

孕妇对所有吸入麻醉药的摄取、排出快于非孕妇。

知识点 3：妊娠期血液系统的变化

血液稀释现象使血细胞比容从 40% 下降到 33%，血红蛋白从 125g/L 下降到 109g/L。孕妇血浆及尿促红细胞生成素增高，可以刺激骨髓制造红细胞。

白细胞数在妊娠 8 周起轻度上升至 9.5×10^9/L，以后稳定在（10~12）×10^9/L，主要是中性粒细胞，可以持续至产后 2 周以后。血浆纤维蛋白原于妊娠后期升高至 5~6g/L 使血沉加快。

知识点 4：妊娠期消化系统的变化

胎盘分泌大量孕酮引起全身平滑肌普遍松弛，导致胃肠道张力降低，蠕动减弱，胃排空时间及肠运输时间延长，又由于胃贲门括约肌松弛、胃的位置改变以及腹压增加，容易导致胃内容物反流至食管。静息胃液分泌几乎无改变，足月妊娠时胃液分泌量略低于正常。胃液分泌减少至哺乳期可以恢复正常。麻醉中要重视预防反流、呕吐及误吸的情况发生。

知识点 5：妊娠期肝功能的变化

妊娠期肝功能生理变化很大，甚至可与肝病状态混淆。足月妊娠时血浆胆碱酯酶的活性下降 20%～30%，但由于分布容积增大，氯化琥珀胆碱的作用持续时间没有明显变化。

知识点 6：妊娠期肾功能的变化

肾由于间质液和血液增加而略有增大，肾盂和输尿管略有扩张。在孕期前 3 个月，由于肾血流量和肾小球滤过率增加，使血肌酐和血尿素氮（BUN）下降，如果略高于正常值，则应怀疑肾疾病。肾糖阈值降低，容易出现糖尿。肾小管对尿酸排出减弱，使血尿酸增高。

知识点 7：妊娠期内分泌系统的变化

妊娠期内分泌功能最明显的变化就是胎盘合成与分泌激素，它是引起妊娠生理变化最根本的原因，此外母体内分泌腺的功能也发生变化以适应妊娠需要。

知识点 8：妊娠期代谢率增高

妊娠期基础代谢率增高，到末期增加至 15%～20%，氧耗量增加 20%～40%，主要为子宫血管营养区域所用。

二、麻醉药对胎儿娩出后的影响

知识点 9：药物经胎盘转运的主要影响因素

药物自母体通过胎盘进入胎儿的主要方式是单纯弥散。影响单纯弥散速度的因素主要包括：①药物的浓度差，单纯弥散速度与胎盘膜两侧的物质浓度差呈正比；②胎盘生理状态，药物通过胎盘的速度和量与胎盘的血流量、交换面积呈正比，与胎盘膜的厚度呈反比；③药物性质，药物的分子量、脂溶性、电离程度、蛋白结合率都会明显影响通过胎盘药物的速度和量。

知识点 10：麻醉性镇痛药对胎儿的作用

所有阿片类药物，如吗啡、哌替啶、芬太尼等，都极易透过胎盘，且对胎儿产生一定的抑制。

知识点 11：非巴比妥类镇痛药对胎儿的作用

（1）地西泮：容易通过胎盘，地西泮可引起新生儿血内游离胆红素浓度增高，易诱发胆红素脑病。

（2）咪达唑仑：高度亲脂性，可迅速透过胎盘，但透过量少于地西泮，对胎儿的影响尚不清楚。

（3）氯丙嗪：对子宫无明显影响，过量引起中枢抑制，少数敏感者可出现一过性黄疸，患有严重肝损害者慎用。

（4）异丙嗪：对子宫肌张力无影响。个别产妇用药后出现躁动。近年来神经安定药如氟哌利多已被逐渐采用，异丙嗪及氯丙嗪已罕用。

知识点 12：巴比妥类药对胎儿的作用

巴比妥类药可以迅速透过胎盘。戊巴比妥钠 0.1g 肌内注射或口服，5~20min 透过胎盘，但治疗量无明显呼吸抑制作用，对子宫也无明显影响。

知识点 13：静脉和吸入麻醉药对胎儿的作用

（1）氯胺酮：具有催产、消除阵痛、增强子宫肌张力和收缩力的作用，对新生儿无抑制，偶可引起新生儿肌张力增强和激动不安（有的报道占 2%）。

（2）丙泊酚：该药可透过胎盘，用量超过 2.5mg/kg 可抑制新生儿呼吸。

（3）γ-羟丁酸钠（γ-OH）：自 1961 年以来，该药一直用于难产和胎儿窒息，具有增加宫缩频率和速度，强化催产药作用和促进宫缩的作用。可透过胎盘预防胎儿缺氧性脑病并发症。

（4）硫喷妥钠：用于分娩第二期，不影响子宫收缩，可迅速通过胎盘，但胎儿的摄取量与母体所用剂量不呈正比关系。

（5）安泰酮和丙泮尼地：可在胎儿娩出时作短时间使用。本药可以透过胎盘，对呼吸循环产生不同程度的影响，但不影响宫缩，对妊娠期高血压疾病、癫痫、心脏病或低血容量患者，以及过敏体质者禁用。

（6）氧化亚氮：可迅速透过胎盘，对母体的呼吸、循环、子宫收缩力有增强作用，使宫缩力与频率增加。

（7）恩氟烷与异氟烷：浅麻醉时对子宫抑制不明显，对胎儿也无明显影响。

（8）七氟烷：对子宫肌的抑制强于异氟烷。

知识点 14：局部麻醉药对胎儿的作用

产科常用局部麻醉药除在胎儿窘迫、宫内窒息或酸中毒情况外，只要子宫、胎盘和脐带血流正常，pH 维持在生理范围，氧合良好，在麻醉和镇痛时，并未见到临床应用剂量的局部麻醉药对新生儿有何危害。

第五节 小儿麻醉的解剖和生理

知识点 1：新生儿与成人呼吸的比较

新生儿与成人呼吸的比较见表 1-1-1。

表 1-1-1 新生儿与成人呼吸的比较

	项　　目	新生儿	成人
肺泡通气量 [ml/(kg·min)]		100~150	50
潮气量（ml/kg）		6	7
无效腔气量（ml/kg）		2.2	2.2
无效腔气量/潮气量		0.3	0.3
呼吸频率（次/分）		40	20
肺容量	功能余气量（ml/kg）	30	34
	余气量（ml/kg）	20	14
	功能余气量/肺总容量	0.48	0.40
	余气量/肺总容量	0.33	0.20
呼吸机制	总呼吸顺应性	1	20
	比呼吸顺应性	1	1
	总气流阻力	12	1
	比气流阻力	1	1
酸碱状态	$PaCO_2$（kPa）	3.7~3.8	5.1~5.3
	血浆 HCO_3^-（mmol/L）	17~22	24~28
	pH	7.36	7.40
	PaO_2（kPa）	8~10.7	10.7~13.3
	$AaDO_2$（kPa）	3.3（14~10.7）	1.33（14~12.7）

知识点 2：小儿循环系统

新生儿由于卵圆孔和动脉导管闭合，心室做功明显增加，特别以左心室更为明显，处于超负荷状态。新生儿的心肌结构特别是与收缩性有关的心肌群发育差，心室顺应性较低，心肌收缩性也差，每搏量较小，心功能曲线左移，这些特点使新生儿和婴儿存在心力衰竭倾向。心交感神经支配在出生后 6 周才发育健全，因此，心迷走神经支配占优势，在刺激下常常表现为心动过缓。心排血量相对成人较高，2 岁以下的小儿主要靠心率较快维持心脏排血量和血压，术中一旦出现心率明显减慢要积极处理。心肌对正性肌力药物相对不敏感，但耐受缺血和缺氧的能力较强。

知识点 3：小儿神经系统

新生儿已有传导痛觉的神经末梢，外周神经与脊髓背角有交通支。胎儿及新生儿大脑皮质已有功能，妊娠 28 周可以记录到胎儿有脑电活动变化。发育中的胎儿脊髓后角细胞含有 P 物质、降钙素基因相关肽、生长抑素等与痛觉传递有关的递质，同时也存在 β 内啡肽，婴儿存在精细的感觉通路和皮质内联系。新生儿对疼痛性刺激有生理及生化反应。现已确认新生儿能够感知疼痛，对伤害性刺激有应激反应，因此新生儿应和成人一样，手术时要采取完善的麻醉镇痛措施。

知识点 4：小儿肝肾功能和胃肠系统

新生儿虽然肝的重量相对较大，但肝功能不完全，虽能够合成大多数酶，但肝 P450 酶的数量和活性均低，在出生后 3 周，酶的活性迅速恢复正常。肝合成白蛋白能力较低，药物结合量少，药效相对较强。肝糖原储备能力低，尤其是早产儿和新生儿，易发生低血糖。新生儿肾小球滤过率低，主要原因是肾灌注压低，肾小球和肾小管功能不成熟。在刚出生时新生儿胃液 pH 呈碱性，出生后第 2 天胃液 pH 接近正常。吞咽与呼吸的协调能力要在出生后 4~5 个月才发育完全，因此新生儿出现胃食管反流的发病率高。

知识点 5：小儿氧代谢及体液平衡

小儿的基础代谢率较成人高，表现为氧耗量和二氧化碳产出量比成人高，因此肺泡通气量比成人高 1 倍，呼吸频率快。小儿麻醉期间应当常规吸氧。

小儿细胞外液在体重中所占比例较成人大，成人细胞外液占体重的 20%，小儿占 30%，新生儿占 35%~40%。小儿水转换率比成人大，婴儿转换率达 100ml/（kg·d），因此婴儿容易脱水。

知识点 6：小儿麻醉的药理特点

小儿特别是新生儿，对药物的反应与许多因素有关，包括身体组成（脂肪、肌肉、水含量）、体温、蛋白结合、心排血量的分布、血-脑脊液屏障、肝肾功能等。

新生儿体液总量、细胞外液量和血容量与体重之比大于成人，应用水溶性药物时因分布容积较大，所以新生儿按照体重给药需较大剂量以达到需要的血液药物浓度。

新生儿出生时血脑脊液屏障未发育完全，因此许多药物在脑内的浓度比成人高。新生儿和早产儿对吗啡抑制呼吸作用敏感，应减少使用剂量，6 个月后，对吗啡的反应接近成人。芬太尼是小儿麻醉常用药，其优点是起效快，作用时间较短，但不同的手术变异很大。

阿芬太尼作用时间短于芬太尼，但因人而有较大的变异。舒芬太尼作用时间长，要小心使用，常伴有明显的心动过缓。小儿瑞芬太尼的代谢如成人。小儿对去极化肌松药欠敏感。

小儿最低肺泡有效浓度（MAC）高于成人，在相同 MAC 下需吸入比成人更多的麻醉药。

第六节　老年人麻醉的生理

一、老年人神经系统

知识点 1：老年人中枢神经系统

老年人神经系统呈退行性改变。因神经元的进行性减少，脑的重量减轻，体积缩小，且有一定程度的脑萎缩。脑脊液则代偿性增加。具有高度特殊功能的神经元亚群，尤其是与合成神经递质有关的神经元，随着年龄的增长而遭受最大程度的耗损。随着年龄增加，脑细胞对葡萄糖的利用能力下降，脑细胞胞质蛋白合成能力下降，脑内不同部位蛋白质含量减少 5%~25%。老年人脑血流量减少，脑血管阻力增加。脑的退行性改变主要表现在电生理方面，主要是电位振幅减小、冲动传递速度减慢。

脊髓也经历着退行性改变的过程，神经元减少、神经胶质增生。老年人常常表现短程记忆能力降低，视、听、味、嗅等反应减弱，计算能力和快速理解能力逐渐下降，反应时间延长，迅速回忆信息的能力降低等。老年人的硬膜外间隙随着老龄而变窄，容积减少；椎间孔闭缩，局麻药向椎旁间隙扩散减少。老年人对脊麻敏感性增高，麻醉作用起效快，阻滞平面扩散广，麻醉作用时间延长。

知识点 2：老年人周围神经系统和神经肌肉接头功能

老年人各种感觉的阈值均增高，此种情况可因特殊感觉器官的退行性改变而加速。这是一种渐进的传入神经阻滞，周围神经系统与脊髓的退行性改变也与之有关，周围感觉及运动神经的神经纤维数量减少，神经轴突减少，神经胶质增生，传导速度减慢。由于皮质脊髓传导功能的减退，各种躯体自主活动从指令意识产生到开始出现动作的时间延长。由于老年人运动神经元不断丧失从胞体沿轴突向远端运送胞质的能力，降低了对骨骼肌的营养性支持，神经肌接头发生明显改变。以上变化使老年人对局麻药的耐量降低，使用时应减少剂量，采用最低有效浓度，避免局麻药中毒。

知识点 3：老年人自主神经功能

自主神经系统同样也经历着神经元丧失、神经纤维数量减少，传导减慢，受体和神经递质在数量和功能方面发生改变。老年人自主神经反射的反应速度减慢，反应强度减弱。其压力反射反应、冷刺激的血管收缩反应和体位改变后的心率反应均启动较慢，反应幅度较小，不能有效地稳定血压。故老年人不易维持血流动力学的稳定，其适应外界因素改变的能力和反应速度下降。

二、老年人心血管系统

知识点 4：老年人血管硬化

随着年龄的增长，主动脉和周围动脉管壁增厚，硬化程度增加，血管阻力增加，收缩压、脉压增加。大动脉僵硬度的增加会增加心搏出量射血的阻抗使得主动脉舒张压增高。动脉弹性的丧失则使脉压变大。静脉血管壁弹性减弱，使血液淤积。

知识点 5：老年人心脏功能的减退

心脏也随年龄的增长发生退行性改变包括心室壁肥厚、心肌纤维化的程度加重以及瓣膜的纤维钙化。褐脂质在心肌纤维聚积造成褐色萎缩，细胞核内出现染色质凝集块、色泽加深或缩小碎裂溶解、细胞核内包涵体增多、核膜凹陷、高尔基复合体破碎、溶酶体膜破坏、线粒体减少，使肌原纤维老化，收缩功能降低，特别是对强心药物的反应性降低。心脏传导系统中弹性纤维及胶原纤维增加，心外膜脂肪存积，最大心率反应降低和心脏舒缩所需时间延长。心室腔的弹性降低，舒张期充盈较慢，因此更多地依赖于心房收缩。

三、老年人呼吸系统

知识点 6：老年人呼吸系统通气调节的改变

老年人在睡眠中容易出现呼吸暂停和血氧饱和度降低，有睡眠呼吸暂停综合征者较易在恢复时出现。老年人对高二氧化碳和低氧的通气反应均降低，表现为潮气量增加不足，而通气频率仍维持原水平，导致每分通气量无明显增加，极可能是呼吸中枢本身功能改变所致。易造成低氧血症，引起心律失常、心绞痛发作甚或心力衰竭。

知识点 7：老年人的气道及弹性

老年人的声门对刺激的反应性降低，易引起误吸性肺炎。大、小气道的顺应性均随着老龄增加，变得较为松软，在用力呼气时气道容易受压，致最大呼气流速下降并使余气量增加。老年人有进行性的通气/血流比值失调，损害氧合甚至降低二氧化碳的排出效率。

知识点 8：老年人的胸廓

由于肋骨及其关节的纤维化、钙化，老年人胸廓的弹性下降，使呼吸"风箱"的有效性下降，在一定程度上限制了肺的机械活动，肺的动态顺应性与总顺应性降低或变化不大。老年人的呼吸做功增加。而老年人呼吸肌萎缩，呼吸肌的收缩强度和收缩速率均渐进性下降，最大通气时胸内正负压的变化幅度均减少；在呼气末膈肌变平，膈肌收缩时所产生的张力较小，呼吸的机械效能降低。老年人可能不能进行有效的咳嗽，膈肌容易出现疲劳而致呼吸衰竭。任何增加呼吸肌负担或降低其能量供应的因素均可以使老年人受到呼吸衰竭的威胁。老年人多发阿片药物所致的胸壁僵硬。

知识点 9：老年人的肺功能

从 40 岁开始，余气量增加而肺活量减少。肺活量的减少主要是因为余气量的增加，两者的增减幅度平均约每年 20ml。胸壁僵硬、呼吸肌力变弱、肺弹性回缩力下降和闭合气量增加是造成老年人呼吸功能降低的主要原因。所以老年人在应激时容易发生低氧血症、高碳酸血症和酸中毒。在围术期应当注意监测、维护和支持呼吸功能，防止呼吸并发症和呼吸衰竭的发生。

四、老年人消化系统

知识点 10：老年人胃肠道的退行

胃肠道血流量降低，胃黏膜有萎缩，唾液及胃液分泌减少，胃酸低，肠蠕动减弱，胃排空延迟。但通常对消化、吸收无明显影响。老年人可能有食欲减退，术后肠胀气可能较多。结肠平滑肌收缩力降低可能是老年人常发生便秘的原因之一。

知识点 11：老年人肝细胞情况

老年人肝细胞数量减少，肝重减轻，肝血流也相应地降低。肝合成蛋白质的能力降低，血浆蛋白减少，清蛋白与球蛋白的比值降低。常有血浆胆碱酯酶活性的降低，但微粒体和非微粒体酶的活性与青年人相同，即肝细胞酶的功能无质的改变。但是对阿片类、巴比妥类、苯二氮䓬类、依托咪酯、丙泊酚、大多数非去极化肌松药以及其他需经肝进行生物转化的药物，其血浆清除率降低。肝组织的减少以及随之肝血流降低可能是重要因素。需注意的是，老年女性比老年男性常能维持肝细胞对几种苯二氮䓬类药的正常清除速率。

知识点 12：老年人的肾和水、电解质及酸碱平衡

老年人的肾浓缩功能降低，保留水的能力下降。其原因除了肾小球滤过率（GFR）降低外，可能还有肾髓质血流量相对增加，致降低髓质中渗透浓度梯度和逆流倍增机制的效能；也可能还会存在某种缺陷，使肾小管内溶质不容易进入髓质间质。老年人对抗利尿激素（ADH）的反应差，血中 ADH 的浓度高于青年人，ADH 水平约每年增高 0.03ng/L。老

年人肾远曲小管和集合管上皮细胞管周膜上的 V_2 特异受体对 ADH 的反应减弱。因老年人保留水的能力下降，遇有对水摄入的限制或因口渴感缺乏而摄入不足可出现高钠血症；另一方面，应激反应所致 ADH 过度分泌或某些药物影响水的排出，也使老年人有发生水中毒的危险。此外老年人常有潜在性酸中毒。

老年人肾血流量降低和心排血量的重新分布增加了肾对缺血的易感性。而老年外科患者约 30% 原有肾功能不良，肾疾患不仅增加围术期急性肾功能不全或衰竭的危险，也影响许多麻醉药与辅助药的作用时限。老年人的肾功能改变对药代动力学的主要影响是需经肾清除的麻醉药及其代谢产物的消除半衰期延长。从老年人的肾功能改变不难体会：对维持老年人的水、电解质和酸碱平衡要进行适当监测，精确地计算调节；对经肾排泄的药物要注意调整剂量；尽量避免增加肾过多的负担，避免使用有肾毒性的药物。

知识点 13：老年人的内分泌系统及代谢

神经系统和内分泌系统相互作用的主要部位在下丘脑。老龄使下丘脑体温调控区神经元减少，下丘脑中多巴胺和去甲肾上腺素含量减少。随着年龄的增长，下丘脑对葡萄糖和肾上腺糖皮质激素变得较不敏感，对甲状腺激素却较为敏感。受体数量减少可能是其对一些激素和代谢产物反应降低的原因。老龄使神经垂体的重量增加，对渗透性刺激的反应性升高，释放 ADH 较高。

所有老年人的糖耐量均降低，可能与胰岛素抵抗或胰岛素功能不全，也可能与老龄所致肌肉等无脂肪组织减少致可储存糖类的场所减少有关。在围术期，对老年人不应静脉输用大量含糖液体。因肌肉组织的减少，静息时有明显的氧耗降低。

知识点 14：老年人的血液系统

老龄对循环的红细胞总量、白细胞计数、血小板的数量或功能和凝血机制几乎没有影响。骨髓总量和脾体积渐行缩减，使老年人对贫血时的红细胞生成反应减弱、红细胞脆性增加。老龄使免疫反应的选择性和有效性受到抑制，使老年人易受感染。胸腺的退化和 T 细胞的功能改变致使免疫功能降低。

知识点 15：老年人的药理学特点

机体老化对药代动力学和药效动力学产生影响。药代动力学方面的改变主要是药物在体内的分布及消除速率，这两者取决于机体的构成成分和肝、肾功能。药物消除半衰期（$t_{1/2}$）取决于药物的表观分布容积（Vd）和血浆清除率（CI）。药物的稳态 Vd 增大和（或）CI 降低都会使药物的消除时间延长。

老年人清蛋白的减少，导致游离型的药物浓度增高，使药效增强或出现不良反应。除了哌替啶外，血浆清蛋白的降低和与蛋白结合的减少对麻醉药和辅助药的生物利用率影响很小。年龄增大对口服药物的吸收也没什么影响。

老年人对各种麻醉药物的耐受性和需要量均降低。例如，吸入麻醉药物的 MAC 或静脉药物的 ED_{50} 进行性降低，降幅可以高达 30%。麻醉药需要量改变的速率是与大脑皮质神经元的丢失速率和皮质神经元密度降低速率相平行的，也与脑代谢率绝对值下降、脑血流绝对值下降和与年龄有关的神经递质活性降低、有关受体的减少相平行。

根据以上特点，对老年人用药应当酌减剂量，慎重从事，加强监测。必要时应采用滴定的方法。

第二章　麻醉药理学

第一节　镇静催眠药

知识点 1：镇静催眠药

镇静催眠药是主要作用于中枢神经系统，依剂量大小依次产生消除焦虑和紧张、镇静催眠及全身麻醉作用的一类药物。

知识点 2：镇静催眠药的主要用途

镇静催眠药物在临床麻醉中的主要用途包括：①麻醉前用药；②局部麻醉或部位麻醉的辅助用药；③静脉复合麻醉的组成部分。

此外，还可用于重症监护病房（ICU）患者的镇静或疼痛患者的辅助治疗。为了便于叙述，按照其化学性质分为巴比妥类和非巴比妥类两大类，后者又包括苯二氮䓬类、咪唑类、吩噻嗪类、丁酰苯类等。

知识点 3：巴比妥类麻醉药的构效关系

巴比妥类药物的核心结构是由丙二酸与脲缩合而成的巴比妥酸，其本身没有麻醉作用，在 C_5 位的 2 个氢原子被不同侧链取代后而形成一组具有中枢抑制作用的药物，即巴比妥类药物。取代基长而有分支（如异戊巴比妥）或双链取代（如司可巴比妥），则作用增强，且维持时间缩短；以苯环取代（苯巴比妥）则具备强大的抗惊厥作用；如果 C_2 位的 O 基被 S 取代（如硫喷妥钠），则脂溶性增高，起效迅速，维持时间短；N_1 位的 H 基被甲基（CH_3）取代后起效更快，但可产生与剂量有关的兴奋现象。

知识点 4：巴比妥类麻醉药对中枢神经系统的作用

主要为抑制大脑皮质和脑干网状结构上行激活系统。此外，还可以对抗兴奋性氨基酸的作用。随着剂量的增大，依次表现为镇静、催眠、抗惊厥、麻醉、直至延髓麻痹。

知识点 5：巴比妥类麻醉药对呼吸系统的作用

巴比妥类均有抑制呼吸的作用，表现为降低呼吸中枢对 CO_2 的敏感性。

知识点 6：巴比妥类麻醉药对心血管系统的作用

通常催眠剂量对心血管系统无明显影响，血压轻度下降，心率稍减慢。较大剂量具有对血管运动中枢抑制和小动脉扩张作用，血压显著下降。

知识点 7：巴比妥类麻醉药对消化系统的作用

苯巴比妥能够增强肝药酶活性，即所谓酶诱导作用，可以使激素、洋地黄类药、口服抗凝药的代谢速度增快，缩短这些药物的作用时间。

知识点 8：巴比妥类麻醉药的不良反应

短期内反复应用可产生耐受性，需增加剂量才能产生相同的效应。一方面因被肝药酶诱导而加速药物的降解；另一方面是神经组织对药物发生适应所致。长期连续服用还可能产生依赖性，突然停药可能引起兴奋、焦虑甚至惊厥等戒断综合征。少数人对此类药可能产生过敏反应。肝硬化患者可能使巴比妥类消除半衰期延长。

知识点 9：苯二氮䓬类及其拮抗药的作用机制

γ-氨基丁酸（GABA）是中枢神经系统的抑制性递质。苯二氮䓬受体（BDZ 受体）位于神经突触的膜上，与 GABA 受体相邻，偶合于共同的氯离子通道。BDZ 受体水平存在着 GABA 调控蛋白，它能够阻止 GABA 与其受体结合，苯二氮䓬类与 BDZ 受体结合阻止调控蛋白发生作用，从而增强 GABA 与其受体的结合，由此产生苯二氮䓬类的一系列药理作用。

知识点 10：苯二氮䓬类及其拮抗药的药理作用

（1）中枢神经系统作用：具有抗焦虑、镇静、遗忘、肌松和抗惊厥的作用。较大剂量或静注可以产生催眠作用，甚至意识丧失。此类药物虽无镇痛作用，但能够增强麻醉性镇痛药或全身麻醉药的作用。

（2）心血管系统作用：血压下降的程度不仅取决于剂量和应用途径，原高血压或处于焦虑状态者下降幅度大。主要是中枢性抑制使血管扩张，也可能对小动脉平滑肌的直接作用，心脏后负荷均下降，对心肌收缩力无影响，心率轻度增加，心肌耗氧量下降。

（3）轻度抑制呼吸中枢：静注过快可发生一过性呼吸暂停。

（4）对肝肾功能无明显影响。

知识点 11：苯二氮䓬类及其拮抗药的不良反应

此类药物多数消除半衰期较长，其代谢物又有药理活性，因此长期服用后易产生蓄积作用。较少产生依赖性。

第二节　阿片类镇痛药

知识点1：阿片类镇痛药

阿片类镇痛药，又称为麻醉性镇痛药，是指作用于中枢神经系统能解除或减轻疼痛并改变对疼痛的情绪反应的药物。此类药物在临床麻醉中应用很广，是术前用药、麻醉辅助用药、复合全麻的重要组成部分，还可以用于术后镇痛。

知识点2：阿片类药物的分类

阿片类药物按照与阿片受体关系的分类：
（1）阿片受体激动药包括哌替啶、吗啡、芬太尼族。
（2）阿片受体激动-拮抗药：①以激动为主，喷他佐辛、丁丙诺啡、纳布啡；②以拮抗为主，烯丙吗啡。
（3）阿片受体拮抗药：纳洛酮、纳曲酮、纳美芬。

知识点3：吗啡的药理作用

吗啡肌内注射后吸收良好，作用持续约4小时。分布容积大（3.2~3.7L/kg），只有极小部分（静脉注射后不到0.1%）透过血脑屏障而到达中枢神经系统。吗啡的主要作用是镇痛，既可抑制疼痛的感受，也可以抑制对疼痛的反应。瞳孔呈针尖样是吗啡急性中毒的特征性体征。抑制咳嗽，可引起恶心、呕吐，尤其在用药后不卧床时更易发生。还可引起脊髓反射和肌张力增强。吗啡有显著的呼吸抑制作用，大剂量可导致呼吸停止；有时可使心率减慢，可引起周围血管扩张而致血压下降。吗啡增加胃肠道平滑肌和括约肌的张力，减弱消化道的推进性蠕动，从而引起便秘。吗啡可以增加胆道平滑肌张力，使奥迪括约肌收缩，导致胆道内压力增加。吗啡可以引起尿潴留。引起肝糖原分解增加，导致血糖升高；体温可下降。

知识点4：哌替啶的药理作用

（1）镇痛作用：哌替啶的作用与吗啡相似。哌替啶的镇痛强度约为吗啡的1/10。其作用持续时间为吗啡的1/2~3/4。镇静作用较吗啡稍弱，也可以产生轻度欣快感，反复使用也容易产生依赖性。
（2）呼吸系统：对呼吸具有明显的抑制作用，其程度与剂量相关。
（3）循环系统：哌替啶降低心肌的应激性，对心肌有着直接的抑制作用，尤其在代偿机制受到削弱的情况下更为明显。对血压通常无影响，但有时可由于外周血管扩张和组胺释放而致血压下降，甚至引起虚脱。心率可能增加。

（4）其他作用：如引起呕吐、抑制胃肠蠕动、增加胆道内压力等，与吗啡相似，但较弱。

知识点5：芬太尼及其衍生物的药理作用

（1）芬太尼的镇痛强度为吗啡的75～125倍，作用时间约为30分钟。舒芬太尼的镇痛强度更大，是芬太尼的5～10倍，作用持续时间约为其2倍。阿芬太尼的镇痛强度较芬太尼小，约为其1/4，作用持续时间约为其1/3。瑞芬太尼的效价与芬太尼相似，是阿芬太尼的15～30倍。

（2）芬太尼及其衍生物对呼吸均有抑制作用，主要表现为频率减慢。芬太尼静脉注射后5～10分钟呼吸频率减慢至最大程度，抑制程度与等效剂量的哌替啶相似，持续约10分钟后逐渐恢复。剂量较大时潮气量也随之减少，甚至呼吸停止。舒芬太尼和阿芬太尼的呼吸抑制作用与等效剂量的芬太尼相似，只是前者持续时间更长。瑞芬太尼对呼吸的抑制程度与阿芬太尼相似，但是停药后恢复更快。

（3）对心血管系统的影响很轻，不抑制心肌收缩力，通常不影响血压。芬太尼和舒芬太尼可以引起心动过缓，这种作用可被阿托品对抗。小剂量芬太尼或舒芬太尼均可以有效地减弱气管插管的高血压反应。也可以引起恶心、呕吐，但都没有释放组胺的作用。

知识点6：喷他佐辛的药理作用

镇痛强度为吗啡的1/4～1/3，肌内注射后20分钟起效，持续约3小时。此药不产生欣快感，剂量较大时，反而可以激动 σ 受体而产生焦虑、不安等症状。由于它兼有弱的拮抗效应，很少产生依赖性。

呼吸抑制作用与等效吗啡相似，主要也是使呼吸频率减慢。可使血压升高，心率增快，血管阻力增高和心肌收缩力减弱，因此禁用于急性心肌梗死时镇痛。较少引起恶心、呕吐。没有缩瞳作用。服后容易吸收，但通过肝的首过消除大，生物利用度仅为20%。容易透过血-脑屏障，也可透过胎盘。此药主要用于肝内经生物转化，消除半衰期2～3小时。

知识点7：烯丙吗啡药理作用

烯丙吗啡不产生欣快感，反而可以引起烦躁不安等不知感，因此临床上不将它作为镇痛药应用，此药也有呼吸抑制作用，相当于等效吗啡的74%，但持续时间较吗啡短。

可拮抗阿片受体激动药的作用，包括镇痛、呼吸抑制、欣快感、缩瞳等作用，但对镇痛作用拮抗不完全。对于麻醉性镇痛成瘾者，烯丙吗啡激发戒断症状，可用于麻醉性镇痛药成瘾的诊断。对于喷他佐辛和其他阿片受体激动拮抗药引起的呼吸抑制，烯丙吗啡不仅无拮抗作用，反而可以使之加重。对于巴比妥类和全身麻醉药所致的呼吸抑制，烯丙吗啡也无拮抗作用，而且因其本身的呼吸抑制作用，还可以使之加重。

皮下注射后吸收迅速，易于透过血-脑屏障，皮下注射后药效持续时间为 1~4 小时。在肝内经生物转化，小部分以原形从尿中排出。

知识点 8：丁丙诺啡的药理作用

（1）丁丙诺啡为长效和强效镇痛药，除了激动 K 受体外，对 δ 受体也有部分激动效应。其镇痛强度约为吗啡的 30 倍。其作用持续时间长，至少维持 7~8 小时。因对 μ 受体有很强的亲和力，可置换结合于 μ 受体的麻醉性镇痛药，进而产生拮抗作用。此药不引起烦躁、不安等不适感。

（2）呼吸抑制作用与吗啡相似，但出现较慢，纳洛酮对其呼吸抑制只有部分拮抗的作用。对心血管的影响与吗啡相似，使心率减慢，血压轻度下降，对心排血量和外周血管阻力无明显影响。

（3）体内只有 1/3 在肝内经受生物转化，代谢物随尿和胆汁排出，消除半衰期约 3 小时。

（4）主要用于手术后镇痛。

知识点 9：药物依赖性

阿片类药物具有镇痛作用，临床上常常将其用于术后和肿瘤患者的镇痛。但阿片类药物长期使用会产生耐受与成瘾，这不仅限制了阿片药物的临床应用，而且还造成吸毒这一问题。阿片成瘾是一种慢性复发性脑病，具有很强的顽固性，可以产生精神依赖性和生理依赖性，一旦停药将产生戒断综合征。其机制复杂，治疗困难，复发率高，已成为学术界的普遍共识。

阿片类药物成瘾及依赖与机体内源性阿片物质存在密切相关。内源性阿片物质是阿片受体的配基，广泛存在于脑、脊髓、自主神经系统、周围神经节、肾上腺髓质、胃肠道及血浆。在机体连续接受外源性阿片物质达到一定程度时，阿片受体发生"超载"，机体通过负反馈使内源性阿片类物质释放减少或停止，结果是需要使用更多的阿片药物才能维持原有的镇痛作用，这就是临床上的耐药现象，表现为用药量增加，药物作用时间缩短。

知识点 10：药物依赖性的预防原则

药物依赖性的预防原则有：

（1）减少依赖性药物供应，打击非法生产和贩运，加强医院麻醉药品、精神药品的管理等。

（2）降低对依赖性药品的需求。

知识点 11：药物依赖性的治疗原则

药物依赖性的治疗原则有：

（1）了解滥用药物的种类及程度，有无伴发病等。

（2）针对患者的全面情况，制订治疗方案，使所依赖的药物逐渐减量至完全停服，或以其他药物替代。同时注意对症处理及综合治疗，以减少患者痛苦，保证患者安全。

（3）康复治疗或后续照管，除了脱药治疗外应当注意改善患者的心理和行为异常，为回归社会做准备。

（4）彻底脱离所依赖的药物，恢复正常人的生活。

第三节 非阿片类镇痛药

知识点 1：曲马多的药理作用

曲马多为消旋混合体，其（+）对映体对受体有较强的亲和力，并对 5-羟色胺再摄取有更强的抑制作用；而（-）对映体对去甲肾上腺素的再摄取有更强的抑制作用。因此该药具有双重作用机制，除了作用于 μ 受体外，还抑制神经元突触对去甲肾上腺素和 5-羟色胺的再摄取，并增加神经元外 5-羟色胺浓度，从而调控单胺下行性抑制通路，影响痛觉传递而产生镇痛作用。其镇痛强度约为吗啡的 1/10，镇痛作用可以被纳洛酮部分拮抗。该药不产生欣快感，镇静作用较哌替啶稍弱，镇咳作用约为可待因的 50%。治疗剂量不抑制呼吸，大剂量则可能引起呼吸频率减慢，但程度较吗啡轻。对心血管系统基本无影响，静脉注射后 5~10 分钟产生一过性心率增快和血压轻度增高。不引起缩瞳，也不引起括约肌痉挛，无组胺释放作用。产生依赖性的危险很小，约为 1/10 万。

知识点 2：氟吡汀的药理作用

氟吡汀与 μ、K 和 δ 三种阿片受体均不结合，其镇痛效应也不被纳洛酮拮抗。初步认为其作用机制是作用于去甲肾上腺素下行疼痛调控途径而产生镇痛作用，但尚待进一步证实。该药无呼吸抑制作用，也不产生便秘、尿潴留等不良反应。长期应用后不产生耐受性及依赖性。

知识点 3：非甾体类抗炎药

非甾体类抗炎药是一类具有解热镇痛，且多数兼具抗炎、抗风湿、抗血小板聚集作用的药物，主要适用于炎症、发热和疼痛的对症治疗。非甾体类抗炎药包括多种分类方法，根据作用的受体分为环氧酶-1（COX-1）和 COX-2 抑制药；根据理化性质分为酸类和非酸类；根据化学结构分为乙酸类、烯酸类、丙酸类、昔康类、昔布类等；根据作用时间和强度可以分为高强度长时间、低强度短时间等。

知识点 4：水杨酸类——阿司匹林的药理作用

阿司匹林为水杨酸类解热镇痛药中最常用的药物，其作用和用途主要包括：

（1）解热作用：阿司匹林具有较好的解热作用，可以使发热患者的体温降到正常，但对正常体温却无影响，常常用于感冒的解热。

（2）镇痛作用：只具中度镇痛效应，无成瘾性和依赖性，临床广泛用于头痛、牙痛、关节痛、肌肉痛、神经痛、月经痛等中度钝痛，对外伤性剧痛及内脏平滑肌绞痛无效。其镇痛的作用部位主要在外周，但也有中枢镇痛机制参与其中。

（3）抗炎抗风湿效应：具有较强的抗炎作用。通过抑制前列腺素（PG）合成，消除了PG 对缓激肽、组胺、5-羟色胺等致炎介质的致敏作用。其抗风湿作用除解热、镇痛等因素外，主要在于抗炎，临床上作为急性风湿性、类风湿关节炎的主要用药。

（4）抗血小板聚集作用：对血小板聚集具有特异性抑制作用，临床上广泛用于防止术后血栓形成，预防动脉粥样硬化、短暂性脑缺血发作及心肌梗死等。

（5）其他用途：抑制肠道 PG 合成，可以用于治疗腹泻；干扰 PG 类物质的形成而缓解偏头痛发作；缓解癌症的疼痛；对于糖尿病所致的动脉血栓栓塞性疾病、坏疽、冠状动脉粥样硬化有疗效，临床上已用于冠心病的二级预防；还可以用于治疗大骨节病、早期老年性白内障等。

知识点 5：对氨基衍生物——对乙酰氨基酚的药理作用

对乙酰氨基酚是有效的解热镇痛药，但抗炎作用弱，一般不用于治疗炎性疾病。因对乙酰氨基酚在高过氧化物环境下无抑制 COX 的作用，因此几乎没有抑制周围 COX 的作用。而在脑内过氧化物浓度低时，对乙酰氨基酚可透过血脑屏障，抑制脑内 COX，发挥其解热镇痛作用。对乙酰氨基酚不抑制中性粒细胞的激活。对心血管及呼吸系统没有影响，无阿司匹林的胃肠道副作用，对血小板、出血时间、酸碱平衡和尿酸排泄都没有影响。

知识点 6：吲哚和吲哚乙酸类——吲哚美辛的药理作用

吲哚美辛具有明显的解热、抗炎、镇痛作用，是最强的前列腺素合成酶抑制药之一，镇痛作用也最强。吲哚美辛的抗炎作用较氢化可的松高 2 倍。其作用机制与阿司匹林相似，除抑制 PG 合成外，还能够抑制中性粒细胞的活动，减少其在炎症部位的浸润和溶酶体酶释放对组织的损伤；抑制钙离子的移动，阻止炎症刺激物引起细胞的炎症反应。体温调节中枢的前列腺素合成受抑制后，使体温中枢兴奋性下降，引起外周血管的扩张、出汗，增加散热起退热的作用。

知识点 7：芳香乙酸类——酮咯酸的药理作用

酮咯酸具有解热、抗炎和高度镇痛作用，是少数被批准作为胃肠道外给药的非甾体类抗炎药（NSAID）。酮咯酸注射液克服了口服给药起效慢的缺点，主要适用于急性痛或手术后疼痛，其镇痛作用较吲哚美辛强 2~2.5 倍，较阿司匹林强 25~50 倍，与 100mg 哌替啶或 10mg 吗啡的镇痛作用相当，且维持时间较长。酮咯酸与阿片类镇痛药相比，酮咯酸无耐受性，无停药反应，无呼吸抑制作用，其引起的恶心、困倦、呕吐等也远低于吗啡。酮咯酸在局部用药时，具有抗炎作用。

知识点 8：芳香乙酸类——双氯芬酸的药理作用

双氯芬酸具有镇痛、解热与抗炎作用，其作用强于吲哚美辛、萘普生等药物。双氯芬酸还可以通过影响脂肪酸的释放和摄取，降低白细胞内游离花生四烯酸的浓度。

知识点 9：丙酸衍生物——布洛芬药理作用

布洛芬可以抑制花生四烯酸代谢中的环氧酶，减少 PG 合成，因此有较强的抗炎、抗风湿及解热镇痛作用。其效果与阿司匹林和保泰松相似而优于对乙酰氨基酚，但对胃肠道刺激较阿司匹林轻，易耐受，不良反应小。对于轻、中度术后疼痛、痛经等镇痛疗效优于阿司匹林。对血小板黏附和聚集也有抑制作用，并延长出血时间。

知识点 10：昔康类（烯醇酸类）——美洛昔康的药理作用

选择性 COX-2 抑制药，对 COX-2 的抑制作用为 COX-1 的 10 倍，对血小板血栓素的产生也存在某种抑制作用。美洛昔康对 COX-1 的抑制程度与用量关系密切，而且个体之间也有很大差异。与非选择性 COX 抑制药相比，美洛昔康对胃肠道与肾的副作用较小。美洛昔康对炎症性疼痛、运动性疼痛及坐骨神经痛等多种疼痛均有明显的抑制作用。另外，美洛昔康还具有抗癌、抑制神经病变、预防心脑血管疾病、预防糖尿病神经病变与避孕等药理作用。对全身各系统没有明显不良反应。

知识点 11：烷酮类——萘丁美酮的药理作用

萘丁美酮是一种非酸性前体药物，口服后吸收效果良好，几乎全部在肝内代谢，其产物 6-甲氧基-2 萘乙酸是萘丁美酮产生抗炎、解热和镇痛作用的活性成分，是强效 COX 抑制药，特别对 COX-2 有较强的抑制作用，较对 COX-1 的抑制作用强 3~5 倍。因不刺激消化道，无肝肠循环，几乎不影响血小板功能，所以对消化系统的副作用小，安全性高。

知识点 12：昔布类——塞来昔布、帕瑞昔布钠的药理作用

（1）塞来昔布：通过抑制 COX-2 阻止炎性 PG 的产生，以达到抗炎、镇痛及退热作用。

（2）帕瑞昔布钠：帕瑞昔布钠（商品名：特耐）是第一种注射用 COX-2 抑制剂，2008年获准在中国上市。帕瑞昔布是伐地昔布的水溶性前体药物，后者在临床剂量范围为选择性 COX-2 抑制剂，通过抑制 COX-2 阻止炎性 PG 的产生，以达到抗炎、镇痛及退热作用。

知识点 13：磺酰苯胺类——尼美舒利的药理作用

新型选择性 COX-2 抑制药，除了可以减少 PG 合成外，还具有抗氧化作用，从而发挥解热、镇痛和抗炎作用。生物利用度高，抗炎作用强，且毒性低，治疗指数高。对疼痛、炎症、发热的改善程度优于吡罗昔康、对乙酰氨基酚等，耐受性好于阿司匹林等。因对COX-1 抑制不明显，不会影响胃内保护性 PG 的合成，减少了 NSAID 常见的消化道溃疡和出血等不良反应；抑制激活的白细胞产生氧自由基，很大程度减轻了炎症时氧自由基导致的组织损害；抑制组胺释放，不促使白三烯的合成，因而无阿司匹林等引起过敏反应导致的支气管痉挛，可以安全用于哮喘患者。

知识点 14：三环类抗抑郁药的药理作用

三环类抗抑郁药的镇痛机制为作用于一类特殊的 5-羟色胺受体，抑制 5-羟色胺的再摄取。常用的药物包括：阿米替林和多塞平，常作为慢性疼痛治疗的辅助用药，副作用主要包括抗胆碱作用（黏膜干燥、便秘与尿潴留等）及对中枢神经系统的作用（疲倦、失眠、易激惹与焦虑等）。

知识点 15：抗惊厥药物——抗惊厥药物的药理作用

卡马西平为抗惊厥药物，并非典型的镇痛药，其结构与三环类抗抑郁药（如阿米替林与丙米嗪）类似，主要用于三叉神经痛的治疗。其镇痛机制为减弱神经冲动在三叉神经内的突触传导，镇痛作用不强。卡马西平胃肠用药的吸收较慢，2~8 小时后达血药峰浓度。血浆半衰期较长，为 8~72 小时。卡马西平在肝内代谢，可以诱导肝微粒体酶，加速其他同时使用药物的代谢。

知识点 16：抗癫痫药物——加巴喷丁（1 氨甲基环己烷乙酸）的药理作用

加巴喷丁（1 氨甲基环己烷乙酸）是一种新的抗癫痫药物，最初作为 γ-氨基丁酸（GABA）类似物用于治疗痉挛，目前在慢性疼痛综合征尤其是神经病理疼痛方面得到广泛应用。加巴喷丁只有口服制剂，在小肠通过弥散和易化转运被吸收，因载体转运具有饱和性，其生物利用度与剂量成反方向变化。加巴喷丁在体内不代谢，以原形随尿液排出而消除，消除半衰期为 4.8~8.7 小时，肾功能损害者清除能力降低。对肝微粒体酶无诱导或抑制作用。

知识点 17：α_2 肾上腺素能受体激动药——可乐定的药理作用

可乐定的降压作用中等偏强。可乐定具有较强的镇静、抗焦虑和镇痛的作用。可乐定剂量增至 $300\mu g$ 时，可以轻微降低静息每分通气量以及增加呼气末二氧化碳，对呼吸的影响作用比阿片类药轻，且与阿片类镇痛药的呼吸抑制作用无协同作用。肾动脉或静脉应用可乐定均增加尿量和游离水清除率；大剂量应用能够明显减少钠和氯化物的排出。可以减少唾液分泌；激活突触前 α_2 受体，通过抑制迷走神经，降低胃壁细胞产生胃酸，但通常并不改变胃液的 pH。α_2 肾上腺素能受体激动药对神经内分泌系统作用表现为对交感肾上腺素释放产生抑制作用，并且抑制促肾上腺皮质激素（ACTH）释放。高浓度时可以通过选择性刺激血小板肾上腺素受体使血小板聚集，而低浓度时则可以降低肾上腺素浓度，其净效应是降低血小板聚集。可乐定能通过激活蓝斑核神经元突触前膜的 α_2 受体，反馈性抑制去甲肾上腺素（NE）释放，从而抑制高度活动的蓝斑核肾上腺素能神经元，可安全有效地用于治疗阿片戒断综合征，而且无欣快感。在应用可乐定时，机体体温呈下降趋势。可乐定的镇静作用与降温作用均与可乐定兴奋中枢及外周 α_2 受体有关。

知识点 18：α_2 肾上腺素能受体激动药——右美托咪定的药理作用

右美托咪定能够降低脑 NE 水平，抑制交感神经末梢释放 NE（激活突触前 α_2 受体），表现为血浆中儿茶酚胺浓度呈剂量依赖性降低。应用右美托咪定后，BP 下降，HR 减慢，其作用机制主要与激动中枢突触后 α_2 受体，抑制交感神经发放冲动，使交感神经几乎无呼吸抑制作用，静息通气量轻度减少，表现为潮气量轻度降低，呼吸频率几乎无变化。右美托咪定对一过性全脑缺血和局灶性脑缺血有保护作用。对于正常人血浆肾素活性、皮质醇、精氨酸加压素、心房钠尿肽均无影响，但可以促进生长激素的释放。静脉注射 $1.0\sim2.0\mu g/$kg 时，健康成人体温轻度降低，但无临床意义，也不会引起术后体温调节障碍；氧耗呈双向改变，先短暂增加随后持续降低；CO_2 生成减少；血糖轻度增加，但持续时间短。

知识点 19：NMDA 受体阻滞药——氯胺酮的药理作用

氯胺酮的药理作用机制比较复杂，是一种具有深度镇痛，且对呼吸和循环系统影响较轻的静脉全麻药，尤其体表镇痛效果好。其镇痛作用与 NMDA 受体上氯胺酮的原发作用位点被阻滞有关。氯胺酮可能对阿片受体、胆碱能受体、肾上腺素能受体均有作用，且对多巴胺和 5-羟色胺（5-HT）的摄取也有抑制效果。

小剂量氯胺酮可用于急、慢性疼痛的治疗。无防腐剂的氯胺酮可经硬膜外及神经鞘内给药用于术中和术后疼痛的治疗，也可以与吗啡复合用于癌痛的治疗。对于慢性疼痛性疾病，现在试用氯胺酮胶囊口服，取得了一定疗效，但是剂量个体差异较大，副作用主要有恶心、幻觉等。

知识点20：钠离子通道阻滞药——氢溴酸高乌甲素的药理作用

氢溴酸高乌甲素具有较强的镇痛作用，同时还具有局部麻醉、降温、解热和抗炎消肿作用。动物实验无致畸作用，也不会发生蓄积中毒。镇痛效果与哌替啶相当，镇痛起效时间为20～30分钟，镇痛时间为2～22小时。主要适用于各种慢性疼痛如胃肠溃疡、肝炎、胃炎、胆囊炎、坐骨神经痛、风湿病、牙痛、手术后疼痛等和顽固性疼痛，特别是癌症疼痛。

知识点21：中枢性肌肉松弛药——环苯扎林的药理作用

中枢性肌肉松弛药通过中枢作用缓解肌肉痉挛，广泛应用于急性下背部疼痛的治疗，对颈痛伴肌痉挛者也有疗效。常见的不良反应为嗜睡、疲乏无力。经研究表明，与安慰剂比较，中枢性肌肉松弛药可明显减轻背痛，且在治疗早期疗效最明显，因此宜用短疗程治疗；半数以上患者出现嗜睡、口干和疲劳等。

第四节　吸入麻醉药

知识点1：理想的吸入麻醉药应具备的条件

理想的吸入麻醉药应当具备下列条件：①麻醉作用可逆，无蓄积作用；②安全范围广；③麻醉作用强，可使用低浓度；④诱导及清醒迅速、舒适、平稳；⑤化学性质稳定，与其他药物接触时不产生毒性物质；⑥体内代谢率低，代谢产物无毒性；⑦无燃烧爆炸性；⑧制造简单，易提纯，价廉；⑨产生良好的肌肉松弛；⑩能抑制不良的自主神经反射；⑪具有松弛支气管作用；⑫无臭味，对气道无刺激；⑬对呼吸、循环抑制轻；⑭不增加心肌对儿茶酚胺的敏感性；⑮对肝、肾无毒性；⑯无依赖性及成瘾性；⑰无致癌及致畸作用。实际上目前没有一个药物能够完全符合这些条件。

知识点2：各种吸入麻醉药之间药效（或副作用）的比较

通常采用肺泡最低有效浓度（MAC）的概念，在一个大气压下50%患者在切皮刺激时不动，此时肺泡内麻醉药的浓度即为1个MAC。MAC非常类似药理学中反映量-效曲线的ED_{50}的值，能够以相加的形式来计算，即2种麻醉药的MAC均为0.5，可以认为它们的总MAC为1.0MAC（表1-2-1）。

表 1-2-1 常用吸入麻醉药的理化性质

项目	乙醚	氟烷	甲氧氟烷	恩氟烷	异氟烷	七氟烷	地氟烷	氧化亚氮
分子量	74.1	197.4	165.0	184.5	184.5	200	168	44.0
沸点（1个气压）℃	34.6	50.2	104.7	56.5	48.5	58.5	23.5	-88.0
蒸气压 20℃（kPa）	59.1	32.1	3.0	23.3	31.8	20.9	89.3	5200
蒸气压 20℃（mmHg）	442	241	22.5	175	240	156.9	670	39000
潜热 20℃（kJ/mol）	27.6	28.9	33.9	32.3	—	7.90	—	18.2
液体比重（g/ml）	0.72	1.86	1.43	1.52	1.50	1.25	1.45	—
Antoine 常数 A（kPa）	6.151	5.892	6.206	6.112	4.822	—	—	6.702
B	1109.58	1043.70	1336.58	1107.84	536.46	—	—	912.90
C	233.2	218.3	213.5	213.1	141.0	—	—	285.3
每毫升液体产生的蒸气（ml）20℃	233	227	208	198	196	—	—	—
MAC	1.92	0.77	0.16	1.68	1.15	1.71	7.25	105.0

知识点 3：降低 MAC 的因素

降低 MAC 的因素主要有：①$PaCO_2$>90mmHg 或 $PaCO_2$<10mmHg；②低氧血症，PaO_2<40mmHg；③代谢性酸中毒；④贫血（血细胞比容在 10% 以下，血中含氧量<4.3ml/dl）；⑤平均动脉压在 50mmHg 以下；⑥使中枢神经儿茶酚胺减少的药物（如利舍平、甲基多巴等）；⑦巴比妥类及苯二氮䓬药物；⑧麻醉药物，如氯胺酮或并用其他吸入麻醉药及局麻药；⑨妊娠；⑩低体温；⑪长期应用苯丙胺；⑫胆碱酯酶抑制药；⑬α_2-激动药。

知识点 4：升高 MAC 的因素

升高 MAC 的因素主要有：①体温升高时 MAC 升高，但 42℃ 以上时 MAC 则减少；②使中枢神经儿茶酚胺增加的药物，如右旋苯丙胺等；③脑脊液中 Na^+ 增加时（静脉输注甘露醇、高渗盐水等）；④长期饮酒者可以增加异氟烷或氟烷 MAC 30%～50%；⑤甲状腺功能亢进。

知识点 5：不影响 MAC 的因素

不影响 MAC 的因素主要有：①性别；②麻醉时间，麻醉开始及经过数小时皆不改变；③昼夜变化；④甲状腺功能减低；⑤$PaCO_2$ 在 10～90mmHg；⑥PaO_2 在 40～500mmHg；⑦酸碱代谢状态；⑧等容性贫血；⑨高血压。

知识点 6：氟烷的药理作用

氟烷为强效吸入麻醉药，对中枢神经系统可以产生较强的抑制作用。但镇痛作用弱。与其他吸入麻醉药有相同的扩张脑血管作用，使颅内压升高。对循环系统具有较强的抑制作用，主要表现为抑制心肌和扩张外周血管。对呼吸道无刺激性，不引起咳嗽及喉痉挛，小儿可以用做麻醉诱导，且有抑制腺体分泌及扩张支气管的作用，术后肺部并发症较少。氟烷对呼吸中枢的抑制较对循环的抑制为强。术后很少发生恶心、呕吐，肠蠕动恢复快，但对肝的影响较大。肾小球滤过率及肾血流量只在血压下降时才能减少，血压恢复后即恢复，不似甲氧氟烷可引起肾损害。氟烷麻醉后肝损害表现为麻醉后 7 天内发热，同时伴有胃肠道症状，嗜酸性粒细胞增多，血清谷草转氨酶、血清碱性磷酸酶增多，凝血酶原时间延长，并出现黄疸，病死率高。麻醉稍深可以使子宫松弛，收缩无力，用于产科胎儿内倒转术虽然较理想，但容易增加产后出血。ADH、ACTH、肾上腺皮质醇、甲状腺素血中浓度稍增加，较乙醚引起的改变轻微。血中儿茶酚胺在浅麻醉时升高，而加深麻醉后则不增加。生长激素及胰岛素几乎不增加。对血糖影响轻。

知识点 7：恩氟烷的临床作用

诱导、苏醒较快。随血中恩氟烷浓度升高，中枢神经系统抑制逐渐加深，脑电图呈高电压慢波。吸入 3%~3.5% 恩氟烷，可以产生暴发性中枢神经抑制，有单发或重复发生的惊厥性棘波。对循环系统抑制作用较氟烷轻。恩氟烷降低心排出量，主要是因每搏量降低所致，并与 $PaCO_2$ 有关，当 $PaCO_2$ 升高时，心脏指数明显增加。临床浓度对呼吸道无刺激，不增加气道分泌。对肝功能影响轻。可以产生轻度肾功能抑制，麻醉结束后很快恢复。具有松弛子宫平滑肌的作用，无论处于产程任何阶段，均可出现剂量相关的宫缩减弱，甚至出现宫缩无力或产后出血。单独使用或与肌松药合用所产生的肌松作用可满足各种手术的需要，神经肌肉阻滞作用与剂量有关。可以降低眼压，因此适用于眼科手术。除了使血中醛固酮浓度升高外，对皮质激素、胰岛素、ACTH、ADH 及血糖均无影响。

知识点 8：异氟烷的临床作用

对中枢神经系统的抑制与用量相关。在 1MAC 以内，脑电波频率及波幅均增高；当超过 1MAC 时，波幅增高，频率减少；深麻醉时两者均减少；1.5MAC 出现爆发性抑制，2MAC 出现等电位波。对心功能的抑制作用小于恩氟烷。随吸入浓度增加，心排出量明显减少，可以降低心肌氧耗量及冠状动脉阻力，但并不改变冠脉血流量。异氟烷麻醉可增加肺阻力，并使顺应性和功能残气量稍减。异氟烷的物理性质稳定，体内生物降解少，对肝功能无损害。异氟烷降低肾血流量，使肾小球滤过率和尿量减少，麻醉后不残留肾功能的抑制或损害。对子宫肌肉收缩的抑制与剂量相关，深麻醉时明显抑制子宫收缩力、收缩率和最大张力，分娩时如果用异氟烷麻醉较深时易引起子宫出血。

知识点 9：七氟烷的药理作用

七氟烷抑制中脑网状结构的多种神经元活动，且与剂量相关。七氟烷麻醉时左心室收缩功能降低，且与剂量相关。对气道刺激非常小，经常通过面罩吸入进行小儿的麻醉诱导。气道分泌物不增加，可松弛支气管平滑肌，能抑制乙酰胆碱、组胺引起的支气管收缩，可用于哮喘患者。七氟烷麻醉后肝血流量下降，并与麻醉深度相关，麻醉结束后迅速恢复正常。七氟烷的组织溶解性较低，化学性质较稳定，在体内的代谢相对较低。对潘库溴铵的肌松作用有强化作用，对维库溴铵的作用更强。

知识点 10：地氟烷的药理作用

对中枢神经系统的抑制作用与剂量相关。地氟烷可降低心肌收缩力、心排出量、外周血管阻力和平均动脉压，升高静脉压，并呈剂量依赖性。很少引起心律失常。地氟烷抑制呼吸，减少分钟通气量、增加 $PaCO_2$ 并降低机体对 $PaCO_2$ 增高的通气反应，其抑制作用与剂量有关。对肝肾功能影响不大。能产生满意的肌松作用，且较其他氟化烷类吸入麻醉药强。

知识点 11：氧化亚氮的药理作用

麻醉作用极弱，吸入 30%~50%N_2O 有镇痛作用，80%以上时才有麻醉作用，
但也难以达到手术要求，MAC 值为 105。N_2O 具有扩张脑血管、增加脑血流、升高颅内压作用，但脑血流量对 CO_2 的变化仍有反应。与氟化全麻药降低脑代谢不同，N_2O 可以增强脑代谢，这可能与交感肾上腺系统兴奋有关。镇痛作用强对心肌无直接抑制作用，对心排出量、心率、静脉压、血压、周围血管阻力等都无影响，也不增加心肌对儿茶酚胺的敏感性。对呼吸道无刺激性，亦不引起呼吸抑制，但术前用镇痛药的患者，吸入 N_2O 可以加重硫喷妥钠诱导时的呼吸抑制作用。对肝、肾、子宫和胃肠道无明显影响。肌松作用差。

知识点 12：氙的药理作用

氙通过抑制 NMDA 受体和乙酰胆碱受体发挥作用。吸入 33%氙气可以使脑血流量（CBF）减少，脑耗氧量降低；吸入高浓度氙气（80%）则可使 CBF 增加。氙不影响心肌的电压门控性离子通道，也不会增加心肌对儿茶酚胺的敏感性，对肠系膜血管阻力也无明显影响，不会抑制心肌收缩力，对心脏指数、血压或全身血管阻力几乎没有明显影响。临床浓度氙气麻醉不会明显增加气道阻力，高浓度时可能使气道阻力增高。氙气麻醉时脑、肝、肾和肠道的局部血流量最高。氙气的溶解度低，所以在麻醉结束时，如果不吸入纯氧也可能导致弥散性缺氧，但可能性小于氧化亚氮。对维库溴铵肌松效应恢复的影响较七氟烷轻，神经肌肉阻滞效应低于七氟烷。

第五节　局部麻醉药

知识点 1：局部麻醉药的含义

局部麻醉药是一类能够暂时、可逆性阻断神经冲动的发生与传递，引起相关神经支配的部位出现感觉或（和）运动丧失的药物，简称为局麻药。

知识点 2：局部麻醉药的作用机制

局部麻醉药可以作用于神经系统的任何部位以及各种神经纤维，使其支配区域的感觉与运动受到影响，但是不同类型的神经纤维对局部麻醉药的敏感性各不相同。局部麻醉药的作用与神经细胞或神经纤维的直径大小及神经组织的解剖特点有关。一般规律是神经纤维末梢、神经节与中枢神经系统的突触部位对局麻药最为敏感，细神经纤维比粗神经纤维更容易被阻断。对无髓鞘的交感、副交感神经节后纤维在低浓度时可以产生作用；对有髓鞘的感觉和运动神经纤维则需高浓度才能产生作用。对混合神经产生作用时，首先消失的是持续性钝痛（如压痛），其次是短暂性锐痛，继之依次分别为冷觉、温觉、触觉、压觉消失，最后发生运动麻痹。神经冲动传导的恢复则按照相反的顺序进行。

　　局部麻醉药主要作用于神经细胞膜。在正常情况下神经细胞膜的除极化有赖于钠离子内流，局部麻醉药可以阻断神经细胞膜上的电压门控钠通道而抑制钠离子内流，阻止动作电位的产生和神经冲动的传导，产生局麻作用。局部麻醉药对钠通道的阻断作用与钠通道的状态有关。电压门控钠通道包括三种状态：静息状态、活化状态与失活状态。与静息状态相比，局麻药在活化和失活状态钠通道亲和力明显增强。

知识点 3：局部麻醉药对中枢神经系统的药理作用

　　局部麻醉药多经血流而进入大脑。静脉给予利多卡因（1.5mg/kg）可以降低脑血流，减弱由于气管插管引起的颅内压增高，从而降低颅脑并发症的发生。局部麻醉药对中枢神经系统的作用，取决于血内局麻药的浓度。低浓度（如普鲁卡因）具有抑制、镇痛、抗惊厥的作用，高浓度可诱发惊厥。局部麻醉药所诱发的惊厥，被视为局麻药的毒性反应。

知识点 4：局部麻醉药对心血管系统的药理作用

　　局部麻醉药对心脏和外周血管具有直接作用，并可以通过阻滞交感神经或副交感神经传出纤维间接影响循环系统功能。局部麻醉药对心功能的影响主要是阻碍去极化期间的钠离子转移，使心肌兴奋性降低，复极减慢，不应期延长。对心房、房室结、室内传导与心肌收缩力均呈与剂量相关性抑制。对心肌收缩力抑制与局部麻醉药阻滞效能有一定关系，布比卡因和丁卡因比利多卡因和普鲁卡因对心脏抑制作用更强。除了可卡因外，所有局部麻醉药均可以松弛血管平滑肌，引起一定程度的小动脉扩张，血压下降。

知识点 5：局部麻醉药对呼吸系统的药理作用

　　利多卡因抑制机体对低氧时的通气反应。由于膈神经和肋间神经阻滞或局部麻醉药直接作用于延髓呼吸中枢，可以引起呼吸暂停。局部麻醉药可以松弛支气管平滑肌，静脉给予利多卡因（1.5mg/kg），可以抑制气管插管时引起的支气管收缩反射。但是对于气道高反应的患者，给予利多卡因气雾剂，可能因直接刺激而诱发支气管痉挛。

知识点 6：影响局部麻醉药药理作用的因素

　　（1）药物剂量：通过增加局部麻醉药的容积或浓度均可以增加局部麻醉药的剂量，从而缩短药物的起效时间，延长作用时间。

　　（2）注射部位：注射部位不同可以影响局部麻醉药的弥散速率和血管吸收速率。局部麻醉药鞘内和皮下注射起效最快，臂神经丛阻滞起效时间最长。在蛛网膜下隙阻滞时，脊神经没有外鞘包绕，因而起效迅速。

　　（3）添加药物：局部麻醉药中添加肾上腺素对阻滞时间的影响取决于局部麻醉药的种类和注射部位。肾上腺素可以延长短效局部麻醉药（如利多卡因）局部浸润麻醉和神经阻滞的作用时间；但是不能延长硬膜外阻滞时布比卡因或依替卡因的运动神经阻滞时间。鞘内应用局麻药时添加 α_2 受体激动剂，能够缩短感觉阻滞起效时间，延长运动与感觉阻滞时间。

（4）年龄：患者年龄不同，可以影响局部麻醉药的清除。

（5）脏器功能：肝功能严重受损、严重贫血或营养不良的患者，血浆内假性胆碱酯酶水平可能低下，从而导致酯类局部麻醉药的水解代谢速率降低，容易发生毒性反应。肝脏功能也会影响酰胺类局部麻醉药的降解速率，与肝功能正常患者相比，肝血流下降或肝功能受损者，血液中酰胺类局部麻醉药的水平升高，半衰期也延长。充血性心力衰竭的患者，利多卡因的清除速率也呈明显的延缓。

（6）妊娠：妊娠妇女硬膜外阻滞和腰麻的麻醉平面及深度均超过未妊娠妇女，除了机械性因素（硬膜外静脉扩张减少了硬脊膜外隙和蛛网膜下隙）影响外，妊娠期间的激素水平改变可以增强对局部麻醉药的敏感性。因此，妊娠患者应适当减少局部麻醉药用量。

知识点 7：局部麻醉药的心脏毒性

局部麻醉药的心脏毒性主要是由于局部麻醉药物大量吸收入血以后所产生的症候群。主要表现为血流动力学不稳定，心律失常甚至循环衰竭和心脏骤停。

知识点 8：局部麻醉药的神经毒性

局部麻醉药的神经毒性包括局部麻醉药物吸收入血后对中枢神经的作用，它们可选择性抑制大脑的抑制性通路，使易化神经元的释放未遇到阻抗，因此兴奋中枢神经系统，但是严重者则表现为抑制。另一方面，对脊髓神经系统产生毒性。可能是在硬膜外腔或蛛网膜下腔直接作用于神经元，产生直接的破坏作用，破坏其氧化磷酸化过程，影响了线粒体的跨膜动作电位，从而促进神经元发生程序性死亡。也有可能是局部麻醉药物的浸润与应用附加药引起神经元血流减少。其他相关因素还可能与局部麻醉药物的剂量、浓度和比重以及局部麻醉药物与脊髓神经系统接触的时间等有关。

知识点 9：常见局部麻醉药物

常见局部麻醉药物包括：利多卡因、普鲁卡因、丁卡因、布比卡因、左旋布比卡因、罗哌卡因等。

第六节　肌肉松弛药

知识点 1：肌肉松弛药的分类

根据肌肉松弛药的作用机制的不同，肌肉松弛药主要分为两类：去极化肌肉松弛药和非去极化肌肉松弛药。根据化学结构，非去极化肌肉松弛药可以分为甾体类和苄异喹啉类。还有，根据肌松作用时效的不同，分为短时效、中时效和长时效等。

知识点 2：肌肉松弛药的药理作用

肌肉松弛药对完成精细动作的小肌群如眼肌、喉部肌肉的作用较腹部肌群的阻滞作用强，膈肌对肌肉松弛药相对不敏感。肌肉松弛药不仅能够与 N_2 胆碱受体结合，同时还作用于 N_1、M 胆碱受体，这是肌肉松弛药引起心血管和自主神经系统不良反应的重要原因。同时，还能引起不同程度的组胺释放作用。甾体类肌肉松弛药易引起抗迷走神经作用，而苄异喹啉类肌松药易引起组胺释放。相对不溶于脂肪，不易透过血脑屏障、胎盘和胃肠道上皮。在血液内，肌肉松弛药能与血浆蛋白结合。中时效的非去极化肌肉松弛药的清除主要经肝代谢，肾排泄。肾衰竭时经胆汁排泄量增加。长时效肌肉松弛药在体内很少或几乎不代谢，而以原形经尿液或部分经胆汁排出。

知识点 3：非去极化肌松药所引起的不良反应

非去极化肌松药所引起的不良反应主要包括：组胺释放、自主神经节阻滞、解除迷走神经和交感神经兴奋等产生的相应作用。组胺释放可以引起皮肤潮红、血管扩张、外周阻力降低与血压下降，哮喘患者可以诱发哮喘发作。组胺释放与注药剂量和注药速度有关，药物剂量大、注药速度快会增加组胺的释放。潘库溴铵可以引起心率增快与血压升高，主要原因包括解除迷走神经作用、对自主神经节作用、兴奋交感神经、增加去甲肾上腺素释放与抑制儿茶酚胺在交感神经末梢摄取等。

知识点 4：去极化肌松药的临床应用

去极化肌松药主要用于全麻时的气管内插管，其用量为 $1\sim2mg/kg$。也可以用静脉连续输注方法来维持肌松，但有可能会引起脱敏感阻滞，使肌松恢复时间延长。儿童对氯琥珀胆碱相对不敏感，其用药剂量可适当增大。

知识点 5：去极化肌松药的副作用

去极化肌松药可能引起心动过缓及心律失常；骨骼肌去极化作用使得 K^+ 由肌纤维膜内向膜外漏出，可能引起血清钾升高；肌肉强直收缩时可能引起眼压、颅内压及胃内压升高；有的患者术后主诉肌痛。

知识点 6：非去极化肌松药的特点

非去极化肌松药的特点是：

（1）阻滞部位在神经肌肉接合部，占据突触后膜上的乙酰胆碱受体。

（2）神经兴奋时，突触前膜释放乙酰胆碱的量并未减少，但是不能发挥作用。

（3）出现肌松前，没有肌纤维成束收缩。

（4）能够被胆碱酯酶抑制药所拮抗。

知识点 7：氯筒箭毒碱

氯筒箭毒碱是最早应用于临床的非去极化肌松药，它起效较慢，作用时效较长。肌松效果与剂量有关，$0.1 \sim 0.2 mg/kg$ 可以使四肢肌松弛，$0.4 \sim 0.5 mg/kg$ 可以使腹肌松弛，$0.5 \sim 0.6 mg/kg$ 可以满足气管内插管。在体内很少代谢，静脉注射后 $30\% \sim 50\%$ 与蛋白结合，10% 以原形由肾排出，45% 以原形由胆汁排出。氯筒箭毒碱主要用于维持术中肌肉松弛，但具有释放组胺作用，能够引起低血压和心动过速，并可以引起支气管痉挛。对哮喘和重症肌无力患者应当避免使用。现在临床很少应用。

知识点 8：泮库溴铵

泮库溴铵为长时效的非去极化肌松药，其肌松作用强，作用时间也较长。ED_{95} 为 $0.07 mg/kg$。其起效时间为 $3 \sim 6$ 分钟，临床作用时间为 $100 \sim 120$ 分钟。胆碱酯酶抑制药可拮抗其肌松作用。在临床应用的剂量范围内，无神经节阻滞作用，也不释放组胺，但是有轻度抗迷走神经作用，使心率增快、血压升高。在肝内经羟化代谢，代谢产物中以 3-羟基化合物的肌松作用最强，反复用药后应尤其注意其术后残余作用。40% 以原形经肾排出，其余以原形或代谢产物由胆道排泄。

对于高血压、心肌缺血及心动过速者，肝肾功能障碍者都应当慎用。重症肌无力患者禁忌使用。

知识点 9：哌库溴铵

哌库溴铵为长时效非去极化肌松药，其作用强于泮库溴铵，作用时间也更长。临床应用剂量无心血管不良反应，无组胺释放。哌库溴铵的消除主要经肾以原形由尿排出，少量在肝内代谢。肾衰竭时，消除半衰期明显延长。ED_{95} 为 $0.05 \sim 0.06 mg/kg$，气管插管剂量为 $0.1 mg/kg$，$3 \sim 5$ 分钟阻滞完全，临床维持时间为 $70 \sim 110$ 分钟。哌库溴铵特别适用于心肌缺血性疾病和术后需要保留气管导管的危重患者。

知识点 10：维库溴铵

维库溴铵为中时效的非去极化肌松药，其肌松作用强，为泮库溴铵的 $1 \sim 1.5$ 倍，但其作用时间比较短。ED_{95} 为 $0.05 mg/kg$，起效时间为 $2 \sim 3$ 分钟，临床作用时间为 $25 \sim 30$ 分钟。维库溴铵的肌松作用容易被胆碱酯酶抑制药拮抗。在临床用量范围内，不释放组胺，也无抗迷走神经作用，因而适用于缺血性心脏病患者。主要在肝内代谢，代谢产物 3-羟基维库溴铵也具有肌松作用。30%以原形经肾排出，其余以代谢产物或原形经胆道排泄。

维库溴铵可以用于全麻气管内插管和术中维持肌肉松弛。静脉注射 $0.07 \sim 0.15 mg/kg$，$2 \sim 3$ 分钟后可以行气管内插管。术中可以间断静脉注射 $0.02 \sim 0.03 mg/kg$，或以 $1 \sim 2 \mu g/(kg \cdot min)$ 的速度静脉输注，维持全身麻醉期间的肌松弛。手术结束后，可以用胆碱酯酶抑制药拮抗其肌松残余作用，但约有 50%患者不需用拮抗药可以自行恢复神经肌肉传递功能。严重肝肾功能障碍者作用时效可延长，并可以发生蓄积作用。

知识点 11：新型拮抗药

在神经肌肉传导深度阻滞时，使用胆碱酯酶抑制药并不能够有效地拮抗肌松作用，反而会延长肌松药的肌松作用。胆碱酯酶抑制药的另一个缺点就是对胆碱酯酶的抑制作用过长，大多在 60 分钟以上。此外，给予胆碱酯酶抑制药后，乙酰胆碱浓度增加对毒蕈碱样受体的兴奋作用可能产生不良反应，因此临床麻醉中给予胆碱酯酶抑制药拮抗残留肌松作用时，必须同时使用毒蕈碱样受体阻滞药。新型拮抗药 sugammadex 是环糊精的衍生物，为晶状结构复合物，这种新型肌松药的拮抗药不作用于胆碱酯酶，对毒蕈碱样受体与烟碱样受体无作用，能够直接和氨基甾类肌松药以 1:1 比例形成化学螯合，从而使得肌松药分子离开乙酰胆碱受体，进而迅速逆转深度神经肌肉传导阻滞作用，不会引起血流动力学的显著改变。它具有高水溶性，使得其制剂静脉注射时能够很好被耐受。它能够有效地逆转氨基甾类肌松药的神经肌肉传导阻滞作用，但是对于苄异喹啉类肌松药和去极化肌松药无效，其中拮抗罗库溴铵比拮抗泮库溴铵、维库溴铵效果更好。新型拮抗药 sugammadex 的拮抗阻滞作用效果：罗库溴铵>维库溴铵>泮库溴铵。不良反应的研究表明，未发现 sugammadex 引起的血压、心率等心血管系统明显变化，也没有发现类似应用胆碱酯酶抑制药所引起的心血管系统、呼吸系统和消化系统的不良反应，没有再箭毒化的发生。

第七节　作用于胆碱能受体的药物

知识点 1：毛果芸香碱（匹鲁卡品）的药理作用

毛果芸香碱（匹鲁卡品）为从毛果芸香属植物叶中提取的生物碱。能直接作用于副交感神经（包括支配汗腺交感神经）节后纤维支配的效应器官的 M 胆碱受体，其对眼和腺体的作用最为明显。滴眼后易通过角膜，作用迅速、温和，可引起缩瞳、降低眼内压与调节痉挛等作用。毛果芸香碱可激动括约肌上的 M 胆碱受体，引起瞳孔缩小。毛果芸香碱的缩瞳作用使虹膜向中心拉紧，虹膜根部变薄，前房角间隙扩大，滤帘张开，房水易通过巩膜静脉窦进入血液循环，从而降低眼内压。毛果芸香碱激动睫状肌上 M 胆碱受体，使睫状肌向眼的中心方向收缩，致使悬韧带松弛，晶状体由于自身具有的弹性而变凸，屈光度增加，使视力调节于视近物清楚，由于物体成像于视网膜前，因此视远物模糊，这种作用称为调节痉挛。毛果芸香碱能激动腺体的 M 受体而增加其分泌，以汗腺和涎腺最为明显。

知识点 2：阿托品的药理作用

阿托品（atropine）作为抗胆碱药，其作用机制是其与体内乙酰胆碱竞争 M 胆碱受体，当阿托品与 M 胆碱受体结合后乙酰胆碱便失去胆碱能神经递质作用。阿托品对 M 胆碱受体的阻断作用有较高的选择性，但大剂量也有阻断 N 胆碱受体的作用。阿托品对心率的影响取决于给药剂量及心脏迷走神经的功能状态。阿托品抗迷走神经过度兴奋所引起的房室传导阻滞，促进房室传导，心电图 P-R 间期缩短。治疗剂量的阿托品对血管及血压无显著影响。小剂量阿托品（0.3～0.5mg）可以通过阻断 M 胆碱受体而明显抑制涎腺和汗腺的分泌，引起口干，皮肤干燥，支气管腺体也较敏感，用后呼吸道分泌大为减少。引起扩瞳，眼内压升高和调节麻痹。阿托品对眼的作用与毛果芸香碱相反，阻断瞳孔括约肌上 M 胆碱受体。因瞳孔扩大，使虹膜退向四周边缘，致前房角间隙变窄，阻碍房水回流进入巩膜静脉血，造成眼内压升高。阿托品阻断睫状肌上 M 胆碱受体致睫状肌松弛而退向外缘，使悬韧带拉紧。阿托品能松弛多种内脏平滑肌，其松弛作用取决于平滑肌的功能状态，且不同器官的平滑肌对其敏感性也不同。一般剂量对中枢神经系统多无显著作用，仅轻度兴奋迷走中枢。

知识点 3：东莨菪碱的药理作用

（1）中枢作用：东莨菪碱又称为亥俄辛，其药理作用与阿托品类似。不同之处是化学结构中有氧桥，氧桥能够抑制中枢，所以东莨菪碱对中枢神经系统具有抑制和兴奋的双相作用，与阿托品不同的是以抑制为主。如与氯丙嗪或地西泮、氟哌利多合用很快进入麻醉状态。东莨菪碱的遗忘作用强，并能增强吗啡类的镇痛作用。对吗啡的呼吸抑制作用具有微弱的拮抗作用。不增高基础代谢，并具有抗晕动病和抗震颤麻痹作用。

（2）外周作用：东莨菪碱的外周作用和阿托品类似，仅在程度上有所不同，其扩瞳、调节麻痹和抑制腺体分泌作用比阿托品强，对心血管的作用比阿托品弱。

知识点 4：山莨菪碱的药理作用

（1）解痉作用：山莨菪碱是与阿托品类似的抗胆碱药，在外周对抗乙酰胆碱、解除平滑肌痉挛作用的选择性比阿托品高，其解痉作用强度与阿托品类似或稍弱。

（2）可拮抗儿茶酚胺、5-羟色胺等活性物质对微小动脉的痉挛作用，因此能改善微循环。

（3）抑制涎腺分泌和扩瞳作用仅为阿托品的 1/20～1/10。

（4）用于治疗急性微循环障碍，其疗效比阿托品佳。此外，由于不易透过血脑屏障，因此中枢作用极少。除了抗胆碱作用外，山莨菪碱的消除半衰期约 40 分钟，排泄也比阿托品快。

知识点 5：格隆溴铵的药理作用

格隆溴铵又名胃长安，为一合成的 M 胆碱受体阻滞药。格隆溴铵为季铵化合物，难以透过血脑屏障，因此无明显中枢作用。格隆溴铵的外周抗胆碱作用强而持久，抗毒蕈碱作用为阿托品的 5~6 倍，作用维持时间较阿托品长 3~4 倍。格隆溴铵的作用特点是抑制胃酸分泌的作用较为确实，而胃肠道解痉作用不甚肯定。

知识点 6：长托宁的药理作用

长托宁为新型选择性抗胆碱能药物，选择性作用于 M_1、M_3 和 N_1、N_2 亚型受体，对 M_2 亚型无明显作用，抑制节后胆碱能神经支配的平滑肌与腺体生理功能，对抗乙酰胆碱和其他拟胆碱药物的毒蕈碱样和烟碱样作用，能够通过血脑屏障，因此同时具有较强、较全面的中枢和外周抗胆碱作用。治疗剂量的长托宁能够较好地拮抗有机磷毒物中毒引起的中枢中毒症状和外周的毒蕈碱样中毒症状，但是由于对 M_2 受体无明显作用，因而无心率增加的不良反应。另外，长托宁作为麻醉前用药，作用于中枢 M_1 受体，可产生抑制觉醒、抑制学习和记忆、调控其他神经递质的释放等而具有中枢镇静作用。

第八节 作用于肾上腺素能受体的药物

知识点 1：α、β 受体激动药肾上腺素的药理作用

肾上腺素是剂量依赖型激动 α_1、β_1 及 β_2 受体。兴奋心肌 β_1 受体，使心肌收缩力增强，传导加速，心率加快，心排出量增多，血压上升，小剂量又能扩张冠状血管，改善心肌供血。由于皮肤、黏膜血管壁的 α 受体密度大于 β_2 受体，所以皮肤黏膜血管显著收缩，尤其是肾血管也收缩。静脉输注 $10\mu g/min$，由于心脏收缩力增加，心排出量增加，因此收缩压升高。肾上腺素兴奋支气管平滑肌的 β_2 受体，扩张支气管，并能够抑制肥大细胞释放多种过敏递质，显著抑制支气管哮喘。加速脂肪分解，促进糖原分解，升高血糖，增加产热，降低血钾。具有较弱的兴奋作用。剂量过大可引起烦躁、头痛、焦虑和激动。

知识点 2：多巴胺的药理作用

多巴胺是体内合成去甲肾上腺素的前体，存在于去甲肾上腺素能神经、神经节和中枢神经系统，它是重要的神经递质，同时也是肾上腺素及去甲肾上腺素的中间化合物。多巴胺具有剂量依赖性激动 α 受体及 β_1 受体，对 β_2 受体作用微弱。还有特殊的多巴胺受体分布于肾、肠系膜血管床及心、脑。小剂量 $[1~4\mu g/(kg \cdot min)]$ 多巴胺可激动近曲小管段血管的 α 受体，扩张肾血管，显著增加肾血流量及肾小球滤过率，促进排钠利尿，减少肾小管再吸收。中剂量 $[4~10\mu g/(kg \cdot min)]$ 则主要激动 α 受体，掩盖了 DA 受体效应。因

此小剂量对肾功能保护作用曾被称为"肾剂量"。但近年对照研究表明，肾剂量虽有显著利尿效应，但无法改善肾的肌酐清除率。与其他儿茶酚胺类一样，不易通过血脑屏障，对中枢作用轻微。多巴胺在体内迅速被儿茶酚-O-甲基转移酶（COMT）和单胺氧化酶（MAO）代谢，所以也应静脉注射为宜。

知识点 3：麻黄碱的药理作用

麻黄碱又名为麻黄素，为非儿茶酚胺类，是从麻黄中提取的生物碱。麻黄碱类似肾上腺素，可以激动 α 及 β 受体，增强心肌收缩力，提升血压，作用较肾上腺素弱，但作用持久可达 1 小时。还能够促进去甲肾上腺素能神经末梢释放去甲肾上腺素。此外，对支气管平滑肌也有松弛作用。口服容易吸收，不受 COMT 及 MAO 代谢影响，给药后大部分经尿排泄。

知识点 4：α_1 受体激动药去甲肾上腺素的药理作用

去甲肾上腺素是去甲肾上腺素能神经末梢释放的递质，肾上腺髓质分泌少量。主要激动 α_1 受体，对心脏 β_1 受体也有兴奋作用，对 β_2 受体几无作用。使心脏收缩力增强，心率轻度增快。强烈的收缩外周血管，降低了组织灌注。由于肾受交感神经支配，α_1 受体分布在肾小叶间动脉、输入与输出小动脉、系膜细胞和肾小管段，是去甲肾上腺素调节肾血流及肾小球内压的基础。当去甲肾上腺素引起肾血流显著下降时，由于输出小动脉收缩较输入小动脉强，肾小球内压升高而代偿了肾血流量下降对肾功能的影响，肾小球滤过率改变不明显。去甲肾上腺素起效迅速，停药后 1~2 分钟失效，大部分被 MAO 及 COMT 代谢。

知识点 5：α_2 受体激动药可乐定的药理作用

可乐定为选择性 α_2 受体激动药，可以通过激活中枢 α_2 受体（负反馈机制）抑制去甲肾上腺素能神经末梢释放去甲肾上腺素，从而达到抗高血压、降低血管阻力及心率的作用。通过抑制脊髓 P 物质释放，并激活脊髓中神经元突触 α_2 受体而产生镇痛作用。还可能激动蓝斑核中 α_2 受体的抑制效应产生较强的镇静作用，增强麻醉效应。因不阻滞肾上腺素受体，可以保持机体正常反射功能。显效时间 30~60 分钟，峰值时间 2~4 小时，持续 8 小时。50% 在肝内代谢，20% 由胆汁排出，80% 由肾排出。主要用于治疗高血压，成人 0.1~1.2mg/d，分次口服。近年来已经应用于临床麻醉。在麻醉前用药口服 0.2~0.3mg（5μg/kg）可显著镇静，减少麻醉药及阿片类药物剂量 40%~50%，还具有预防气管内插管的心血管反应的作用。椎管内镇痛应用可乐定有显著的镇痛效应，并且延长镇痛时间。硬膜外注入 70~150μg 可镇痛 3~4 小时，且无恶心、乏力及呼吸抑制现象。在布比卡因椎管麻醉时加可乐定 150μg，可以显著延长作用时效。同样，在神经阻滞的局麻液中加可乐定 150μg 也可以强化及延长镇痛时间。长期用药患者突然停药可出现反跳性高血压或心律失常。可能有嗜睡、噩梦、不安、焦虑或压抑感。静脉注射可能一过性兴奋外周 α 受体，导致急性血压升高。

知识点 6：异丙肾上腺素的药理作用

异丙肾上腺素是人工合成的儿茶酚胺类激动药，是非选择性 β 受体激动药。可显著增加心率，加速房室传导及心肌收缩，降低血管阻力。异丙肾上腺素可激动 β_2 受体缓解多种平滑肌痉挛，尤其对支气管和胃肠道平滑肌作用更明显。另外还具有抑制组胺等过敏性物质释放的作用。该药起效迅速，作用持续约 1 小时，经过肝、肺代谢，40%~50% 以原形由肾排出。

知识点 7：多巴酚丁胺的药理作用

多巴酚丁胺与多巴胺结构类似，属于人工合成的儿茶酚胺类药，可以选择性激动 β_1 受体，对 β_2 受体及 α 受体作用较弱，对多巴胺受体无激动作用，也无酪胺样作用。对心脏产生正性变力效应，并轻度扩张血管，所以升压效应不如多巴胺显著，但心排出量增加较多。多巴酚丁胺小剂量时肾血流量不如多巴胺，但随剂量增大可增加心排出量，并继发性增加肾血流量。又因为其抑制缺氧性肺血管收缩，所以可有效治疗右侧心力衰竭。该药口服无效，静脉注射后 1~2 分钟显效，持续约 5 分钟。经过肝内代谢，经过肾排泄。消除半衰期为 2 分钟，很少产生耐药现象。

知识点 8：多培沙明的药理作用

多培沙明是人工合成的儿茶酚胺类药。该药具备极强的激动 β_2 受体及较强的激动 DA 受体效应，对 β_1 受体激动微弱，对 α 受体无效应。另外还明显抑制神经释放到末梢的去甲肾上腺素再摄取，从而产生间接的拟交感胺效应，显示正性变力及扩张阻力血管效应，对容量血管无影响。因健康人左心室 β_1 受体较 β_2 受体为多（约 4:1），但是在严重心力衰竭时，此比例下降至几乎相等，因此该药用于心力衰竭患者激动 β_2 受体较非心力衰竭患者产生更强的正性变力作用。若健康志愿者静脉滴注多培沙明 $1~8\mu g/(kg \cdot min)$ 时心率随剂量增大而增快，心排血量也增加，但是平均动脉压很少变化。对于慢性心力衰竭患者给药后心率增加，平均动脉压轻度升高，肺动脉压、肺动脉楔压及右心房压均降低，体血管阻力显著下降及心脏指数显著升高。对急性心力衰竭患者大致相似，但肺动脉压、肺动脉楔压及右心房压无改变，因此适用于心力衰竭或低心排血量患者。该药也激动 DA 受体，更使肾血管阻力显著降低，对肾缺血损害有保护作用。对休克患者特别合并有感染性休克患者，还能保护肠道血供，减少乳酸生成。

知识点 9：β_2 受体激动药——沙丁胺醇和特布他林的药理作用

　　沙丁胺醇又名为羟甲叔丁肾上腺素，商品名为舒喘灵和嗽必妥。特布他林又名为间羟叔丁肾上腺素，商品名间羟舒喘灵和间羟嗽必妥，均为人工合成的选择性较强的 β_2 受体激动药，对 β_1 受体作用轻微，对 α 受体无激动作用，可以显著扩张支气管平滑肌而不伴心率增快。

知识点 10：酚苄明的药理作用

　　酚苄明为卤化烷基胺化合物，是 α 受体的不可逆性非竞争性阻滞药。它可与受体形成共价键，而且受体的功能恢复需要重新合成新的受体。这种药物不仅结合失活的 α、α_2 受体，同时也与同去甲肾上腺素的神经元性和非神经元性摄取有关的蛋白相结合。酚苄明可降低外周血管阻力，反射性刺激交感神经 β_1 受体，导致心排出量增加。酚苄明阻断心脏交感神经抑制性突触前 α_2 受体，并通过抑制摄取从而减慢心肌内去甲肾上腺素的清除。这些效应同样可以增加心排血量。应用酚苄明可以导致直立性低血压，这是由于当患者直立时，压力受体机制无法被激活，而且血管内 β_2 受体的无对抗性激活也降低了血管阻力。

知识点 11：酚妥拉明和妥拉唑啉的药理作用

　　酚妥拉明为咪唑啉的衍生物，α 受体阻滞药。对 α_1、α_2 受体阻滞作用的选择性较低，对 α_1 受体的阻滞作用比对 α_2 受体的作用强 3~5 倍。酚妥拉明不仅可以阻滞血管平滑肌 α_1 受体，还具有较强的直接舒张血管作用。酚妥拉明对阻力血管的作用大于容量血管，引起周围血管的阻力下降，血压降低，肺动脉压下降。对心脏具有兴奋作用，使心肌收缩力增强，心率增快，心排血量增加。

知识点 12：哌唑嗪的药理作用

　　哌唑嗪为强力的选择性 α_1 受体阻滞药，经常作为药理试验中的首选用药。它能拮抗去甲肾上腺素和肾上腺素引起的血管收缩，使外周血管阻力下降，回心静脉血减少。尽管不常出现心率增快，但常出现直立性低血压。与其他抗高血压药物不同，哌唑嗪可降低低密度脂蛋白并提高高密度脂蛋白。它常常被用于治疗高血压，还用于治疗充血性心力衰竭（CHF），但与血管紧张素转换酶抑制药（ACEI）类药物不同，它并不能够延长患者寿命。哌唑嗪在肝内代谢。

知识点 13：盐酸乌拉地尔的药理作用

　　乌拉地尔能阻滞血管平滑肌 α_1 受体，同时对交感神经末梢 α_2 受体也有中度阻滞作用，还可以通过血脑屏障，激活中枢 5-羟色胺-1A 受体，抑制延髓心血管中枢的交感反馈调节，引起外周血管扩张、阻力降低，血压下降。血压降低的同时，心率并不增快，每搏量和心排出量不变或略有增加。对肺血管的舒张作用大于体循环血管，可降低肺动脉高压。静脉用药主要用于控制围术期高血压。盐酸乌拉地尔降压效能较为缓和。

知识点 14：育亨宾的药理作用

育亨宾为吲哚烷胺生物碱，可特异性阻滞外周突触前膜的 α_2 受体，并可以通过血脑屏障进而阻滞中枢神经系统中的 α_2 受体。促进去甲肾上腺素释放，特别使海绵体神经末梢释放较多的去甲肾上腺素，减少阴茎静脉回流，有利于充血勃起。少量可刺激脊髓勃起中枢使性功能亢进。消除半衰期仅 35 分钟。育亨宾临床用于治疗功能性阳痿。口服 5～10mg，3次/日。不良反应包括恶心、呕吐、皮肤潮红。偶有心悸、失眠、眩晕等。

知识点 15：β 受体阻滞药的药理作用

阻滞 β_1 受体可以减慢心率，减弱心肌收缩力，使心排出量降低，血压稍降低。同时可降低心肌氧耗，抑制窦房结自律性，减慢传导。阻滞支气管平滑肌 β_2 受体，可使平滑肌收缩，因而诱发支气管哮喘。抑制脂肪和糖原分解，对糖尿病患者可加强胰岛素的降糖效果。可抑制血小板聚集，提高血钾浓度。某些 β 受体阻滞药（例如吲哚洛尔）有微弱的 β 受体激动作用。这类药物对心肌抑制、传导阻滞、增加气道阻力的作用弱于那些无内在交感活性的药物。临床用药的血药浓度无法产生膜稳定作用。

知识点 16：普萘洛尔的药理作用

普萘洛尔可能阻滞体内各组织中的 β_1 和 β_2 受体，但也有不通过受体的其他作用。其降压原理是抑制心脏 β_1 受体，使心肌收缩力减弱和心率减慢，心排出量减少，因此也降低心肌耗氧量。还可以阻断肾旁小体的 β 受体，抑制肾素分泌和血管紧张素的合成。此外，普萘洛尔还阻断中枢的 β 受体，使兴奋性神经活性降低，以及阻滞突触前膜的 β 受体，反馈性地减少去甲肾上腺素释放，并显著降低心肌需氧量及具有膜稳定作用。对肾素偏高的高血压效果良好，对伴有冠心病、脑血管病的高血压患者尤为适宜，并很少发生直立性低血压。普萘洛尔过量可以导致心脏过度抑制和支气管平滑肌痉挛，加重心力衰竭和支气管哮喘。

知识点 17：美托洛尔的药理作用

美托洛尔是选择性 β 受体阻滞药，对 β_2 受体的作用很弱，无内在拟交感活性和膜稳定作用，使静息和运动时的心率减慢，心肌收缩力减弱，心排出量下降，心肌耗氧量降低，血压略有下降。

知识点 18：艾司洛尔的药理作用

艾司洛尔的心肌抑制作用轻微，能够降低窦房结自律性与房室结传导性，对希氏束、心房、浦肯野纤维系统及心肌收缩功能无直接作用。

知识点 19：α、β 受体阻滞药——拉贝洛尔的药理作用

拉贝洛尔能够竞争性阻滞 α 受体和 β 受体，$\alpha_1 : \beta$ 的阻滞效能比为 1:6，无 α_2 受体的阻滞作用，对 α_1 受体的阻滞作用为酚妥拉明的 1/10，对 β_1 受体和 β_2 受体选择性不高，心脏 β_1 受体阻滞效能仅为普萘洛尔的 1/4，对气管 β_2 受体阻滞效能为普萘洛尔的 1/12，无内在拟交感活性，无膜稳定作用，可减慢心率，减弱心肌收缩力，减少心排出量，降低周围血管阻力与血压。静脉注射后 1 分钟起效，10 分钟达峰值，半衰期 4~5 小时。拉贝洛尔主要在肝内代谢失活。

第九节　强　心　药

知识点 1：地高辛的药理作用

抑制心肌细胞膜 Na^+-K^+-ATP 酶，抑制 Na^+ 和 K^+ 的主动跨膜转运，使胞质内 Na^+ 含量升高，促进 Na^+-Ca^{2+} 交换，使细胞内 Ca^{2+} 升高，Ca^{2+} 从肌质网向胞质的释放也增加，使细胞去极化周期中有更多的 Ca^{2+} 参与激活收缩，从而加强心肌收缩力。减低窦房结自律性，提高浦肯野纤维的自律性，减慢房室结传导速度，缩短心房有效不应期，缩短浦肯野纤维有效不应期。大剂量时增加交感神经活性。除通过改善心功能使肾血流量和肾小球滤过率增加，产生间接利尿作用外，还可直接刺激心房分泌心房钠尿肽（ANP），以及心排出量增加后使原来增加的醛固酮分泌减少，产生协同利尿效果。地高辛用药后心电图表现为 T 波低平或倒置，ST 段压低（呈鱼钩状）或抬高，PR 间期延长，QT 间期缩短。地高辛的致心律失常作用与钙依赖的后除极有关。

知识点 2：去乙酰毛花苷的药理作用

去乙酰毛花苷又名毛花苷丙，即西地兰。作用机制与药理作用类似地高辛，但对窦房结、心房自律性和房室传导的作用较强。因起效快（快于地高辛，但比毒毛花苷 K 稍慢），蓄积小，安全范围大，是术中预防和治疗快速性房颤和阵发性室上性心动过速的常用药物。静脉给药后 10~30 分钟起效，1~3 小时达到作用高峰，持续 2~5 小时，血浆蛋白结合率 25%，在体内转化为地高辛，消除半衰期 36 小时，经肾排泄，作用完全消失需要 3~6 天。

知识点 3：毒毛花苷 K 的药理作用

毒毛花苷 K 的作用机制及药理作用与地高辛类似，属于速效强心苷，起效快，排泄也快。用于预防和治疗快速性心房纤颤和阵发性室上性心动过速。静脉给药后 10~15 分钟起

效，作用高峰 1~2 小时，持续 2~3 小时，蛋白结合率 2%~5%，消除半衰期为 21 小时，在体内不代谢，以原形经肾排泄。

知识点 4：氨力农的药理作用

氨力农为非儿茶酚胺类强心药，兼有正性肌力作用和血管扩张作用。正性肌力作用是通过抑制磷酸二酯酶，使心肌细胞内环磷腺苷浓度增高，增加细胞内钙离子含量，增加心肌收缩力及心排出量。血管扩张可能是直接作用于小动脉或因心功能改善后交感张力下降结果，使心脏前、后负荷降低，特别是左心室充盈压的降低，使心室功能得到改善。因此，氨力农更适用于对高循环阻力的心力衰竭治疗。但是对平均动脉压和心率影响较小。氨力农具有增强房室结功能和传导系统功能，对存在室内传导阻滞者更为合适。

知识点 5：米力农的药理作用

米力农作用机制与氨力农相同，但其正性肌力作用为氨力农的 10 倍以上，对动脉血压和心率没有明显影响。小剂量时主要表现正性肌力作用，随剂量增加，血管扩张作用逐渐加强，肺血管阻力（PVR）降低程度大于外周血管阻力（SVR）。米力农口服在 0.5 小时内起效，1~3 小时达最大效应，作用持续 4~6 小时。静脉注射后 5~15 分钟起效，蛋白结合率 70%。米力农主要在肝内进行代谢，代谢产物 80% 随尿液排出。用药后约 60% 药物在 2 小时内经尿排出，8 小时排出 90%，药物半衰期 2~3 小时。严重心力衰竭或肾功能受损患者的半衰期延长。

知识点 6：依诺昔酮的药理作用

选择性磷酸二酯酶抑制药，其正性肌力作用比外周血管扩张作用明显，加快心率作用相对较弱，正性肌力与正性频率作用的剂量比值<0.1。还可扩张肺血管，减轻右心室负荷，改善右心室功能。

知识点 7：左西孟旦的药理作用

左西孟旦为钙增敏剂，增加肌钙蛋白对 Ca^{2+} 的敏感性，使心肌细胞在细胞内 Ca^{2+} 浓度不变情况下增加心肌的收缩力。心肌收缩力增加同时心肌耗氧量增加较少。左西孟旦的综合药效与米力农相似，即增强心肌的收缩性和左、右心室的收缩指数、扩张血管降低外周阻力和心室的前、后负荷。

左西孟旦在低浓度时，主要发挥 Ca^{2+} 增敏作用，与心肌细肌丝上 Tnc 的氨基酸结合，使 TnC-Ca^{2+} 结合物构型的稳定性增强，同时使其解离减速，进而加强心肌的收缩力。左西孟旦与 Tnc 的结合呈 Ca^{2+} 浓度依赖性，在心缩期的作用最强，心舒期的作用较弱，所以可以防止或减轻 Ca^{2+} 增敏导致的舒张功能损害。在左西孟旦浓度较高时也抑制磷酸二酯酶，直接增加肌质网囊泡摄取 Ca^{2+} 的能力，增加心脏输出，扩张血管。在改善心脏泵功能时，并不增加心率，既增加心肌收缩力同时又不增加心肌氧耗。

第十节 血管扩张药

知识点 1：甲基多巴的药理作用

甲基多巴为中枢性降压药，其活性代谢物 α-甲基去甲肾上腺素可激动血管运动中枢突触后膜 $α_2$ 受体，使交感神经传出冲动减少，外周阻力下降，其降压作用与可乐定类似，降压时伴有心率减慢，心排出量减少，对肾血流量和肾小球滤过率无明显影响。

知识点 2：莫索尼定的药理作用

莫索尼定的作用与可乐定类似，但对咪唑啉 I_1 受体的选择性较可乐定高。莫索尼定的降压效能略低于可乐定，与其对 $α_2$ 受体作用较弱有关。

知识点 3：α-肾上腺素受体阻滞药的药理作用

此类药物能有效阻滞交感神经在血管平滑肌的 α-肾上腺素受体，多数药物为竞争性拮抗去甲肾上腺素对平滑肌的作用，因此又称为解交感药物。一些则为非 α-肾上腺素受体竞争性。

血管平滑肌主要有两种 α 受体，即 $α_1$ 和 $α_2$ 受体，$α_1$ 受体位于血管平滑肌，而 $α_2$ 受体则位于交感神经末梢及血管平滑肌。平滑肌（突触后）$α_1$ 和 $α_2$ 受体与 G-蛋白耦联，通过三磷酸肌醇（IP_3）信号转导通路使血管收缩。突触前膜的 $α_2$ 受体位于交感神经末梢，对释放去甲肾上腺素起负反馈调节作用。

$α_1$ 肾上腺素受体阻滞药可阻断去甲肾上腺素与平滑肌受体的结合，引起血管的舒张。非选择性 $α_1$ 和 $α_2$ 受体阻滞药则阻断突触后膜的 $α_1$ 受体和 $α_2$ 受体，导致血管扩张；但阻断突触前膜的 $α_2$ 受体，则增加去甲肾上腺素的释放，使血管舒张作用得以一定程度缓解。此外阻断心脏突触前膜的 $α_2$ 受体，使去甲肾上腺素释放增加，并作用心脏 $β_1$ 受体，使心率加快、心肌收缩力增加。

α 受体阻滞药可以扩张动脉和静脉，两者均由交感神经支配；但对动脉阻力血管的阻滞作用更为明显。因基础状态下，多数血管均有一定的交感张力，从而此类药物能够发挥扩血管作用。在应激及病理状态下（如嗜铬细胞瘤患者循环中儿茶酚胺含量增加）作用更加突出。

知识点 4：神经节阻滞药的药理作用

交感神经节包括椎旁神经节与脊髓神经节，节前纤维来自脊髓交感突触，释放神经递质乙酰胆碱（ACh），与烟碱受体相结合。激活烟碱受体后使突触后神经元去极化，产生动作电位，传导至靶器官。副交感神经节则位于器官内，节前纤维来自脑干，进入靶器官（如心脏），其副交感神经节发出节后纤维。神经递质也为 ACh，与烟碱受体结合后激活位于靶器官内的节后纤维。

解交感药物可从三个层面上拮抗交感活性：①外周解交感药物；②交感神经节阻滞药，可阻滞交感神经冲动的传递；③阻滞交感神经的中枢活性，称为中枢解交感药。

神经节阻滞药抑制神经节内神经递质的活性，可以降低交感神经的心脏活性，使心率减慢、心肌收缩力下降，并且使血管张力降低。此类药还降低副交感活性。

知识点 5：硝普钠的药理作用

硝普钠可以直接松弛小动脉和静脉平滑肌，属硝基扩血管药，在血管平滑肌内代谢产生一氧化氮（NO），NO 具有强大的舒张血管平滑肌的作用。NO 与内皮源性松弛因子（EDRF）在许多性能上相似，是一种内源性血管舒张物质。NO 可以激活鸟苷酸环化酶，促进环磷酸鸟苷（cGMP）的形成，产生血管扩张作用。硝普钠属于非选择性血管扩张药，很少影响局部血流分布。硝普钠通常不降低冠状动脉血流、肾血流和肾小球滤过率。

知识点 6：硝酸甘油的药理作用

硝酸酯类药能够在平滑肌及血管内皮细胞中与"硝酸酯"受体结合，在其巯基的作用下，产生 NO 而松弛平滑肌，能够拮抗去甲肾上腺素、血管紧张素等的缩血管作用。可以扩张全身小动脉和小静脉，但以扩张容量血管更为明显。用量增大可使动脉压下降至反射性心动过速。能增加心肌缺血区的血流量，扩张较大的心外膜冠状动脉血管，并使冠状动脉血流重新分布。硝酸甘油舒张静脉血管后，使回心血量减少，降低前负荷，使心室舒张末期容量和压力下降；较大剂量的硝酸甘油可以扩张阻力血管，降低后负荷，减少心脏做功使心肌耗氧下降。

知识点 7：三磷腺苷和腺苷的药理作用

腺苷是三磷腺苷的代谢产物，是内源性血管扩张物质。腺苷与其受体结合后，抑制平滑肌对 Ca^{2+} 的摄取，干扰心肌细胞收缩过程中对 Ca^{2+} 的利用，进而引起血管平滑肌的松弛和心肌抑制作用。对心脏负性频率作用明显，可以引起剂量依赖性心率减慢。对血管平滑肌，可以选择性扩张阻力血管，降低心脏后负荷，减少心脏射血阻力。腺苷导致的低血压并不增加肾素活性和血浆儿茶酚胺量。三磷腺苷在降解过程中产生许多磷酸，后者易与 Mg^{2+}、Ca^{2+} 螯合，可致心律失常，所以有用腺苷代替三磷腺苷作为降压药物的趋势。腺苷对中枢神经系统具有镇静、催眠和抗癫痫作用，腺苷受体与苯二氮䓬受体在某些点类似，一些腺苷受体拮抗药可阻滞地西泮与苯二氮䓬类受体结合。腺苷还可以抑制交感神经刺激引起脂肪分解，增加肥大细胞中组胺的释放。

知识点 8：卡托普利的药理作用

血管紧张素转换酶（ACE）的活性部位包括两个结合位点，其中一个为含 Zn^{2+} 的是 ACE 抑制药有效基团必须结合的部位。卡托普利含有-SH 基团，有效与 Zn^{2+} 结合而直接抑制 ACE。降压效果与患者的肾素-血管紧张素系统（RAS）活动状态有关，肾素水平高或低盐饮食或服用利尿药者，降压持续时间为 8～12 小时。其含有 SH 基团，有自由基清除作用，对与自由基有关的心血管损伤和心肌缺血再灌注损伤具有防治作用。

知识点 9：依那普利的药理作用

依那普利口服后，在肝脂酶的作用下，生成二羧酸活性代谢物依那普利酸，对 ACE 抑制作用较卡托普利强 10 倍。降压时外周血管阻力降低，肾血流量增加，对肾小球滤过率无明显影响。长期应用依那普利，能够逆转左心室肥厚和改善大动脉的顺应性。

知识点 10：氯沙坦的药理作用

氯沙坦对血管紧张素 II 受体（AT_1 受体）有选择性拮抗作用，其对 AT_1 受体的选择作用比 AT_2 受体高 20000～30000 倍。EXP3174 为氯沙坦的活性代谢物，拮抗 AT_1 受体作用比氯沙坦强 10～40 倍。对肾血流动力学影响与 ACE 抑制药类似，能够拮抗血管紧张素 II 对肾入球小动脉与出球小动脉的收缩作用。氯沙坦对高血压、糖尿病合并肾衰竭患者有保护作用。长期应用氯沙坦，能够抑制左心室心肌肥厚和血管壁增厚。

知识点 11：缬沙坦的药理作用

缬沙坦对 AT_1 受体的亲和力比对 AT_2 受体强 24000 倍，口服降压作用持续 24 小时。长期用药可逆转左心室肥厚和血管壁增厚。

知识点 12：钙离子通道阻滞药的药理作用

钙离子通道阻滞药，是一类选择性阻滞钙离子通道，抑制细胞外 Ca^{2+} 内流，降低细胞内 Ca^{2+} 浓度药物。常用的为二氢吡啶类药物尼卡地平和尼莫地平。

知识点 13：内皮素受体阻滞药的药理作用

内皮素-1（ET-1）是 21 个氨基酸组成的肽，由血管内皮产生，与血管平滑肌受体结合后产生强烈的血管收缩作用。ET-1 受体包括两个亚型，即 ET_A 和 ET_B 受体。这些受体与 G-蛋白配对，受体激活后促使 IP_3 形成，使肌质网释放钙离子，使平滑肌收缩及血管收缩。

位于内皮细胞的 ET_B 受体受刺激后产生 NO，而使平滑肌舒张。这种受体的分布特性有助于解释给予 ET-1 后产生短暂的血管扩张（先激活内皮细胞 ET_B）及低血压，接着为长时间的血管收缩及高血压（平滑肌细胞的 ET_A 和 ET_B 受体作用）。

位于心脏的 ET-1 受体也与 G-蛋白和 IP_3 信号通路相关，ET-1 可以使心脏钙离子释放，心肌收缩力增强，还使心率加快。

第十一节 抗心律失常药物

知识点 1：抗心律失常药物的作用机制

（1）改变心脏自律性：通过减慢自律细胞舒张期自动复极速度或者抑制交感神经兴奋性，可以降低心肌细胞自律性；抑制 4 相 Na^+ 内流或阻滞 Ca^{2+} 内流的药物可分别减慢快或慢反应细胞心舒期自动复极速率，降低自律性；促进 K^+ 外流后由于增加最大舒张电位与阈电位的距离，也可以起到降低自律性作用。

（2）减少异常除极：触发激动的早期后除极具有长周期依赖性，通过药物加快心率，缩短动作电位时限和复极时限，或通过阻滞 Ca^{2+} 通道或 Na^+ 通道可抑制早期后除极。延迟后除极与细胞钙超载有关，应用钙通道阻滞药治疗有效。

（3）消除折返：心脏冲动传导通路的一部分发生单向传导阻滞，冲动沿该通路的另一部分缓慢下传，然后经过原单向传导阻滞通路逆行回传至原处，成为新的冲动源再次下传，周而复始则形成折返激动，折返形成是致使快速性心律失常的重要原因。抗心律失常药物主要通过抑制传导和延长有效不应期消除折返。

知识点 2：抗心律失常药物分类

抗心律失常的药物分类包括：
（1）Ⅰ类药物：钠通道阻滞药。①ⅠA 类：中度钠通道阻滞药；②ⅠB 类：轻度钠通道阻滞药；③ⅠC 类：高度钠通道阻滞药。
（2）Ⅱ类药物：β 肾上腺素受体阻滞药。
（3）Ⅲ类药物：延长动作电位时程药物。
（4）Ⅳ类药物：钙通道阻滞药。

知识点 3：奎尼丁的药理作用

奎尼丁通过阻抑迷走神经而发挥间接作用。低浓度时可减慢 4 相心舒期除极，高浓度可升高阈电位。奎尼丁抑制心脏收缩性，其间接的 α-肾上腺素受体阻滞作用可以降低动脉压力。心率慢时，奎尼丁与钾通道结合多于钠通道从而延长动作电位时程（APD）；当心率快时，奎尼丁主要阻滞钠通道。

知识点 4：普鲁卡因胺的药理作用

电生理作用包括降低 V_{max} 和延长 0 相持续时间，降低 4 相除极速率，延长有效不应期（ERP）和 APD。普鲁卡因胺可以延长传导时间，增加心房和希氏束部分的 ERP，使心电图 PR 间期和 QRS 波加宽；然而对 Q-T 间期的延长作用小于奎尼丁。普鲁卡因胺的主要代谢产物是 N-乙酰普鲁卡因胺，通过钾通道阻滞延长 APD。

知识点 5：利多卡因的药理作用

阻滞激活和失活钠离子通道，抑制 Na^+ 内流，促进 K^+ 外流。利多卡因可以降低浦肯野纤维的 4 相舒张期去极化斜度并提高致室颤阈值，增加浦肯野纤维钾的跨膜电位，但不影响静息电位和阈电位。当膜内负电位较小（部分除极）时，利多卡因可通过增加 K^+ 外流来抑制快钠通道，这种作用与细胞外钾浓度直接相关。利多卡因明显缩短浦肯野纤维的 APD，改善异位起搏点的传导，从而降低发生折返的可能性。

知识点 6：美西律的药理作用

美西律阻滞失活的 Na^+ 通道快于激活的 Na^+ 通道。电生理作用与利多卡因相似，缩短 APD 和 ERP，但是对传导影响很小，对 Q-T 间期几乎无作用。血流动力学的影响较小，主要表现左室 dP/dt 降低和左室舒张末压升高。对于心脏病患者，服用美西律可减缓房室结和希氏-浦肯野纤维的传导。

知识点 7：苯妥英钠的药理作用

降低浦肯野纤维自律性，抑制洋地黄中毒时延迟后电位引起的触发活动，大剂量抑制窦房结自律性。缩短房室结、希氏-浦肯野系统的有效不应期，缩短心室肌动作电位时程。通过增加 ERP/APD 值和降低自律性发挥其抗心律失常的作用。

知识点 8：普罗帕酮的药理作用

普罗帕酮阻滞激活和失活的 Na^+ 通道。降低浦肯野纤维和心室肌的自律性，明显减慢传导速度，延长 ERP 和 APD。用药后心电图 PR 和 QRS 间期延长。普罗帕酮兼有 β 受体阻滞作用，轻度阻滞 L 型 Ca^{2+} 通道（比维拉帕米弱 100 倍），临床表现为轻度负性肌力作用。

知识点 9：莫雷西嗪的药理作用

强效钠通道阻滞药，对 Na^+ 通道具有多重作用，并且有较温和的钾通道阻滞作用，主要在失活状态下抑制快钠离子通道，降低动作电位 0 相 V_{max} 和振幅。同时缩短浦肯野纤维 2、

3 相复极从而缩短动作电位时间。莫雷西嗪减慢房室结、心室肌的传导，延长心电图 PR 间期和 QRS 间期，对心房组织基本无作用。

知识点 10：普萘洛尔的药理作用

普萘洛尔是最早用于临床的 β 受体阻滞药，对 β_1 受体和 β_2 受体没有选择性，无内源性拟交感活性。电生理作用主要降低心室肌自律性，延长 APD 和房室结有效不应期，减慢窦房结 4 相自动除极速率；作用强弱取决于交感神经状态。降低静息时心率，但对运动后和情绪激动时心率升高的抑制作用更明显。β 受体阻滞作用可转复由儿茶酚胺引起的室颤阈降低。除了 β 受体阻滞作用之外，普萘洛尔降低钾离子外流，当浓度较高时也抑制钠离子内流，具有类似于 I 类药物的膜稳定作用。

知识点 11：美托洛尔的药理作用

选择性 β_1 受体阻滞药，无内源性拟交感活性，无膜稳定作用。抑制心肌的收缩力，对于窦房结、房室结的自律性和传导性有明显的抑制作用。美托洛尔对 β_1 受体的亲和力是 β_2 受体的 30 倍。其 β_2 受体阻滞效应仅为普萘洛尔的 1%~2%。

知识点 12：艾司洛尔的药理作用

超短效选择性 β_1 心脏受体阻滞药，减慢心率、降低窦房结自律性、延长窦房结恢复时间，延长窦性心律和房性心律时的 AH 间期，延长前向的文式传导周期。

知识点 13：胺碘酮的药理作用

胺碘酮可以阻断除极组织的钠离子通道和钙离子通道、阻滞 α 和 β 肾上腺素受体，延长 ADP 和 ERP。胺碘酮对静息电位和心肌自律性的影响很小，但延长有效不应期和绝对不应期。对于钠离子通道的作用存在频率依赖性，即心率快时作用强。静脉注射胺碘酮主要通过抗肾上腺素能作用和 Ca^{2+} 通道阻滞作用减慢心率，延长房室结 ERP。短期静脉内用药不延长 Q-T 间期，长期口服患者心电图（ECG）会有 PR 延长、QRS 增宽和 Q-T 延长。胺碘酮的延长复极作用可以被碘塞罗宁（T_3）扭转，提示在胺碘酮的基础作用中包括阻滞 T_3 的心脏作用，这种机制与胺碘酮抗心律失常作用起效慢有关。

知识点 14：溴苄铵的药理作用

溴苄铵对钾通道的直接作用是延长 ADP 和 ERP，兼可以阻断交感神经节和节后纤维，有肾上腺素能作用和抗肾上腺素能双重作用。静脉给药后初期，肾上腺素能神经末梢释放去甲肾上腺素，使血压、全身血管阻力及心脏自律性升高。20~30 分钟后，肾上腺素能阻滞作用开始占优势。后者的作用主要取决于肾上腺素能神经对溴苄铵的摄取；然而对肾上腺素的阻滞作用并不影响其抗心律失常作用。溴苄胺直接的电生理作用是延长心室 ERP。

知识点 15：索他洛尔的药理作用

阻滞 I_{kr} 和非选择性地阻滞 $β_1$ 受体和 $β_2$ 受体。通过钾通道阻滞延长心房、房室结和心室组织的 ERP，心电图表现为 PR 及 Q-T 间期延长，QRS 轻度增宽。低剂量时其 β 受体阻滞作用（作用强度为普萘洛尔的 1/3）导致心率降低和房室不应期的延长。

知识点 16：伊布利特的药理作用

阻滞延迟整流钾电流，延长 APD 及 Q-T 间期，低浓度通过激活慢的钠离子内流来延长心房和心室水平的不应期。对房室结的传导和不应期没有明显作用，对心率、PR 间期和 QRS 间期无显著影响，也没有明显的负性肌力作用。

知识点 17：多菲莱德的药理作用

选择性地阻滞 I_{kr}，阻滞复极时的延迟整流钾电流而不减慢传导。明显延长 Q-T 间期，心房组织比心室更易受多菲莱德的电生理作用影响。

知识点 18：维拉帕米的药理作用

维拉帕米主要作用于 0 相和 4 相除极依赖钙的组织即窦房结和房室结，延长窦房结的放电速度和恢复时间，延长房室传导时间和房室结 ERP。对心电图 QRS 波和 Q-T 间期无明显影响，但是 AH 传导时间延长。

知识点 19：地尔硫草的药理作用

地尔硫草的药理作用与维拉帕米相似，但外周血管扩张作用较弱，用药后以心率减慢为主。

知识点 20：腺苷的药理作用

腺苷是核苷酸的内生物，在体内普遍存在，主要生理作用是调节血管舒缩的活性。腺苷的心脏作用主要由 A_1 受体介导，降低窦房结活性、房室结传导性和心室自律性，产生负性变时、变传导和变力作用。

第十二节 血浆代替用品

知识点1：羟乙基淀粉的药理作用

羟乙基淀粉的生物效应取决于其平均分子量、羟乙基的取代级和 C_2 与 C_6 比值。前者关系扩容效果，后两项关系到在血液循环中的存留时间。取代级很低的羟乙基淀粉易被血浆中的淀粉酶水解。

知识点2：明胶类的药理作用

明胶类是以精制动物皮胶或骨胶为原料，经化学合成的血浆容量扩充剂。根据合成工艺的不同，分为3种类型的明胶多肽。

（1）氧聚明胶多肽：以交链剂使明胶分子彼此连结，再用氧化法使分子适于降解，如氧化聚明胶肽注射液。

（2）变性液体明胶多肽：用琥珀酸酐作反应剂，与明胶分子的碱性基团结合进而增加酸性羧基。

（3）尿联明胶多肽：它是由牛骨明胶蛋白制成的一种多肽。牛骨明胶蛋白经过热降解后生成明胶水解蛋白，然后再通过尿素桥联。

知识点3：右旋糖酐的药理作用

右旋糖酐又名葡聚糖。低分子右旋糖酐，较中分子右旋糖酐更多由肾小球滤过，有效半衰期为6小时；中分子右旋糖酐的有效半衰期为12小时。除了随尿液排出外，其余部分经肝内代谢，降解为 CO_2 和 H_2O。而大分子的右旋糖酐的一部分则被单核细胞摄取。

知识点4：全氟碳化合物（PFC）的药理作用

全氟碳化合物（PFC）在体内不被代谢，大部分在失去表面活性后由肺排出，几乎不经肾排出，很少一部分从粪便中排出。另一部分经肝、脾等脏器被巨噬细胞吞噬。半衰期为30~60小时。

第三章　麻醉相关病理生理学

第一节　麻醉与循环系统

一、冠脉循环

知识点 1：冠脉循环的解剖

冠脉循环系统由三个主要部分构成，即冠状动脉、心肌微循环和静脉回流。

心肌的氧合血液供应来自左、右冠状动脉及其分支。左、右冠状动脉起源于主动脉根部瓣膜附近的主动脉窦（乏氏窦）。左冠状动脉主干行走于主动脉与左心房之间，长度为10~15mm处分出前降支和左旋支。前降支在前室间沟中下行至心尖，它供应左心室前壁和右心室。左旋支在前面房室沟中下行，并有分支至左心房、左室壁和后壁。右冠状动脉在后面房室沟中下行，有分支至窦房结、房室结和左心室后上部。在后面室间沟中是右冠状动脉的后降支，它供应左、右心室的后壁。

冠状动脉经过外膜时，分出许多小分支，呈直角穿透心尖，最后形成丰富的小动脉和毛细血管网，营养心肌。

冠脉血流经毛细血管床后进入小静脉。小静脉再汇集到较大的静脉，在心脏表面平行于冠状动脉走行。左心室小部分静脉和右心室大部分静脉均汇集至心前静脉，最终回流入右心房，其血容量占全部心脏静脉血的15%~20%。左心室大部分静脉汇集至心大静脉和其他静脉，再由冠状窦流入右心房，其容量占65%~75%。而冠状窦的开口于下腔静脉和三尖瓣交界处。此外还有3%~5%心脏静脉血，经心室壁内心最小静脉直接流入左右心室。

知识点 2：冠脉循环的生理

心肌代谢增加主要依赖于迅速增加冠脉血流量进行代偿。在一个舒缩运动周期，左、右两心室的冠脉血流量不同。左心室壁厚，室内压高，小动脉呈垂直方向穿过室壁，收缩期时由于左心室压力高，小动脉受心室壁收缩的压迫，此时左心室冠脉血流为零；在舒张早期，左心室内压力下降，70%~90%的冠脉血流进入心肌，灌注速率最大。因右心室压力和张力低，而冠脉血流灌注压高，故无论收缩期或舒张期，冠脉血流均可以进入右心室，而最大灌注速率发生在收缩期峰值期。

冠状动脉行走于心外膜表面，氧合血流经心肌外层再进入内层，故心肌外层的动脉血氧分压要比内层动脉血高。当冠状动脉发生闭塞时，心内膜下心肌容易引起缺血，形成心肌梗死。收缩期时，左心室外膜下心肌的血流量和内膜下心肌不同。因心肌收缩，心内膜下心肌血流明显减少，心肌血液供应不足。

二、微循环

知识点 3：微循环结构

微循环由毛细血管及其有关结构组成，它包括小动脉末梢的微动脉、中间微动脉、毛细血管、微循环及小静脉。

知识点 4：毛细血管结构特点

毛细血管壁层由内皮细胞黏合而成。细胞膜的最外层是黏多糖分子，其下是蛋白质分子，中层是脂质分子，氧和二氧化碳可自由透过毛细血管壁。在电镜下，毛细血管内皮细胞膜上有许多凹陷点，内皮细胞相连接的部位有裂孔，细胞膜内侧存在一些小泡。凡比裂孔小的物质分子，就能通过壁层。身体各部位毛细血管壁的裂孔大小有显著差别。

知识点 5：微循环的调节

（1）神经调节：外周血管末梢均受交感和副交感神经支配。毛细血管前括约肌、动静脉吻合支和中间微动脉管壁周围平滑肌都有交感和副交感神经纤维分布。血管壁末梢有 α 和 β 肾上腺素能受体。兴奋交感神经末梢，释放去甲肾上腺素，作用于 α 受体，引起血管收缩。各脏器血管的肾上腺素能神经元分布不一。毛细血管前括约肌和后括约肌对交感神经兴奋的效应也不同。

（2）体液调节：通过肾上腺释放儿茶酚胺，再经血液循环作用于外周血管。

（3）局部调节：①代谢性调节，通过某些代谢底物或产物的浓度变化进行微循环的调节；②肌源性调节，其机制是通过增强血管壁的膨胀力，使血管壁的平滑肌张力增加。

三、心血管的调节

知识点 6：中枢神经调节

延髓是调节心血管活动的重要神经中枢，延髓前端网状结构的背外侧部分有加压中枢，实际上是缩血管中枢和心交感中枢，兴奋该区能够引起全身交感神经兴奋，血压急剧上升。脑桥下部前外侧区也具有调节血管作用。在延髓后端网状结构的腹内侧部分能够引起动脉压急剧下降。它抑制延髓或脊髓交感神经神经元的兴奋。由上述中枢的肾上腺素能细胞内分出许多纤维进入脊髓，这些肾上腺素能细胞又受体内肾上腺释放的儿茶酚胺的影响，促进了心脏的自律性、收缩性。

刺激下丘脑和中脑一些部位也引起加压反应，因此下丘脑和脑干各个水平也存在着心血管中枢。脑干内调节心血管的神经元，因经常受到血液和脑脊液中某些物质（如二氧化碳）的影响，或因受各种感受器及来自高级神经中枢的作用，致使神经中枢对心血管系统的调节经常处于兴奋的状态，形成了一定的交感中枢和迷走中枢张力。

知识点 7：自主神经调节——心脏的神经支配

（1）心交感神经：心交感节前纤维为胆碱能纤维。心交感节后神经元的神经纤维支配窦房结、房室结、房室束和心房、心室肌，递质为去甲肾上腺素，因此心交感节后纤维为肾上腺素能纤维。

（2）心迷走神经：递质为乙酰胆碱。心迷走神经的节后纤维支配窦房结、房室结、房室束和心房肌，递质也是乙酰胆碱，因此心迷走神经节前、后纤维均属于胆碱能纤维。

心脏有接受压力或牵张刺激的传入神经纤维，主要在心迷走神经内。而接受伤害性刺激引起的痛觉的传入神经纤维主要在心交感神经干中。

知识点 8：自主神经调节——血管的神经支配

除了毛细血管外，所有血管的平滑肌受交感神经的支配，绝大部分交感神经能引起血管收缩，因此称交感缩血管神经。副交感神经和小部分交感神经能引起血管舒张，称为副交感舒血管神经和交感舒血管神经。

知识点 9：心血管反射

机体通过心血管反射和代谢性自动调节机制，以维持心血管系统的稳定，在心室、心房、心包膜和冠脉系统布满心血管反射的感受器，通过有髓鞘或无髓鞘传导神经纤维，与脑干或脊髓背根神经节相连，接受并向上传导交感或副交感神经刺激，经中枢神经系统整合后分别做出反应。

知识点 10：局部体液调节

局部体液调节主要是组织细胞代谢率增加，或血流灌注不足时，均能引起小血管扩张；反之血流量过多则引起小血管收缩。缺氧、CO_2 和 H^+ 增多，K^+ 浓度升高以及腺苷、腺苷酸、三羧酸循环中许多代谢中间产物等，都能引起血管扩张。

知识点 11：全身性调节

全身性调节主要是通过内分泌系统释放激素，经血液循环作用于全身的心血管系统，进行全身性调节。

四、麻醉对心血管功能的影响

知识点12：手术应激反应

应激反应是机体受到诸如手术、气管插管等伤害性刺激而发生的，是以交感神经兴奋和丘脑下部-腺垂体-肾上腺皮质、髓质功能增强为主要特点的一种非特异性防御反应。表现包括血压、心率升高，血中儿茶酚胺浓度升高。

知识点13：吸入麻醉药对心血管功能的影响

吸入麻醉药对心血管功能的影响主要有以下几方面：

（1）血压和外周血管阻力：除氧化亚氮外，所有目前使用的吸入麻醉药都使平均动脉压下降，且呈剂量依赖性。

（2）心脏传导和心率：挥发性吸入麻醉药可抑制动脉压力感受器的敏感性，使机体的心血管调节功能减弱。

（3）冠脉血流：多数挥发性吸入麻醉药都可以扩张冠脉血管，增加冠脉血流量，且呈剂量依赖性，但以异氟烷的作用最明显，所以冠脉"窃血"现象以异氟烷最明显。

（4）心肌收缩性和心排血量：挥发性麻醉药抑制心肌的收缩性，主要是因为药物减少了心肌细胞内肌质网的游离钙离子浓度或其释放，以及降低收缩蛋白对钙离子的敏感性。

（5）肺血流：挥发性吸入麻醉药可舒张支气管，适用于哮喘患者，对肺血管也有扩张作用，降低肺血管阻力和肺动脉压，同时还抑制了低氧造成的肺血管收缩作用。

（6）心肌保护和预适应：大量的研究结果表明，氟化类的挥发性吸入麻醉药对心肌的缺血再灌注损伤有保护作用，其保护机制类似于心肌缺血预适应，与线粒体 KATP 激活有关。

知识点14：静脉麻醉药对心血管功能的影响

静脉麻醉药对心血管功能的影响主要有以下几方面：

（1）巴比妥类：静脉注射后引起平均动脉压降低，因对颈动脉压力感受器仅有轻度抑制，所以反射性地引起心率加快。

（2）苯二氮䓬类：临床麻醉中常用地西泮和咪达唑仑，在常用镇静剂量下，这两种药物对血压、心率、血管阻力、心排血量的影响很小。

（3）阿片类：兴奋迷走神经使心率减慢，常用剂量下对心血管功能影响很小。

（4）氯胺酮：氯胺酮兴奋交感神经，使血中儿茶酚胺浓度升高，使血压上升、心率加快、心排出量增加、肺动脉压升高，特别适用于休克和低血容量。

（5）丙泊酚：抑制交感神经作用大于副交感，造成心率减慢，抑制心肌细胞肌质网内钙离子的再摄取，使心肌收缩抑制，甚至无收缩、使血管扩张，血压下降。

（6）依托咪酯：对交感神经没有作用，不引起组胺释放，无法抑制手术和气管插管引起的心血管应激反应，用于麻醉诱导可很好地维持心率、心肌收缩力、心排出量的正常。

（7）肌松药物：大多数非去极化肌松药对心血管功能无明显影响，但少数药物会通过诱发机体组胺释放和作用于胆碱受体影响心功能。

第二节　麻醉与呼吸系统

一、肺的通气

知识点 1：呼吸动力

呼吸肌收缩、舒张所造成的胸廓扩大和缩小，称之为呼吸运动。呼吸运动时，因胸腔体积的改变，引起胸腔内和肺内压力的变化，形成大气与肺泡气之间的压力差，不仅克服胸廓和肺的弹性阻力以及气道与组织的非弹性阻力，还会引起气体在肺与体外间的流动。

知识点 2：肺-胸顺应性

肺、胸壁组织类似弹性体，在生理弹性限度内，气道内压越大，肺容量增加也越大。外力和容量之间的关系代表肺与胸廓组织的弹性，即单位压力的变化（AP）引起肺内气体容量的改变（AV）称为肺-胸顺应性（CT）。

知识点 3：影响肺-胸顺应性的因素

影响肺-胸顺应性的因素有：①残气量或功能残气量增加时，肺-胸顺应性降低，如肺气肿或哮喘患者；②吸气的流速缓慢，则动态肺-胸顺应性增加；③肺弹性及扩张程度的变化，如肺组织实变或胸壁畸形肺扩张受限，使肺-胸顺应性降低；④持续低潮气量呼吸时，肺顺应性逐渐下降，间断深呼吸可使顺应性恢复；⑤体位对肺-胸顺应性的改变类似肺通气量改变，俯卧位使顺应性降低 35%；截石位可以使顺应性增加 8%；⑥在全麻较清醒时，肺顺应性值低；⑦外科手术过程对肺-胸顺应性较为复杂，开腹手术及开胸手术可使顺应性较术前分别降低 18% 和 10%。

知识点 4：肺弹力、肺泡表面张力及肺泡表面活性物质之间的影响关系

肺弹性阻力来自肺组织本身的弹性回缩力和肺泡内侧的液体层同肺泡内气体之间的液-气界面的表面张力所产生的回缩力。低肺容量时，决定肺弹力最主要的因素是肺泡表面张力。肺泡表面张力主要受肺泡表面活性物质影响。

知识点 5：气道阻力的意义及其来源

气道阻力指气体流经气道时，由气体分子之间及气流与气道管壁之间的摩擦力所形成，它占呼吸时非弹性阻力的90%。气道的阻力主要源自大气道，即大部分来自上呼吸道，包括鼻、口腔、咽喉和气管。

知识点6：气道阻力的临床征象

胸腔内压变化，吸气时胸腔负压增大，可出现锁骨上窝凹陷，同时静脉回心血量增加；呼气时胸腔内压明显增高，静脉回心血量减少，可出现颈静脉怒张。肺泡充盈时间延长。呼吸肌做功及耗氧量增加。

知识点7：呼吸功

在呼吸过程中，呼吸肌为了克服弹性阻力和非弹性阻力而实现肺通气所做的功为呼吸功。根据克服阻力的不同，可以分为弹性功、气流阻力功和惯性功。呼吸功增加，见于胸壁顺应性下降、肺顺应性下降、气道阻力增加。呼吸功可以用下式表达：呼吸功＝胸腔压力差×肺容量的改变。

二、呼吸系统的重要病理生理特点

知识点8：气胸

无论何种原因所造成胸膜腔内进入气体，即指气胸状态。

知识点9：气体进入胸膜腔的途径

气体进入胸膜腔的途径包括：

（1）脏层胸膜：常见于颈内静脉、锁骨下静脉穿刺或神经阻滞所引起的并发症。

（2）壁层胸膜：比如胸壁穿通伤、食管及气管破损、肾切除损伤、胸廓处脊柱手术损伤等。

（3）纵隔胸膜或复合途径：腹腔镜手术损伤或机械通气气压伤使纵隔处肺泡破裂等。

知识点10：气胸临床征象

（1）清醒患者的症状：胸痛，可放射到肩部，使呼吸受限，呼吸困难，心律失常。

（2）严重患者的症状：会产生低血压、休克。

（3）体检发现患侧胸壁呼吸运动减弱或反常运动、患侧呼吸音减弱或消失、叩诊呈过清音、语颤减弱或消失。气管向健侧移位。

知识点11：气胸的紧急处理措施

首先应立即停止吸入氧化亚氮（如在麻醉中），吸入 100% 氧气。然后应立即以穿刺针在锁骨中线第 2 肋间进行穿刺紧急减压，再行规范的胸腔闭式引流，引流管进入水封瓶的液面深度很重要，过深不利于气胸的减压，过浅则使滞留的气体重返胸膜腔，以 3~5cm 深度为宜。

知识点 12：低氧性肺血管收缩（HPV）

HPV 是影响肺通气/灌流比率的重要因素之一，是单肺通气麻醉中必然遇到的病理生理现象，缺氧使肺血管收缩。

知识点 13：麻醉对 HPV 的影响

麻醉对 HPV 有很大的影响，所有的吸入麻醉药物均抑制 HPV 反应，抑制与剂量呈依赖性，但是氧化亚氮除外，氧化亚氮的抑制作用轻微。HPV 抑制的剂量反应曲线是典型的 S 形，ED_{50} 大约为 2MAC、ED_{90} 为 3MAC，在 1.3MAC 时 HPV 大约被抑制 30%。静脉麻醉药对 HPV 几乎无影响。高吸入氧浓度也抑制 HPV，即使对于非通气肺也是如此。任何使心排血量下降的因素，均会因减少混合静脉氧分压而加强 HPV 反应。

三、麻醉对呼吸的影响

知识点 14：麻醉药的影响

麻醉药抑制呼吸，吸入药、巴比妥类和阿片类削弱对氧和高二氧化碳的通气反应。抑制气道反应，导致术后肺不张及低氧血症。阿片类药物降低呼吸频率，某些吸入麻醉药如三氯乙烯可以增加呼吸频率。在麻醉期间呼吸形式较清醒时规律。

知识点 15：麻醉方式的影响

麻醉期间的自主呼吸，肋间肌的作用减弱，而腹部肌肉活动增加。脊麻和高位硬膜外麻醉阻滞肋间神经和膈神经，抑制辅助呼吸肌、降低通气量。全麻降低肺的容量。

知识点 16：体位的影响

手术和体位对呼吸的影响：仰卧头低位降低肺的顺应性，截石位增加顺应性，开胸开腹手术降低肺的顺应性。

第四章　心肺脑复苏

第一节　基本生命支持

知识点 1：基本生命支持（BLS）

基本生命支持（BLS）是心脏骤停后抢救生命的基础。其关键内容主要包括立即识别心脏骤停、快速启动应急急救系统，尽快开始心肺复苏（CPR）和快速除颤。心肺复苏时组织灌注完全依赖于胸外按压，在最初的数分钟内动脉血内的氧含量是足够的，因此当成人心脏骤停心肺复苏时应首先进行胸外按压，并将胸外按压放在最优先的地位。有速度、有力度和最小化中断的胸外按压是成人心肺复苏成功的关键。

知识点 2：成人基本生命支持实施次序

如图 1-4-1 所示，对于单一的抢救者应按照策略图的次序实施抢救，但对于一个抢救小组来说，应当同时开始这些步骤。

图 1-4-1　简化基本生命支持（BLS）策略图

知识点 3：控制气道

在进行 CPR 之前，首先将受害者呈水平仰卧位放到硬质平面上，然后开放气道，确认无颈部外伤者可以采用张口和仰头抬颏手法开放气道。若怀疑颈椎损伤，开放气道时使用的托下颌手法，应当避免头后仰动作。但是如果托下颌手法无法开放气道，则应当采用仰头抬颏手法，因为在 CPR 中维持有效的气道通畅、确保通气至关重要。对于气道异物梗阻的清除，推荐采用简易腹部冲击法行快速气道异物清除。若腹部冲击法无效，救助者可以考虑胸部冲击法。应注意，不推荐将腹部冲击法用于 1 岁以下的婴幼儿，因为可能导致损伤。可以通过观察、听和感觉等方式维持气道开放，如果不能在 10 秒内确认呼吸是否正常，那么先进行 2 次人工呼吸。

知识点 4：呼吸支持

以人为的方式代替患者的自主呼吸进行肺泡通气的技术，称为人工呼吸。人工呼吸包括徒手人工呼吸、简易呼吸器人工呼吸与机械通气等方法。

（1）呼吸道的管理：保持呼吸道的通畅是进行有效人工呼吸的先决条件，呼吸道梗阻也常是发生心搏骤停的原因。

（2）口对口人工呼吸：徒手人工呼吸是心肺复苏时重要的人工呼吸方法，最常用方法是口对口（鼻）或口对面罩人工呼吸，尽管这种方法的吸入气中含有 4% 的 CO_2，而 O_2 只有 17%，但这对于维持生命已足够。

（3）简易人工呼吸器和机械通气：凡是便于携往现场施行人工呼吸的呼吸器，都属于简易呼吸器。

知识点 5：循环支持

心脏按压是间接或直接施压于心脏，使心脏维持充盈和搏出功能，并能够诱发心脏自律搏动恢复的措施。

（1）胸外心脏按压（ECC）：在胸壁外施压对心脏间接按压的方法称之为胸外心脏按压或闭式心脏按压。

（2）开胸心脏按压（OCC）：切开胸壁直接挤压心脏者称为开胸心脏按压或胸内心脏按压。

第二节　高级生命支持

知识点 1：高级生命支持

高级生命支持包括以下几方面：

（1）除颤：心室纤颤是非创伤心脏骤停患者中最常见的心律。如果这些患者在 3~5 分钟内得到 CPR 和除颤，其生存率最高。对于被电击的短暂心室颤患者，立即除颤为最佳措施。除颤之前 CPR 的作用是缩短心脏骤停时间。

（2）CPR 期间的用药途径及药物：用药应合理有序。心脏骤停时，基础 CPR 和早期除颤极为重要，用药其次。有足够循证医学证据支持对心脏骤停有效的药物只有很少几种。开始 CPR 并除颤后，才建立静脉通道，考虑药物治疗，实施气管插管。

（3）可用评估指标：包括：冠状动脉灌注压（CPP）、脉搏、动脉血气分析、氧饱和度与呼气末二氧化碳监测。

知识点 2：除颤+心肺复苏术（关键性联合）

早期除颤对于救活心脏骤停（SCA）患者至关重要，其原因是 SCA 最常见和最初发生的心律失常为 VF；电除颤是终止 VF 最有效的方法；随着时间推移，除颤的成功率迅速下降；短时间 VF 可迅速恶化并导致心脏骤停。在没有同时实施心肺复苏的情况下，从电除颤开始到生命终止，每分钟 VF 可致 SCA 患者的生存率下降 7%~10%。

知识点 3：除颤中 AED 的使用

当出现 VF 或无脉室速（VT）时，急救者应该首先进行胸部按压，然后予以 1 次电击并立即恢复 CPR。5 个循环的 CPR 后，应利用自动体外除颤器（AED）分析心律，必要时进行另一次电击。胸部按压后，如果未能恢复心律，AED 则会提示急救者立即恢复 CPR。AED 除颤电极：右侧除颤电极放在患者右锁骨下方，左除颤电极放在与左乳头齐平的左胸下外侧部。其他可以放置除颤电极的位置还有左右外侧旁线处的下胸壁，或者左除颤电极放在标准位置，其他电极放在左右背部上方。当胸部有置入装置时，除颤电极应放在距该装置 2.5cm 的地方。

知识点 4：胸外除颤

（1）电击能量：采用双向方形波首次电击时可选择 150~200J，或者采用直线双向波第 1 次除颤时选择 120J，第 2 次和后续除颤则应选择相同或更高的能量。

（2）电极位置：使用粘合性电极片时，其放置位置可以参照前面 AED 的相关内容。当为戴有永久起搏器和 ICD 的患者进行心脏复律和除颤时，不要将电极置于这些装置的上方或者靠它们太近，这样可能会造成起搏器失灵。起搏器和 ICD 也会在除颤时阻止电流传向心脏，从而使传到心脏的能量较低。患者在接受电击后，应当对永久起搏器和 ICD 重新调制。

（3）电极大小：胸外除颤成人电极板的直径为 10cm。胸内除颤成人为 6cm。

（4）同步电复律：同步电复律即在 QRS 波群出现的时间点（同步）实施电击，可避免在心脏相对不应期进行电击。应用同步电复律意味着要处含有完整 QRS 波群和可灌注节律（有脉节律）的不稳定性快速型心律失常。不稳定患者常有心脏灌注不良的表现，包括持续胸痛、精神状态改变、高血压或其他休克表现。

知识点 5：CPR 期间的用药途径及药物

大多数患者复苏时，不必行中心静脉注射，如果静脉通道尚未建立，施救者应插入大的外周静脉导管。CPR 期间，药物应尽可能在检查心律后给药。如果患者出现心脏停搏或无脉电活动（PEA），则电除颤无益。复苏的焦点在于进行高质量的 CPR、最少的按压中断，以及及时发现可复搏的病因。使用血管加压药有助于自主循环的恢复（ROSC）。没有证据证明心搏骤停常规使用抗心律失常药能增加出院存活率。但是，胺碘酮与安慰药或利多卡因相比，能增加短期存活出院率。碳酸氢钠在心搏骤停和心肺复苏中，由于无血流或血流较少，可产生代谢性酸中毒和酸血症。没有充分的证据要求心搏骤停时常规补液治疗，但容量不足时应补足。

第三节　后续生命支持

知识点 1：后续生命支持（PLS）的目标

后续生命支持（PLS）的目标是使心肺功能和全身灌注，特别是脑灌注最优化；将心搏骤停的院外患者转运至急诊部，并继续在装备良好的重症监护病房（ICU）给予充分治疗；寻找引起心脏骤停的原因；进行预防心脏骤停再发的治疗；开始有关提高长期生存和神经功能恢复的治疗。

知识点 2：后续生命支持（PLS）的意义

后续生命支持（PLS）的意义在于对血流动力学不稳定和多器官功能障碍综合征早期病死率的改善，以及脑损伤引起的病死率改善。

知识点 3：后续生命支持（PLS）中的器官特异性评估和支持

自主循环恢复（ROSC）后，患者昏迷的维持时间可能不等或对外界的反应性降低。如果没有自主呼吸或自主呼吸很差，需要通过气管插管或其他高级气道实施机械通气。如果心率不稳定、心律异常、血压异常以及器官灌注异常，需要进行循环支持。临床医师应当预防、监测并处理低氧血症和低血压。

知识点 4：后续生命支持（PLS）中的呼吸系统

自主循环恢复（ROSC）后，患者可能出现呼吸功能障碍。部分患者可能需要呼吸机维持通气，并需要较高的吸入氧浓度。医师应该做全身检查，并对复苏时的心肺并发症作出判断。调整呼吸机的通气参数。注意常规过度通气对机体有害。

知识点5：后续生命支持（PLS）中的心血管系统

复苏后，临床医生应当对患者的心电图、X线胸片、实验室检查结果——血电解质与心肌标志物进行评估。心脏骤停后最初24小时应当进行心脏超声评估，用于指导正在进行的治疗。血流动力学不稳定的患者应当进行液体治疗，并且使用血管活性药物。心脏骤停和感染性脓毒血症，目前认为与多器官缺血性损伤及微循环障碍相关。以维持血氧含量和氧运输为目标的导向治疗，对提高感染性脓毒血症的存活率有效。

知识点6：后续生命支持（PLS）中的中枢神经系统

心肺脑复苏的主要目标是使患者的大脑功能完全恢复。自主循环恢复（ROSC）后，因心肌功能障碍，在短暂脑充血之后会出现脑血流减少。对无反应患者的神经功能支持，应当包括：维持适当的脑灌注压，即维持患者的平均动脉压正常或略高水平，如果存在颅内高压应给予降颅压治疗；高热和抽搐会使患者的脑氧耗增加，因此应当积极治疗高热，并考虑给予治疗性低体温。如果出现明显抽搐，应即刻加以控制，随后给予抗惊厥药物维持治疗；尼莫地平的临床疗效并不确切。

知识点7：PLS的预后因素

预示死亡或神经功能预后很差的五个临床征象（复苏后24小时内具备其中4项者预后差）：①24小时没有角膜反射；②24小时没有瞳孔对光反射；③24小时对疼痛刺激没有躲避反应；④24小时没有运动迹象；⑤72小时没有运动迹象。复苏24~48小时后进行脑电图检查，对预测预后也很有帮助。

第四节　复苏后治疗

知识点1：心脏骤停的原因

心脏骤停的原因主要有：①缺氧和二氧化碳蓄积；②麻醉过深；③神经反射因素；④血流动力学的剧烈波动；⑤心脏本身严重疾病；⑥严重的心律失常；⑦严重电解质紊乱；⑧手术操作等因素。

知识点2：心脏骤停的类型

心脏骤停的类型包括：心室颤动（VF），无脉性室性心动过速（VT），无脉性电活动（PEA）和心电静止。

（1）意识消失，对言语刺激无反应。

（2）呼吸停止，或者非正常呼吸如喘息式呼吸。

（3）不能明确触及大动脉搏动。

（4）黏膜和皮肤苍白或发绀。

（5）血压测不到，心音听不到。

（6）瞳孔散大、固定。

（7）心电图显示心室纤颤、室速或心电消失。

知识点 4：心脏骤停复苏后治疗的临床意义

进行系统有效的心脏骤停复苏后治疗（PCAC）不仅可以降低因复苏后循环不稳定引起的早期死亡率及因多器官功能障碍综合征和脑损伤引起的晚期死亡率，并且可以改善存活者的生存质量。

知识点 5：心脏骤停复苏后治疗（PCAC）的主要任务

心脏骤停复苏后治疗（PCAC）的主要任务包括：维持血流动力学稳定和氧合以改善生命器官的组织灌注及供氧，控制性低温对脑细胞进行保护以促进神经功能的恢复，预防和治疗多器官功能障碍综合征，治疗病因尤其是对急性冠脉综合征的介入治疗。

知识点 6：复苏后呼吸管理

自主循环恢复后，即应再次检查并确保呼吸道或人工气道的通畅和有效的人工呼吸，以维持良好的呼吸功能。对于自主呼吸已经恢复的，应当进行常规吸氧治疗，并密切监测患者的呼吸频率、SpO_2 和 $PetCO_2$。对于仍处于昏迷，或自主呼吸尚未恢复，或有通气或氧合功能障碍者，应当进行机械通气治疗，并根据血气分析结果调节呼吸机参数。

知识点 7：维持血流动力学稳定

自主循环恢复后，应当加强对生命体征的监测，以便指导治疗。通常情况下，复苏后都应适当补充体液，人工胶体液对于维持血管内容量和血浆渗透压非常重要，应结合血管活性药物的应用以维持理想的血压、心排出量和组织灌注。

知识点 8：防治多器官功能障碍综合征

缺血-再灌注损伤是心肺复苏后引起多器官功能障碍综合征（MODS）的主要原因。缺血缺氧可以导致组织氧代谢障碍，包括氧输送减少和组织氧利用障碍；缺血-再灌注后可以促发机体氧自由基大量释放，稳态的分子氧被转化为极不稳定的氧自由基；氧自由基与细胞成分发生反应，造成脂质过氧化，生物膜的通透性增加，酶系统受损，细胞遗传信息改变，可以导致细胞结构、代谢和功能的紊乱；再加上白细胞与内皮细胞的相互作用，造成内皮细胞损伤和功能紊乱。最终导致器官微循环障碍和实质细胞损伤，引起 MODS。

心脏骤停虽只数分钟，复苏后患者却可有数小时甚至数天的多器官功能障碍，这是组织细胞灌流不足导致缺血缺氧的后果，也称为心脏骤停后综合征。在防治复苏后多器官功能障碍综合征的工作中，首先应当保持复苏后呼吸（见呼吸管理）和循环功能的稳定，使血流动力学处于最佳状态，同时密切监测尿量，血、尿渗透压和电解质浓度，以预防肾衰竭的发生。

第五节 脑 复 苏

知识点 1：脑复苏

为了防治心脏骤停后缺血性脑损害所采取的措施，称为脑复苏。脑复苏实际上是复苏后治疗的一个重要组成部分。

知识点 2：全脑缺血的病理生理

人脑组织按重量计算虽只占体重的 2%，而脑血流量却占心排出量的 15%~20%，需氧量占 20%~25%，葡萄糖消耗占 65%。可见脑组织的代谢率高，氧耗量大，但氧和能量储备则很有限。神经细胞发生不可逆性损害是在脑再灌注后，相继发生脑充血、脑水肿及持续低灌流状态。结果使脑细胞继续缺血缺氧，导致细胞变性和坏死，称为脑再灌注损害。脑细胞因缺血缺氧可释出对细胞有害的物质，导致脑细胞水肿。一般认为，在常温下脑细胞经受 4~6 分钟的完全性缺血缺氧，即可造成不可逆性损害；但如果存在即便是微小的灌流，脑细胞的生存时限亦可明显延长。因此，初期复苏时立即建立有效的人工循环是复苏成功的关键。

知识点 3：脑复苏的措施

脑复苏的任务在于改善脑缺血、再灌注损伤和预防继发性脑损伤的发生。循环恢复之后，还有许多脑内和脑外因素可以造成继发性脑损伤。

脑复苏的措施包括：控制性低温治疗；促进脑血流灌注；药物治疗：钙离子通道阻滞药、自由基清除剂、肾上腺皮质激素。

知识点 4：脑死亡

脑死亡指的是全脑（包括脑干）的所有功能呈现不可逆性丧失，特别是脑干功能的丧失。

知识点 5：脑死亡的诊断

诊断脑死亡一般必须具备以下四项临床指征：

（1）意识完全丧失（深昏迷）且无任何自主动作。

（2）对疼痛刺激无任何体动反应，其中包括去大脑状态和去皮质状态，但患者的脊髓反射仍可能存在。

（3）脑干反射消失，包括瞳孔对光反应、角膜反射、眼前庭反射及咳嗽反射等。

（4）自主呼吸完全停止，当 $PaCO_2$ 升高到 50mmHg（或 60mmHg）并持续 3 分钟，自主呼吸仍未恢复。

第五章 重症监护治疗

第一节 ICU 基本知识

知识点 1：ICU 的主要任务

ICU 的主要任务包括：对重症患者进行严密的观察和监测，及时发现和处理高危因素，对病情进行分析及评估，及时诊断并积极预防和治疗原发病及并发症。特别是在麻醉手术结束后，麻醉药的作用尚未完全消失，各种反射尚未完全恢复，麻醉和手术对患者生理功能的干扰，或者患者并存的疾病等因素的影响，更需要医护人员的精心监测、治疗和护理，以防止各种意外及并发症的发生，使患者安全度过围术期。收入 ICU 的患者主要由麻醉科主管医师及原病房医师负责。

知识点 2：ICU 的发展与麻醉学的关系

ICU 的发展与麻醉学专业有着密切关系。在麻醉期间，麻醉科医师使用各种监测技术最为频繁，尤其是对呼吸、循环及中枢神经系统功能的监测；对呼吸道的控制和呼吸管理最为熟悉，其中包括呼吸模式的观察、人工气道的建立、人工/机械通气等；术中经常进行大量、快速输液输血，使用多种血管活性药物及其他强效、速效药物；对心肺脑复苏知识和技术也最为熟悉。应用这些监测技术能够及时发现危及生命的潜在高危因素，以便及时采取预防和治疗措施；能准确判断病情，进行有效治疗。

知识点 3：麻醉科 ICU 主要收治对象

一般来说，麻醉科管理的 ICU 主要收治术后对象包括：

（1）麻醉手术后需要继续使用机械通气和麻醉手术期间发生严重并发症的患者，如心脏骤停、休克、大出血等。

（2）需要严密监测治疗的有生命危险的患者，如呼吸衰竭、心肺脑复苏、循环衰竭、休克、多器官功能障碍综合征等。

（3）手术前并存严重的病理生理状况，术后需继续加强监测治疗的患者，如高龄、各种心脏病、糖尿病、高血压、重要脏器功能障碍及其他严重疾病等。

（4）重大或新开展的大型手术后的患者。

第二节　ICU危重患者的抗感染

知识点1：ICU危重患者易发感染的因素

ICU危重患者易发感染的因素包括：

（1）患者因素：ICU患者的原发病和并发症如恶性肿瘤、感染、休克、创伤、糖尿病、营养不良等降低了机体免疫力。

（2）医源性因素：ICU较频繁的医源性有创操作破坏了患者原有的完整的防御屏障，为病原微生物的侵入创造了条件。

（3）环境因素：ICU停留时间>3天是ICU患者医院内感染的危险因素之一。ICU停留时间越长，医院内感染发生的概率就会越高。另外ICU布局不当，隔离消毒设施和制度不全，仪器设备密集等因素也容易引起交叉感染。

知识点2：ICU常见的感染与诊断

ICU危重患者的感染常是多个部位、多种致病微生物的混合感染。ICU患者最常见的感染包括血液感染、下呼吸道感染、尿路感染和手术部位的感染。细菌是主要的病原微生物，真菌有逐年增加的趋势，病原微生物呈高度耐药性、致病能力强的特点。ICU感染的诊断较困难，由于许多非感染原因常表现出感染的临床表现（如发热、白细胞增多、血流动力学不稳定等）。可从患者病史、感染的全身和局部表现以及结合微生物培养结果等来获得诊断。

知识点3：ICU危重患者的抗感染治疗

（1）对基本病因进行快速诊断和治疗：如果有脓腔应当尽快切开引流或手术处理局限性感染的治疗如切除坏疽性阑尾炎、胆囊炎及肠坏死等。对于严重弥漫性腹腔感染，可行术后连续腹腔冲洗或腹腔开放。

（2）支持疗法：给予患者充分的营养并严格控制血糖、液体复苏及对各器官的支持治疗等。

（3）控制体温并避免可预防的并发症：例如长期低血压、深静脉血栓的形成等，鼓励患者早期下地活动。

（4）特异性治疗：例如活化蛋白C、激素的使用等。

（5）抗生素治疗：重症患者抗生素的选择基本原则为：①首先考虑患者有无使用抗生素的指征；②抗生素治疗方案应当综合患者病情、病原菌种类及抗生素药物作用特点来制定；③抗感染治疗应采用降阶梯疗法。

知识点4：临床常用抗菌药

临床常用抗菌药包括：

（1）β-内酰胺类抗生素：主要包括：青霉素类、头孢菌素类、碳青霉烯类、单环类β-内酰胺类等。

（2）氨基糖苷类抗生素。

（3）喹诺酮类抗菌药。

（4）多肽类抗生素。

（5）大环内酯类抗生素。

（6）磺胺类抗菌药。

（7）抗厌氧微生物制剂。

（8）抗真菌药物：主要包括：多烯类、三唑类、棘白菌素类、抗代谢类、氟胞嘧啶等。

第三节　ICU危重患者的营养代谢支持

知识点1：危重患者营养代谢支持的目的

（1）通过适当的营养支持供给细胞代谢所需要的能量与营养底物，维持组织器官的结构与功能。

（2）通过特殊营养素的药理作用，调理代谢紊乱，调节免疫功能进而改善患者预后。

知识点2：危重患者营养支持的原则

所有危重患者均应结合病史、体格检查和生化指标等进行营养状态的评估，并充分考虑受损器官的耐受能力。选择营养支持的时机，如果胃肠道解剖与功能允许，并能安全有效应用，肠内营养是首选的营养支持途径。任何原因导致胃肠道不能应用或应用不足，应考虑肠外营养或联合应用肠外营养。少量肠内营养的应用更重要是在于其药理作用而非热量支持。营养支持时应当考虑到危重患者的器官功能、代谢状态及对补充的营养底物的利用能力。可用间接能量仪个体化地测定热量需要量。也可根据患者的营养状态和估算值来初步确定，然后根据监测结果加以调整。营养供给中应增加氮量，减少热量，降低热氮比为100kcal：1g，重视给予患者代谢支持。任何形式的营养支持都应予胰岛素控制血糖，严格控制血糖水平在6.1~8.3mmol/L，并避免低血糖的发生。

知识点3：营养状态评估指标

（1）人体测量：可以测量患者的肌力和握力、肱三头肌皮褶厚度、上臂中点肌肉周径等指标。但需要注意ICU患者常伴有组织水肿，会影响测量的结果。

（2）实验室检查：可以查尿3甲基组氨酸、血清蛋白、清蛋白（半衰期18~20天）、前清蛋白（半衰期2~3天）、胆碱酯酶和转铁蛋白（半衰期皆为10天）等。

（3）免疫功能测定：测定免疫功能可反映患者的营养状况，常用的指标包括淋巴细胞计数、血清补体水平等。

（4）氮平衡：可以根据氮平衡来评估患者的营养代谢状态。每日氮平衡=氮摄入量－（尿素氮+4g），4g为经其他途径每日排出的氮量。目标氮平衡为正平衡2~4g/d。

知识点4：营养不良的分类

营养不良可以分为以下3种类型：

（1）蛋白质营养不良：表现为低蛋白血症，患者的细胞免疫功能也降低。

（2）能量营养不良：表现为白蛋白基本正常，但能量缺乏，患者消瘦，人体测量指标下降。

（3）混合型营养不良：表现为蛋白质、能量皆缺乏。

知识点5：营养不良风险筛查

营养不良风险筛查见表1-5-1。

表 1-5-1 营养不良风险筛查

评分	营养不良状况	评分	疾病严重程度（营养需求增加程度）
0分	营养状况正常	0分	营养需求正常
1分	3个月内体重丢失>5%或前1周饮食为正常需求的50%~75%	1分	营养需求轻度增加，不需卧床
2分	2个月内体重丢失>5%或前1周饮食为正常需求的25%~60%或 BMI 18.5~20.5	2分	营养需求中度增加，需卧床
3分	1个月内体重丢失>5%或前1周饮食为正常需求的0~25%或 BMI<18.5	3分	营养需求重度增加，如机械通气

注：年龄>70岁者加1分。

知识点6：营养支持的观察和监测

实施营养支持时需要注意临床管道的检查和护理、输液速度的调整。应当定期监测患者的体重、上臂中点的周径等。对肠内营养支持的患者应当密切监测腹部情况。营养支持的初期需每日查血常规、血气分析、血清电解质和总结液体平衡。对糖尿病和发生高血糖症的患者，应当严密监测血糖水平。高脂血症或输注脂肪乳剂的患者，应当监测血清三酰甘油水平，根据血脂廓清能力进行剂量调整。应当定期监测肝肾功能，长期营养支持的患者应监测骨密度。

知识点7：完全肠外营养支持（TPN）的适应证

完全肠外营养支持（TPN）适应证有：①因手术或解剖问题禁止经胃肠道给予任何营养物质；②胃肠道功能障碍：肠道或腹腔感染性疾病、肠梗阻、消化道出血、重症胰腺炎初期、肠瘘、各种原因引起的严重腹泻和呕吐等。

知识点8：完全肠外营养支持（TPN）的禁忌证

完全肠外营养支持（TPN）禁忌证有：①营养良好的轻度应激和创伤患者；②胃肠功能正常或在5天内可恢复；③不可以治愈的疾病状态。

知识点9：完全肠外营养支持（TPN）的并发症

（1）代谢性并发症：高糖血症，高三酰甘油血症。

（2）感染性并发症：脓毒血症的发生率为2%~33%，常与导管和营养液的配制相关。

（3）中心静脉插管的并发症：总发生率是2.4%~3.7%，如气胸、空气栓塞、血胸、严重心律失常等。

（4）肝胆功能异常：TPN 3~4周后可以出现肝酶和胆红素水平升高，停止TPN后可逆转。

（5）肠道屏障受损：应当尽早启用胃肠道，补充谷氨酰胺和积极控制感染。

知识点10：肠内营养（EN）的适应证

肠内营养（EN）适应证有：①具备功能性消化道；②不能经口摄食或摄食不足>5天；③炎性肠道疾病缓解期、短肠综合征、胰腺疾病缓解期等。

知识点11：肠内营养（EN）的禁忌证

肠内营养（EN）禁忌证有：①胃肠道功能不良：腹部手术后初期、弥漫性腹膜炎、消化道出血、高流量的肠瘘、肠梗阻、腹腔间隔综合征、各种原因引起的严重腹泻和呕吐等；②疾病终末期。

知识点12：肠内营养（EN）的并发症

（1）胃肠道并发症：可以引起反流或误吸，尤其在高龄、胃排空延迟、肠道麻痹、昏迷、吞咽困难的患者中更易发生。

（2）代谢并发症：高糖血症、脱水及电解质紊乱等。

（3）机械性并发症：留置导管期间可导致鼻咽喉部、胃肠黏膜损伤。

知识点13：危重患者的代谢调理

应用特定的药物或生物制剂来调节严重应激时所产生的代谢与营养改变，抑制机体分解激素的作用，降低分解代谢，促进合成代谢，进而达到减少机体蛋白质分解，维护器官结构和功能的方法。

知识点14：危重患者的免疫营养

在营养底物中添加能调节机体免疫力的特殊营养物质，以达到调控细胞因子的产生和释放，减轻过度炎症反应，调整机体免疫力的目的。

知识点15：特殊患者的营养代谢支持

（1）心功能不全患者：应兼顾心脏负荷能力及营养状态两者间的平衡，使用高能量密度的营养液以控制液体输入量。

（2）呼吸衰竭患者：合理安排糖与脂肪的比例，以减少二氧化碳的产生，减轻呼吸负荷。

（3）肝功能障碍患者：应当使用中或长链混合的脂肪乳剂，适当补充清蛋白，限制钠盐的摄入，补充脂溶性维生素。

（4）急性肾衰竭患者：未行肾替代治疗的患者应当补充肾衰氨基酸（特殊配方的商品化制剂）、限制蛋白质入量、控制液体总量；积极纠正电解质紊乱。

（5）老年患者：应当给予低糖低脂低热量的营养。

第四节　ICU危重患者的镇痛镇静

知识点1：ICU危重患者的镇痛镇静目的

（1）缓解患者的疼痛和不适感，特别是提高机械通气患者的舒适度和同步性，减少各种不良刺激所引起的交感神经过度兴奋。

（2）减轻患者焦虑、躁动、谵妄等心理应激反应，防止患者无意识行为干扰治疗，增加治疗的安全性及依从性。

（3）改善患者睡眠，诱导顺行性遗忘，减轻其在ICU治疗期间的痛苦回忆，提高出ICU后的生活质量。

（4）降低机体器官的代谢负担，减少氧需氧耗，对于ICU危重患者，尤其伴有多器官功能障碍综合征的患者有积极的意义。

知识点2：ICU危重患者镇痛镇静治疗的原则

（1）对于合并疼痛的患者，先镇痛后镇静，镇痛是基础，实施镇静之前应当首先给予充分的镇痛治疗。

（2）在实施镇痛镇静治疗前，应当尽量去除或减轻导致疼痛和精神症状的可逆诱因，以采用非药物手段来减轻可能的影响因素。

（3）及时正确评估是实施镇痛镇静治疗的基础，也是合理、恰当镇痛镇静治疗的关键。镇痛镇静过度和不足均可能给患者带来损害。

（4）在选择镇痛镇静药物时，应当考虑药物的药动学、药效学、有无活性代谢产物、不良反应和价格等因素。剂量的选择应当根据患者的疼痛程度、所需镇静深度，镇痛镇静的持续时间、患者年龄及病理生理情况、是否有药物耐受性等来决定。应当遵循尽量使用能维持患者满意镇痛镇静水平的最小剂量的原则。

（5）ICU危重患者应当尽量避免长期使用肌松药物。只有在充分镇痛镇静治疗的基础上，患者确有指征时，方可考虑使用。

（6）ICU危重患者有时需要麻醉，使患者迅速意识消失、减轻疼痛，提供肌松，减轻心动过速和高血压等不良神经反射等，以使治疗能够顺利进行而过渡到常规镇痛镇静治疗阶段。

知识点3：ICU危重患者的镇痛评估

患者的自诉是评价镇痛效果最为可靠的标准。临床常用的疼痛评分方法包括：语言评分法、视觉模拟法、数字评分法、面部表情评分法和术后疼痛评分法，推荐使用数字评分法（NRS）来评估疼痛程度。NRS是标有0~10的点状标尺，0代表不痛，10代表疼痛难忍，由患者从上面选一个数字描述疼痛程度。对于无法交流和使用评分法的患者，观察与疼痛相关的肢体运动、面部表情和姿势以及生理指标（心率、血压和呼吸频率等），并监测镇痛治疗后这些参数的变化也是评估疼痛的重要方法。疼痛评估应当定期进行，并完整记录。

知识点4：ICU危重患者的镇静评估

主观评估是镇静评估的重要组成部分，Ramsay评分是临床应用最为广泛的镇静评分系统（表1-5-2）将镇静程度划分为6级，其中2~5级为较满意的镇静状态，1级镇静过浅，6级镇静过深。目前临床可用的客观评估镇静程度的方法包括脑电双频指数，心率变异指数及食管下段收缩性等，在危重患者的使用方面还有待进一步研究。

表 1-5-2　Ramsay 评分

分数	描　述
1 分	患者焦虑、躁动、不安，具备其中一种以上
2 分	患者配合、有定向力、安静
3 分	患者仅对指令有反应
4 分	入睡，对强的听觉刺激或压眶反应明显
5 分	入睡，对强的听觉刺激或压眶反应迟钝
6 分	不能唤醒，对上述刺激无反应

知识点 5：镇痛镇静治疗中重要器官功能的监测

（1）呼吸功能：结合镇痛镇静状态评估，及时调整治疗方案。镇痛、镇静治疗中应密切观察患者的呼吸频率、节律、幅度、呼吸周期比、常规监测脉搏血氧饱和度，酌情监测呼气末二氧化碳，定时监测血气分析。第 0.1 秒口腔闭合压反映患者呼吸中枢的兴奋性，在必要时进行监测。

（2）循环功能：镇痛、镇静治疗中应当密切观察患者血压、中心静脉压、心率和心电图，尤其给予负荷剂量时，力求缓慢给药并维持血流动力学平稳，必要时给予液体及血管活性药物。

（3）肝肾功能：肝肾功能损害的患者应当及时调整药物剂量，避免使用具有肝肾损害的药物如非甾体类抗炎镇痛药等，并定期监测肝肾功能的变化。

知识点 6：镇痛治疗的方法和药物选择

（1）阿片类镇痛药：ICU 危重患者全身镇痛时使用的主要药物。作用于丘脑边缘系统及脊髓的 μ-受体起镇痛作用，有剂量相关的镇静作用，但无法产生确切的遗忘作用。阿片类镇痛药通常经肝内代谢，肾排出。持续静脉输注是 ICU 患者常用给予阿片类药物的给药方式。常用的阿片类镇痛药包括：芬太尼、吗啡、哌替啶、瑞芬太尼、曲马多、阿片类激动拮抗药。

（2）非甾体抗炎镇痛药（NSAID）：通过非选择性、竞争性抑制前列腺素合成过程中的环氧化酶（COX）而达到镇痛效果。非甾体抗炎镇痛药物包括：对乙酰氨基酚、氯诺昔康。

（3）局麻药物：通过直接作用于钠离子通道的特异受体，阻滞神经轴突动作电位的传导，起到神经阻滞的作用。局麻药物包括：罗哌卡因、布比卡因。

知识点 7：镇静治疗的方法和药物选择

镇静是在镇痛的基础上帮助患者克服焦虑，增加睡眠和遗忘，保持放松和平静状态的治疗。

（1）苯二氮䓬类药物：通过与中枢神经系统的 γ-氨基丁酸受体的相互作用，产生剂量相关的催眠、镇静、抗焦虑和顺行性遗忘作用，其本身无镇痛作用，但与阿片类镇痛药合用有协同作用。常用的药物包括劳拉西泮、咪达唑仑、地西泮。

（2）丙泊酚：主要作用机制为增强抑制性 γ-氨基丁酸突触的活性。丙泊酚的主要优点是起效快、作用时间短，撤药后迅速彻底清醒，很少出现宿醉现象。

（3）α-受体激动药：有很强的镇静、抗焦虑作用，产生自然睡眠状态，同时有镇痛的作用，可以减少阿片类药物的用量，延长局部麻醉药的作用时间。

第五节　ICU 的监测

知识点 1：ICU 循环系统监测

（1）心电图：监测心电图的临床意义主要是能了解心率的快慢，对心律失常的类型进行确切诊断，对心肌缺血状况的判断也有重要价值。

（2）动脉血压：血压是衡量循环功能状态的基本参数。

（3）中心静脉压（CVP）：中心静脉压（CVP）是指位于胸腔内的上、下腔静脉或平均右心房的压力，主要反映右心功能与静脉回心血量之间的平衡关系。

（4）肺动脉漂浮导管（PAC）：肺动脉漂浮导管（PAC）也称 Swan-Ganz 导管，投入 Swan-Ganz 导管可取得一系列的血流动力学数据。

（5）其他监测：例如观察皮肤黏膜色泽、毛细血管再充盈时间、尿量、体温等。

知识点 2：ICU 呼吸功能监测

能在床边测定的指标最适于对重危患者的监测。患者现有肺功能状态及能否承受某种治疗的估计，基础是对原病史的采集，呼吸系统的物理检查、胸部 X 线片以及血液气体分析等。

知识点 3：ICU 神经系统监测

以临床观察最常用，观察记录患者的意识、反射、瞳孔变化等。采用 Clasgow 昏迷评分法可以评估意识障碍程度（表 1-5-3）。

表 1-5-3　采用 Clasgow 昏迷评分法评估意识障碍程度

反　应		评分
睁眼反应	自动睁眼	4
	呼唤睁眼	3
	刺痛睁眼	2
	无反应	1
言语反应	回答正确	5
	回答错误	4
	语无伦次	3
	只能发声	2
	不能发声	1
运动反应	遵嘱活动	6
	刺痛定位	5
	躲避刺痛	4
	肢体屈伸	3
	肢体过伸	2
	无反应	1

知识点 4：ICU 的肾功能监测

肾功监测主要是连续监测肾功能的动态变化不但能评价肾脏本身的功能状态，而且在评估全身的组织灌注、体液平衡状态及心血管功能等方面均有重要的价值。

知识点 5：ICU 的其他监测

其他监测主要包括：①记录 24 小时的出入量，血清钾、钠、氯等；②检查血细胞比容、血红蛋白、白细胞计数及分类、血小板计数，凝血障碍时查凝血因子及纤溶活性等；③肝功能常常监测血胆红素、清蛋白、球蛋白以及酶学改变；④观察腹痛、肠鸣音变化，注意肠梗阻、胃肠道出血等；⑤根据需要，监测内分泌功能、血糖、营养状态等。

第六章　疼痛治疗

第一节　急性疼痛治疗方法

一、手术后镇痛

知识点1：手术后镇痛病理生理影响

（1）短期不利影响：①增加氧耗量；②对心血管功能的影响，包括心率增快、心脏负荷增加、血管收缩、心肌耗氧量增加；交感神经系统的兴奋还可以通过冠状动脉的收缩降低心肌氧供，增加心肌缺血及心肌梗死的危险性；③对呼吸功能的影响，手术损伤后伤害性感受器的激活能触发多条有害脊髓反射弧，使膈神经兴奋的脊髓反射性抑制。疼痛导致呼吸浅快、呼吸辅助肌僵硬致通气量减少、无法有力的咳嗽，无法清除呼吸道分泌物，是术后肺部并发症重要原因；④对胃肠运动功能的影响，比如导致胃肠蠕动的减少和胃肠功能恢复的延迟；⑤对泌尿系统功能的影响，使尿道及膀胱肌运动力减弱，导致尿液潴留；⑥对骨骼肌肉系统的影响表现，包括肌肉张力增加，肌肉痉挛，导致运动延迟和促进血栓形成；⑦对神经内分泌系统的影响，体现为下丘脑-垂体-肾上腺皮质系统和交感肾上腺髓质系统的交互作用；⑧对心理情绪方面的影响，可能导致焦虑、无助、害怕、生气、抑郁、过度敏感、挫折、沮丧；⑨睡眠障碍会产生心情和行为上的不利影响。

（2）长期不利影响：①严重的急性痛是发展为慢性痛的风险因素；②术后长期疼痛是儿童行为改变的风险因素。

知识点2：全身镇痛给药途径

（1）口服给药：口服镇痛药物的选择适用于生物利用度高的药物和术后宜于口服的患者。一般认为，口服药物吸收延迟，起效慢，效果差。

（2）肌内注射：常用药物有哌替啶、曲马多、盐酸丁丙诺啡等。但注射部位对药物的吸收取决于药物的脂溶性和局部的血流情况。肌内注射血药浓度波动很大，从而导致镇痛不全或并发症以及注射痛。因此肌内注射也越来越少。

（3）静脉注射：单次静脉注射是有效镇痛的最快途径。连续静脉输注可以减少药物浓度的波动，对持续缓解术后疼痛效果确切。常用药物包括吗啡、芬太尼、哌替啶和氢吗啡酮。

知识点3：局部镇痛给药途径

（1）局部浸润：局部浸润简单易行，适用于浅表或小切口手术如阑尾切除、疝修补术、膝关节镜检术等。

（2）周围神经阻滞：适用于相应神经丛、神经干支配区域的术后镇痛。

（3）硬脊膜外腔给药：适用于胸、腹部和下肢手术后疼痛的控制。

知识点4：患者自控镇痛（PCA）的含义

患者自控镇痛（PCA）的含义即患者可自行按压PCA装置的给药键，按照设定的剂量注入镇痛药，达到镇痛效果。它弥补了传统镇痛方法存在的镇痛不足和忽视患者个体差异，以及难以维持血药浓度稳定等问题。PCA装置包括注药泵、自动控制装置、输注管道和防止反流的单向活瓣。

知识点5：患者自控镇痛的分类

根据不同的给药途径分为：

（1）静脉PCA（PCIA）：采用的主要镇痛药包括阿片类药（芬太尼、吗啡、舒芬太尼、阿芬太尼）和曲马多。强阿片类药物的相对效价比：哌替啶100mg≈曲马多100mg≈吗啡10mg≈阿芬太尼1mg≈芬太尼0.1mg≈舒芬太尼0.01mg。为了防止阿片类药物的恶心、呕吐等不良反应，常可在镇痛合剂中加入抗呕吐药。

（2）皮下PCA（PCSA）：适用于静脉穿刺困难的患者。药物在皮下可能有所存留，生物利用度约为静脉给药的80%。

（3）硬膜外PCA（PCEA）：适用于手术后区域性中、重度疼痛。

（4）周围神经阻滞PCA（PCNA）：神经丛或神经干留置导管采用PCA持续给药。

知识点6：多模式镇痛

多模式镇痛联合使用作用机制不同的镇痛药物或是镇痛方法，但不同时使用作用于同一受体的两种药物。

知识点7：超前镇痛

超前镇痛在手术切皮前通过药物及镇痛技术达到充分、有效的镇痛，并持续应用直至伤口愈合，有效预防手术创伤和组织损害所导致的外周和中枢敏化，防止手术后持续性疼痛及慢性疼痛的发生。

二、分娩镇痛

知识点 8：分娩疼痛的原因

第一产程和第二产程所导致的疼痛的原因是不同的。

（1）第一产程分娩疼痛的原因：第一产程分娩疼痛主要为宫缩时对子宫下段和宫颈的扩张、牵拉，和子宫肌缺血的结果，也涉及相应脊神经皮区（$T_{11\sim12}$）。产程进展到活跃期，宫缩增强，$T_{11\sim12}$皮区疼痛加重，且扩散到 $T_{10}\sim L_1$ 皮区，疼痛主要在下腹部、腰背部及骶部。

（2）第二产程分娩疼痛的原因：第二产程分娩疼痛发生在宫口开全后，除宫体收缩和子宫下段扩张引起相应皮区疼痛外，先露部分对盆腔的压迫及对骨盆出口和会阴的扩张成为疼痛的主要原因。疼痛主要局限在阴部支配区，也可能出现骨部和腿部的疼痛、烧灼感和痉挛。

知识点 9：分娩疼痛对母婴的影响

（1）疼痛使产妇基础代谢率增加，氧需增加，易导致胎儿氧供减少。

（2）产妇过度通气，呼吸性碱中毒，使氧离曲线左移，加重胎儿氧合不良。

（3）产妇心动过速、血压升高，可导致心血管失代偿，也使胎盘血流减少，胎儿酸中毒，如患有高糖血症更易加重胎儿酸中毒。

（4）产妇如有血儿茶酚胺增高，妊娠高血压，代谢性酸中毒，使胎盘血流减少，导致胎儿酸中毒。

知识点 10：分娩镇痛的方式

分娩镇痛的方式包括多种，包括全身性药物镇痛、吸入麻醉药镇痛、椎管内阻滞镇痛、心理助产法、经皮神经电刺激（TENS）等。

知识点 11：分娩镇痛的基本要求

分娩镇痛的基本要求为：对母婴无不良影响；方法简单，作用可靠，可满足整个产程镇痛要求；避免运动神经阻滞不影响宫缩及产程；产妇保持清醒，主动参与分娩；在必要时可满足手术的需要（如硬膜外置管行硬膜外麻醉）。

知识点 12：全身性药物镇痛

阿片类药物是分娩中最常使用的全身性药物。所有阿片类药物均有不同程度的副作用，其中包括呼吸抑制、恶心和呕吐以及从欣快感到过度镇静的精神症状改变。根据阿片类药物的物理化学特性，它们均能通过胎盘循环，这可能引起新生儿的呼吸抑制。但是，适当使用阿片类药物能短时间内有效缓解分娩疼痛。

知识点 13：吸入麻醉药镇痛

吸入麻醉药镇痛是指使用亚麻醉浓度的吸入麻醉药来缓解产程中的疼痛。

（1）氧化亚氮-氧混合气：氧化亚氮-氧混合气（50∶50 的 N_2O/O_2 混合气）作为生产中单独的镇痛药或者全身与区域技术的辅助手段。副作用会出现头晕、恶心、烦躁不安。给药后 45~60 秒出现最强的镇痛效果。所以最宜时机是在子宫刚开始收缩时吸入氧化亚氮-氧混合气，而在子宫收缩达到高峰后停止给药。

（2）吸入麻醉药：地氟烷（0.2%）、恩氟烷和异氟烷（0.2%~0.25%）也被应用于分娩镇痛，其有效性与吸入氧化亚氮的镇痛效果相似。与氧化亚氮相比，七氟烷可以产生更好的镇痛、更强的镇静而副作用少。

知识点 14：区域性镇痛技术

首先，应询问病史和分娩史、查体，并评估气道情况。在术前评估中，还应记录分娩计划和胎儿健康状况，必须获得患者的知情同意。硬膜外连续输注法是目前常用的分娩镇痛方法。在第一产程使用低剂量局部麻醉药或联合使用阿片类药物，维持 T_{10}~L_1 段的感觉阻滞。在第一产程后期和第二产程为达到骶部阻滞需要进一步的完善措施。腰段硬膜外镇痛可在缓解疼痛的同时，无运动阻滞，降低母体儿茶酚胺水平，必要时快速达到手术麻醉。蛛网膜下隙单次注入局麻药或阿片类药物，镇痛快速而有效。特别适用于早产或者非常痛苦的产妇。蛛网膜下腔-硬膜外联合阻滞镇痛在产科应用广泛，可以为产妇提供理想的镇痛。患者自控硬膜外镇痛（PCEA）是一项安全有效的镇痛技术，能提供有效的分娩镇痛以及极好的患者满意度。它降低局麻药物使用的总量，从而减少副作用。

第二节　常见慢性疼痛治疗原则

知识点 1：慢性疼痛的含义

慢性疼痛是指疼痛持续超过一种急性疾病的一般病程或超过损伤愈合所需的一般时间，或疼痛复发持续超过 1 个月。其形成与持续不仅给患者而且也给社会造成多方面的危害。因此慢性疼痛治疗不仅仅是医疗问题，也是社会问题。同时，慢性疼痛的诊断治疗需要多学科的方法。

知识点 2：慢性疼痛诊治范围

慢性疼痛诊治主要包括：

（1）头痛：主要有偏头痛、紧张性头痛。

（2）颈肩痛和腰腿痛：主要有颈椎病、肩周炎、颈肌筋膜炎、腰椎间盘突出症、腰椎骨质增生症、腰背肌筋膜炎、腰肌劳损。

（3）四肢慢性损伤性疾病：主要有滑膜炎、腱鞘囊肿、狭窄性腱鞘炎、肱骨外上髁炎。

（4）周围血管疾病：主要有血栓闭塞性脉管炎、雷诺综合征。

（5）神经痛：主要有三叉神经痛、幻肢痛、肋间神经痛、带状疱疹后遗神经痛。

（6）癌性疼痛。

（7）心理性疼痛。

知识点 3：常用治疗方法

（1）药物治疗：一般慢性疼痛患者需较长时间用药，为了维持最低有效的血浆药物浓度，应采用定时定量用药。

（2）神经阻滞：一般选用长效局麻药，对癌症疼痛、顽固性头痛如三叉神经痛可以采用无水乙醇或 $50\% \sim 10\%$ 苯酚，以达到长期镇痛目的。

（3）椎管内注药：椎管内注药可以经蛛网膜下隙或硬脊膜外隙注药。

（4）痛点注射：在局部固定压痛点注药，每一痛点注射 1% 利多卡因或 0.25% 布比卡因 $1 \sim 4$ml，加泼尼松龙混悬液 0.5ml（12.5mg），每周 $1 \sim 2$ 次，$3 \sim 5$ 次为一个疗程，效果良好。

（5）物理治疗：在疼痛治疗中应用很广，种类很多，常用的包括电疗、光疗、磁疗和石蜡疗法等。

（6）心理学治疗：心理学治疗法中的支持疗法就是医务人员采用解释、鼓励、安慰和保证等手段，帮助患者消除焦虑、抑郁及恐惧等不良心理因素，进而调动患者主观能动性，增强机体抗疼痛的能力，积极配合治疗。此外还有催眠与暗示疗法、认知疗法以及生物反馈疗法等。

（7）职业疗法：职业治疗师指导患者克服疼痛给活动带来的限制。

第三节 癌性疼痛治疗原则

知识点 1：癌痛的原因

（1）与肿瘤相关的疼痛：①肿瘤侵袭或压迫神经所导致的疼痛，伤害感受器分布于皮肤、结缔组织、肌肉和内脏，因此又可分为躯体痛和内脏痛；②骨折或承重骨骨折所导致的疼痛；③胸腹内脏受到挤压，牵拉，侵袭所致；④软脑膜或硬脊膜肿瘤转移；⑤脑转移。

（2）与肿瘤治疗相关的疼痛：①放疗引起的疼痛，例如放射性脊髓炎；②化疗所引起的疼痛，尤其是某些具有神经毒性的化疗药物，例如长春碱类药物。

（3）与肿瘤或肿瘤治疗不直接相关的疼痛：例如带状疱疹后遗痛。

知识点 2：癌痛的治疗原则

癌痛应采用综合治疗的原则，根据患者的病情和身体状况，有效应用镇痛治疗手段，持续、有效地消除疼痛，预防和控制药物的不良反应，降低疼痛及治疗所带来的心理负担，以期最大限度地提高患者生活质量。

知识点 3：病因治疗癌症病痛

针对引起癌症疼痛的病因进行治疗。癌痛疼痛的主要病因是癌症本身、并发症等。因此抗癌治疗，如手术、放射治疗或化学治疗等，可能解除癌症疼痛。

知识点 4：药物镇痛方法治疗癌症病痛的原则

根据世界卫生组织（WHO）癌痛三阶梯镇痛治疗指南，癌痛药物镇痛治疗的五项基本原则如下：

（1）口服给药。

（2）按阶梯用药：主要是指根据患者疼痛程度，有针对性地选用不同强度的镇痛药物。

（3）按时用药：指按规定时间间隔规律性给予镇痛药。

（4）个体化给药：指按照患者病情和癌痛缓解所需药物剂量，制定个体化用药方案。

（5）注意事项：对于使用镇痛药的患者要加强监护，密切观察其疼痛缓解程度和机体反应情况，注意药物联合应用的相互作用，并及时采取必要的措施尽量减少药物的不良反应，以期提高患者的生活质量。

知识点 5：非药物治疗癌痛方法

非药物治疗用于癌痛治疗的非药物治疗方法主要包括：介入治疗、针灸、经皮穴位电刺激等物理治疗、认知、行为训练、社会心理支持治疗等。

第七章　气道管理

第一节　困难气道处理技术

知识点1：困难气道的定义

困难气道是指有经验的麻醉科医师（一般是指具有5年以上临床麻醉经验的麻醉科医师）在面罩通气时遇到困难（上呼吸道梗阻），或气管内插管时遇到的困难，或两者兼有的一种临床情况。一般包括困难面罩通气与困难气管内插管两种情况。

知识点2：困难气道的评估

临床评估主要包括以下几个方面：

（1）病史：了解患者病史，尤其是气道附近有无外伤、炎症、畸形和肿瘤及其治疗或手术史，麻醉史以及困难气道病史，有无打鼾、喉鸣或阻塞性睡眠性呼吸暂停、鼻出血史等。

（2）一般体检：检查有无肥胖、中切牙前突或松动、颈短粗、小下颌、颞颌关节强直；有无舌、颌面、口腔、颈部病变及气管移位。拟经鼻插管者，还需要检查鼻道通气情况及有无鼻部病变。

（3）特殊检查：①张口度。张口度指最大张口时上下门齿之间的距离；②甲颏间距：甲颏间距指患者头部后仰至最大的限度时，甲状软骨切迹至下颌骨颏突间的距离；③颈部活动度。颈部屈伸度是指患者最大限度地屈颈到伸颈的活动范围；④舌咽的相对大小。舌体太大或咽腔太小均会影响直接喉镜显露声门。

（4）放射影像学检查：颈部及胸部正侧位影像（X线、CT及MRI等检查）有助于鉴别困难气道及其可能原因。

知识点3：已预料的困难气道处理流程

（1）明确告知患者及其家属困难气道的风险性，并签署知情同意书。

（2）由对困难气道处理有经验的麻醉科医师主持气道管理，并配有助手参与。

（3）麻醉前，应当确定气管内插管的首选方案和备选方案，并做好相应准备工作。尽可能选用麻醉科医师本人最熟悉的方法和器具。

（4）气道处理前以面罩吸氧去氮，以延长患者对无通气的耐受时间。

（5）首选清醒气管内插管方法，以防止可预料的困难气道变成急症气道。

（6）在轻度镇静、镇痛和充分表面麻醉（包括环甲膜穿刺气管内表面麻醉）后，尝试用喉镜显露声门。如果能显露声门，则可以直接进行气管内插管；如果声门显露不佳，可以采用常规喉镜结合插管探条（喉镜下至少能看见会厌时）、光棒、纤维支气管镜或经鼻盲探等技术，进行插管；也可以采用可视喉镜或用插管型喉罩插管。

（7）在困难气道处理过程中要以保证患者生命安全作为首要目标，密切监测 SpO_2，确保患者的通气和氧合。

（8）反复 3 次以上仍未能成功插管时，应当放弃麻醉和推迟手术，待总结经验后再次进行气道处理。

知识点 4：未预料的困难气道处理流程

（1）提倡在进行快速麻醉诱导时分两步给药。首先是使用试验量的全麻药，使患者意识消失即可。对于借助面罩难以进行控制通气者，应当放弃使用肌松药和后续的全麻药，以防止出现急症气道。

（2）对于借助面罩能进行有效通气，但声门暴露或插管困难者，应当按照已预料的困难气道处理流程来处理。

（3）对于全麻诱导后出现的面罩通气困难，应当立即寻求帮助；同时力争在最短的时间内解决通气问题，如面罩正压通气（使用口咽或鼻咽通气道）、喉罩通气等。如果能改善通气，可以考虑唤醒患者。

（4）如果通气困难仍难以纠正，应当考虑立即采用急症气道处理措施，如食管-气管联合导管、喉罩通气、纤维支气管镜辅助气管内插管、逆行引导气管内插管、环甲膜穿刺高频喷射通气和环甲膜切开置管等。

（5）为了保障患者的生命安全，可以考虑及时终止麻醉，并取消手术。

知识点 5：意外困难插管的处理

第一次插管失败后，在重新评估气道和做相关准备时，如果能通过面罩维持通气，则在注意减少损伤的同时迅速进行以下调整：摆好"嗅物位"，喉外按压手法，更换其他型号喉镜片，更换其他气管插管技术，请更多插管经验丰富的医生会诊。如有经验的操作者反复插管不能成功，如仍能进行面罩通气，应当谨慎地停止气管插管操作并考虑以下措施：唤醒患者。如果使用短效药物（如丙泊酚、吸入麻醉药和氯琥珀胆碱），则可以等待患者清醒，在表面麻醉下行清醒气管插管；如果使用长效药物（如大剂量的阿片类药物和非去极化肌肉阻滞药），则需在药物消退之前一直进行面罩通气。在面罩或喉罩通气下进行麻醉；在尚能进行面罩通气时，进行气管切开或环甲膜切开建立外科气道。在插管困难，但能够通过面罩维持通气的情况下，可在麻醉状态下采取下列插管技术进行气管插管。

（1）在普通喉镜暴露下，如会厌和勺状软骨可见，可用管芯或橡胶弹性探条帮助插管。

（2）使用特殊喉镜提高喉镜的暴露分级。

（3）使用纤维内镜和带自封闭隔膜的纤维内镜专用面罩，可在持续给予正压通气的同时，行纤维内镜辅助气管插管。

（4）使用光条插管。

（5）使用可视光导芯插管。

（6）使用插管喉罩进行插管。

当患者无法进行面罩通气和插管困难时如果使用的是短效的药物（如氯琥珀胆碱、丙泊酚），而患者有充足的预充氧，在采取进一步治疗以前患者应当可以恢复足够的自主呼吸。如果使用的是非去极化肌肉松弛药，应当首先置入喉罩，维持通气。如果能够用喉罩维持通气，可考虑以下措施：在喉罩通气下进行麻醉；通过喉罩行气管插管；唤醒患者；在尚能进行面罩通气时，进行气管切开或环甲膜切开建立外科气道。当患者既无法通过面罩和喉罩通气，又插管困难时，可考虑以下措施：可视光导芯插管；插入食管气管联合导管；经皮穿刺经气管喷射通气。

知识点 6：困难插管患者的拔管

困难气道患者拔管时要仔细进行评估和操作，麻醉医师应该制定一套策略来保证拔管时的安全，困难插管患者的拔管策略应当是插管策略在逻辑上的一种延伸。预先制定的拔管策略应该包括考虑清醒拔管与在意识恢复前拔管相比的优点；评估所有可能对患者拔管后的通气产生不利影响的临床因素。如果患者在拔管后无法维持足够的通气，则应当实施已制定的气道管理计划；需要考虑短期使用某种装置作为迅速重新气管插管的引导，通常在拔管前通过气管插管将此装置插入到气管内，此装置可能是便于插管的硬质设备，或者是辅助通气的中空管道，或两种功能都具备。

在实际工作中，最佳拔管方法依患者情况和操作者的熟练程度而定。在困难气道患者拔管前应该准备好一些必要的装置，这些装置与应对困难插管时的装置相同。

第二节 辅助人工气道的应用

知识点 1：气管内插管的适应证

气管内插管可以保持患者的呼吸道通畅，防止异物进入呼吸道，便于及时吸出气管内分泌物或血液；进行有效的人工或机械通气；便于吸入全身麻醉药的应用。所以凡是在全身麻醉时，难以保证患者呼吸道通畅者（如颅内手术、开胸手术、俯卧位手术等），因疾病难以保持呼吸道通畅者（如肿瘤压迫气管），全麻药对呼吸有明显抑制或应用肌松药者，均应行气管内插管。因各种原因需要进行机械通气者、心肺复苏以及新生儿严重窒息时，都是气管内插管的适应证。

知识点 2：气管内插管的准备工作

　　在插管前，必须做到所有设备和器材就位且功能正常，人员到位，相关药品（麻醉药、血管活性药等）准备到位。

　　（1）常用器械：喉镜、气管导管、牙垫或口塞、表面麻醉用喷雾器，衔接管、插管钳、管芯、固定胶带以及负压吸引装置等。

　　（2）插管前对患者的检查和评估：插管前应当常规对患者进行有关检查和评估，并了解气管内插管的难易程度。患者既往的手术麻醉史对判断插管的难易度有着重要参考价值。

　　（3）喉镜的选择和检查：临床上可供选择的直接喉镜种类较多，其用途和使用方法也各不相同，应当根据操作者使用习惯及患者情况加以选择。

　　（4）气管导管的选择和检查：检查导管套囊是否漏气，并将导管前端用医用润滑剂或生理盐水润滑；将导管芯置于气管导管腔内，根据患者的喉部位置情况，将气管导管保持合适的弯曲度，以便提高插管的成功率。导管芯前端不能超出气管导管。成人一般选择内径 7.0~7.5mm 的气管导管，小儿气管导管内径（mm）可以根据经验公式进行选择，即导管内径（mm）= 患儿年龄（岁）/4+4。

　　（5）核对药品。

知识点 3：经口明视气管内插管术的插管准备和操作

　　（1）预充氧去氮：患者插管前以面罩吸纯氧至少 3 分钟，以排出患者体内氮气，增加肺内的氧气储备，延长插管的安全时限。

　　（2）插管的体位：自患者的口腔至气管之间可以人为地划出 3 条解剖轴线：口轴线为口腔至咽后壁的轴线、咽轴线为咽后壁至喉头的轴线、喉轴线为喉腔至气管上段的轴线。患者仰卧时，这 3 轴线彼此相交成角，并不处于一条直线。如果在患者枕下垫一薄枕，使患者的头部垫高约 10cm，并头后仰（"嗅花位"），可以使患者咽、口、喉三轴线接近重叠，插管径路接近为一条直线，利于显露声门。

　　（3）插管操作方法：操作者左手持喉镜柄，右手提颏张口并拨开上下唇。

　　（4）气管导管位置的判定：理想的导管位置其前端应当位于气管的中段，气管隆嵴上 3~7cm。

　　（5）气管导管的固定：最好采用专用的导管固定器来固定导管；也可以采用胶带或气管导管固定带固定导管。ICU 患者插管后应当用适当的镇静药物，并限制患者上肢的活动，以防患者自己意外拔管。

知识点 4：经口明视气管内插管术的注意事项

　　经口明视气管内插管术的注意事项主要有：

　　（1）插管时，患者应当处于适当的麻醉深度，以使咬肌松弛、张口满意，并抑制咽喉反射。

　　（2）暴露过程中，如果发现咽喉反射活跃，宜暂停插管，在辅助通气下适当加深麻醉。

（3）清醒插管者可以做喉部表面麻醉。

（4）喉镜的着力点应当始终位于喉镜片的顶端，并采用上提喉镜的手法，严禁将上门齿作为支点，以防损伤牙齿。

（5）导管插入声门时，必须动作轻柔。

知识点 5：经鼻气管内插管术的适应证

经鼻气管内插管术的适应证与经口明视气管内插管相似。特别适于一些不适合经口明视气管内插管的特殊患者选用，例如颈椎不稳、下颌骨骨折、口咽部感染、需较长时间带管者等。

知识点 6：经鼻气管内插管术的禁忌证

经鼻气管内插管术操作的创伤程度高于经口明视气管内插管。主要禁忌于凝血功能障碍、面部中段创伤、颅底骨折以及可能有颅内压升高等患者。

知识点 7：经鼻气管内插管术操作要点

经鼻气管内插管包括经鼻明视法与盲探法两种。

（1）经鼻明视气管内插管时，喉镜的操作要领与经口明视气管内插管相似。

（2）经鼻盲探气管内插管是在保留患者自主呼吸的情况下，导管置入鼻腔之后，通过患者呼吸气流的导引而盲探置管的一种方法，既往多用于喉镜暴露困难或是不适于喉镜暴露而需气管内插管的患者。

知识点 8：支气管内插管

支气管内插管是将支气管导管置入气管隆嵴以下的支气管内，以建立单肺或双肺分别人工通气的方法。其目的主要是将两侧肺隔开分别通气，并可以分别吸除双侧肺内的分泌物。主要用于咯血患者、囊肿或肺脓肿患者、其他肺部或食管手术以及支气管肺泡灌洗等患者，以保护非手术侧肺功能或提高胸腔内手术野的显露质量。

支气管内插管需要特制的支气管导管。支气管导管主要包括两种：双腔支气管导管（分为左侧管和右侧管）和 Univent 导管。

知识点 9：面罩通气的适应证

（1）为无胃内容物反流、误吸危险者的短小手术施行全身麻醉通气。

（2）气管内插管前为患者预充氧去氮。

（3）紧急情况下进行辅助或控制呼吸，如心肺复苏的现场急救。

知识点 10：面罩通气的操作方法

选择大小合适的透明通气面罩，以使面罩能够紧贴鼻背、面颊和口，并可以观察到口唇颜色和分泌物情况。检查贮气球囊，使之与供氧管相连接，并确保无漏气。应备有适当的口咽通气管、鼻咽通气管，以及负压吸引装置等。

当单人操作时，操作者左手持面罩，用小指提起下颌角，中指与无名指置于下颌骨处，示指与拇指置于面罩上，适当用力以保持面罩的气密性；右手控制贮气球囊行手法通气。当患者头面部较大、面罩难以密闭时，则可能需要双人操作。此时操作者双手维持面罩于良好的位置，助手控制贮气球囊。也可以使用四头带帮助将面罩固定于患者的面部。要求既要保证面罩与患者面部的紧密贴合、无明显漏气，又要能通过托举下颌角的动作解除舌后坠造成的气道梗阻。

在操作者用右手或由助手行辅助或控制呼吸时，应当通过观察或手感来判断患者胸廓起伏的幅度和通气阻力的大小，并评估通气效果。可以通过使患者头部略后仰、抬起颏部或托起下颌的方法，使患者下颌骨向前上抬起并张口，进而改善通气效果。在必要时可置入口咽或鼻咽通气管。吹入一次潮气量（6~8ml/kg）的时间通常不少于 1 秒。缓慢而均匀地供气可最大限度地避免胃膨胀的发生。

知识点 11：气管切开术的含义

气管切开术是通过切开颈段气管开放下呼吸道，并可以置入金属或硅胶气管切开套管，以解除上呼吸道梗阻。

知识点 12：气管切开术的适应证

气管切开术的主要适应证包括：
（1）各种原因所导致的急性上呼吸道梗阻。
（2）口腔颌面部严重外伤，无法行气管内插管者。
（3）各种原因所导致的气管内插管失败，尤其是出现非预见性的困难气道时。
（4）下呼吸道痰液或分泌物潴留或阻塞，为了便于及时清理气道、维持下呼吸道通畅时。
（5）需要较长时间保持人工气道和机械通气等。

知识点 13：常规气管切开术

（1）术前准备：除了需要准备制式的气管切开包外，还应当准备好氧气、负压吸引器、气管切开套管、简易呼吸皮囊或呼吸机以及各种急救药品等。对于非紧急气管切开的患者，可以考虑先行气管内插管和氧疗，待呼吸困难缓解后，再行气管切开术。

（2）体位：通常取仰卧位，肩颈部适当垫高，使头后仰、气管尽量接近皮肤，以便于手术的暴露和操作。颈部常规消毒、铺单或洞巾。

（3）麻醉：对于全麻状态下或是严重意识障碍的患者，可以不必麻醉。其他多选用局部浸润麻醉，阻滞范围上自甲状软骨下缘，下至胸骨上窝。

（4）操作方法：通常为双人操作，作颈部正中直切口，自甲状软骨下缘至接近胸骨上窝处切开皮肤及皮下组织。以血管钳沿正中线钝性分离胸骨舌骨肌和胸骨甲状肌，暴露出甲状腺峡部。向上牵引甲状腺峡部，或切断并缝扎峡部，以暴露出气管环。通常于第 2~4 气管环处用尖刀片自下向上切开两个气管环；以弯血管钳撑开气管切口，置入适当大小的气管切开套管；拔出管芯，吸净术野及气管内的血液和分泌物，并检查无明显出血。将气管切开套管与呼吸机连接行机械通气或维持开放气道自主呼吸。以套管上的系带环绕颈部将切开套管固定，注意避免固定过紧或过松，避免压迫颈部血管或切开套管意外脱出。皮肤切口通常不需缝合，以无菌纱布垫覆盖于皮肤切口与套管之间即可。

知识点 14：环甲膜穿刺术

此方法是仅在急性严重上呼吸道梗阻情况下采取的急救措施。通常尽量选用大口径的静脉套管针或金属针头，经环甲膜穿刺。在穿刺时，针体与患者皮肤成30°角，针尖指向患者足端，当感觉到明显落空感、回抽有空气时，表明针尖进入气管，即可退出针芯将套管针留在气管内。通过套管针可进行高频喷射通气或接麻醉机行小潮气量手法快速通气。此方法只能作为困难气道的紧急处理措施，应同时准备和尽快施行常规气管切开或气管内插管。

知识点 15：经皮扩张气管切开术操作方法

取颈前正中第 1~2 或第 2~3 气管环间隙处做一长约 1cm 的皮肤横切口；以穿刺套管针在切口正中垂直向下穿刺入气管内；穿刺针有明显落空感且注射器回抽见空气之后，退出针芯并经套管针置入导引钢丝至气管内；退出套管针并将导引钢丝留于气管内；使用不同管径的扩张器经导引钢丝依次从小到大钝性扩张穿刺径路；退出扩张器，经过导引钢丝置入气管切开导管并留置在气管内。确认气管切开导管进入气管内后拔出导引钢丝，将切开导管套囊充气。清理气道及导管固定方法与气管切开术相同。有的经皮扩张气管切开套件是在置入导引钢丝之后，采用特制的弯血管钳沿导引钢丝进行钝性扩张，然后置入气管切开导管。对于操作熟练者来说，此方法能够更迅速地建立人工气道。

知识点 16：喉罩的分类

目前使用的喉罩（LMA）主要包括下面几种类型：普通喉罩（cLMA）、双管喉罩（LMA-Proseal）、可弯曲喉罩（LMA-Flexible）、一次性使用双管喉罩（LMA-Supreme）、一次性使用普通喉罩（LMA-Unique）、插管喉罩（LMA-Fastrach）和可视插管喉罩（LMA-

CTrach）。

知识点 17：喉罩的优点

（1）喉罩置入不需要使用喉镜。
（2）喉罩不置入气管，刺激小，易耐受，对气道的损伤少。
（3）喉罩的置入和拔除对血流动力学的影响小。
（4）对眼内压和颅内压的影响小。
（5）喉罩置入所需要的时间短，易于掌握。

知识点 18：喉罩的适应证

喉罩目前主要适应证包括：
（1）无反流误吸风险的手术麻醉，尤其是非预见性气管内插管困难的患者。
（2）颈椎不稳定患者，施行气管内插管需要移动头部而有较大顾虑时。
（3）短小手术需要人工通气或保留自主呼吸的患者。
（4）紧急气道处理和心肺复苏时及时建立人工通气等。

知识点 19：喉罩的禁忌证

喉罩的禁忌证主要包括：
（1）饱胃、腹内压过高、有反流误吸高风险的患者。
（2）张口度过小（<2.5~3.0cm）的患者。
（3）咽喉部感染、水肿、活动性出血、血管瘤及组织损伤等病变的患者。
（4）通气压力需>25cmH_2O 的气道狭窄和慢性阻塞性肺疾病的患者等。

知识点 20：喉罩的放置方法

喉罩的放置方法为：置管前应检查喉罩各部分的连接是否可靠，套囊是否漏气。在喉罩勺状套囊的背面作适度润滑备用。因喉罩不进入气管内，故对患者的刺激性较小，可以在适度镇静加咽喉部表面麻醉下置入。不能配合者也可应用肌松药后置入。通常采用盲探法放置。喉罩置入的最佳位置应该为：前端位于下咽底部，紧贴食管上段括约肌的前壁，两侧位于梨状窝内，勺状套囊的上边界贴住舌根，将其抵向前方。喉罩置入后，如有漏气应当及时调节其位置：喉罩后退一段距离后重新置管并适当进行充气，充气过度反而会增加漏气的风险。
（1）调节患者头颈部的屈曲度。
（2）轻轻压迫患者的甲状软骨部位。
（3）更换为大一号的喉罩。

（4）选择不同类型的喉罩。

（5）如仍漏气明显，应当考虑行气管内插管。

知识点 21：喉罩的常见并发症

喉罩的常见并发症包括：

（1）拔管后口咽喉部不适和疼痛，大多可以自行恢复。

（2）长时间留置、套囊压力过高或喉罩位置不佳时，可以引起暂时性的构音障碍、喉头水肿、声门梗阻等。

（3）胃内容物反流误吸是最严重的并发症，大多与喉罩漏气及气道压力过高有关。带有引流管的双管喉罩，可以置入胃肠引流管引流。

知识点 22：喉罩在困难气道中的应用

喉罩在困难气道中的应用，主要体现在以下两个方面：

（1）在未预料到的困难插管患者的应用：在麻醉诱导后，发现插管困难，特别是在"既不能插管，又不能通过面罩通气"的紧急情况下，可首选 LMA，解决通气和氧合。

（2）在已预料到的困难插管患者中应用：术前通过 Mallampati 评分、开口度、甲颏距离、颈部活动情况预知困难插管，或过去做过全麻，被麻醉医生告之困难插管，首选在表面麻醉下用纤维喉镜引导行气管内插管，在无纤维喉镜的情况下可以经鼻行盲插气管内插管，但对不合作的患者可以在麻醉诱导下置入插管喉罩，再通过插管喉罩行气管内插管。

知识点 23：食管气管联合导管（ETC）的使用指征

（1）院外的急诊插管：无论是在院内还是院外，联合导管都适用于紧急气管插管，尤其当气管内插管不能立刻进行时，如患者解剖结构障碍、操作空间狭小、照明困难的紧急情况。

（2）择期和急诊手术中的应用：在全麻常规手术一些并非必须使用气管内插管的情况下，也可使用联合导管。作为一种紧急气管插管的工具，食管气管联合导管特别适合口咽解剖条件困难的患者。在择期手术中，插管时必须维持一定的麻醉深度，肌松却不是必需的。使用喉镜可以避免潜在的口腔和咽部黏膜的损害，并且在喉镜直视下应有意将联合导管插入食管内，所以成为被推荐的方法。

知识点 24：食管气管联合导管（ETC）的禁忌证

（1）意识存在或咽反射活跃者。

（2）上呼吸道外伤、出血、感染、肿瘤、服用腐蚀性液体者。

（3）明确或可疑存在食管疾患或食管静脉曲张者。

（4）十六岁以下的患者。

（5）身高<150cm 或>200cm 的患者。

（6）怀疑有颈椎损伤或需要颈椎制动的患者等。对于饱胃和反流误吸的高危患者，应当属于相对禁忌证，在急需时应当谨慎采用。

知识点 25：食管气管联合导管（ETC）的置入方法

（1）使用前准备：应当仔细检查 ETC，确保导管无损伤；检查两个套囊是否漏气、损伤或套囊部分凸起等；检查完毕之后，尽能抽尽套囊内的气体；以导管胶充分润滑导管外壁。

（2）操作方法：患者去枕平卧位，头适当后仰。操作者以左手上提下颏张口并拨开上下唇；右手以持笔式握住 ETC，沿口腔的正中线舌体表面将导管插入口内；顺势推进 ETC 直到标志线与患者门齿水平平齐，停止置管。分别为近端套囊和远端套囊充气约 100ml 和 15ml。

（3）导管位置的测试：先将 ETC 的食管腔与麻醉机相连，手法行间歇正压通气，以听诊或监测潮气末二氧化碳分压（$P_{ET}CO_2$）的方法，确定导管的位置。听诊双肺呼吸音和上腹部的胃内气过水声。如双肺呼吸音清晰、对称，胸廓起伏良好，上腹部未能闻及气过水声，且可以监测到正常的 CO_2 波形，说明此时 ETC 的气管腔位于患者的食管内，即可经食管腔进行机械通气。如果未听到双肺呼吸音，也未监测到 CO_2 波形，则应将气管腔与麻醉机相连进行正压通气，如果可以听到双肺呼吸音，并能监测到 CO_2 波形，说明导管的气管腔进入气管内，可经气管腔进行机械通气。

知识点 26：纤维支气管镜（FOB）引导下清醒经口气管插管

清醒状态下充分的表面麻醉是非常重要的步骤：首先用 4% 利多卡因药液或 10% 利多卡因喷雾剂喷洒口咽表面，4% 的利多卡因经环甲膜注射或通过 FOB 喷洒的方法对喉和气管表面，这样可以有效预防插入 FOB 时经常出现的严重呛咳和喉痉挛。在插管过程中，将患者头部置于插管所需的正中位置上，口中放置插管型通气道，吸引口咽部，将 FOB 镜身和气管导管充分润滑后，先将 FOB 经插管型通气道向口咽部前行，暴露声门，推至气管中段（最好在 FOB 直视下将气管导管的尖端放置在隆突上方 3~4cm 处），保持 FOB 位置不动，沿着 FOB 镜身推送气管导管进入到气管内。此过程需要将患者头后仰、下颌拖起、适当向前牵拉舌体，以增加咽部的空间，便于会厌离开咽喉壁，暴露声门。但即使 FOB 进入到气管内，在推送气管导管的过程中，气管导管也常会受阻于会厌或进入梨状窝而无法推送进入气管内。避免这种情况的方法是应当尽量使 FOB 的镜身外径与气管导管的内径相匹配，FOB 与气管导管之间的缝隙越大，气管导管进入气管受阻的概率就越高；推送过程中斜面向下使气管导管能够滑过可能受阻的右侧杓状软骨。

知识点 27：FOB 引导下清醒经鼻气管插管

通常首选通气通畅的鼻孔，用 2% 的利多卡因凝胶麻醉鼻黏膜，并用浸有 4%~5% 可卡因或利多卡因和去氧肾上腺素的混合液（4% 利多卡因 3ml+1% 去氧肾上腺素）溶液的棉签进行局部麻醉和收缩鼻黏膜血管，经环甲膜注射或在气管插管过程中通过 FOB 喷洒局部麻醉药来进行喉和气管的局麻，无须对口咽部实施局部麻醉。在插管前，先将气管导管须用温水软化并充分润滑气管导管，将气管导管经局部麻醉过的鼻孔轻柔地插入，直至刚好进入咽喉部，再经导管放置 FOB，或者事先将气管导管套在 FOB 上，再将 FOB 穿过鼻腔。有 80%~85% 的患者，在轻微调节或无须调节 FOB 前端方向的情况下便可看到会厌和声门。在 FOB 到达气管中段后，推送气管导管。经鼻气管插管过程中，气管导管受阻及无法进入气管的发生率相对较低。

知识点 28：在全身麻醉状态下经口或鼻进行 FOB 引导气管插管

可保留患者自主呼吸，也可给予肌松药控制通气。全麻下气管插管可提高患者的舒适度，其主要缺点是舌和咽部组织失去张力，向下贴近咽腔，阻挡喉部视野，因此需要助手协助托起患者的下颌，此操作是全麻下 FOB 引导气管插管的最为重要步骤之一。为了减少缺氧时间，可使用带有内镜孔的麻醉面罩给自主呼吸患者供氧，或给全身麻醉和肌松弛患者正压通气，但需要助手协助实施麻醉和维持面罩通气，将气管导管的接头取下后套于 FOB 上，经内镜面罩上的内镜孔隔膜插入 FOB，便于插完气管导管后内镜面罩从气管导管上取下。

对于气管插管困难的不合作的饱胃患者，在全麻诱导前可能无法采用可保证气道安全的清醒插管时，如果快速诱导期间使用硬质喉镜气管插管失败，可以考虑在持续按压环状软骨的同时，用 FOB 完成气管插管，而避免因反复尝试经鼻盲探气管插管或硬质喉镜经口气管插管造成的气道损伤。

知识点 29：经喉罩通气道 FOB 引导下气管插管

借助 FOB 可直视喉部，以提高经 LMA 气管插管的成功率。置入 LMA 并确认其通气效果满意后，选择适当型号的气管导管和 FOB，充分润滑后经 LMA，FOB 暴露喉部并进入气管内，然后沿着 FOB 将气管导管推入气管，气管导管套囊充气。拔除 FOB，经气管导管通气。在麻醉结束时，先拔除气管导管，通过 LMA 维持呼吸，气道保护性反射恢复后拔除 LMA。使用 LMA 引导气管插管的不足之处在于对气管导管型号的限制，并需要气管导管具有足够的长度。因此可能需要特殊的气管导管如 RAE 经鼻插管导管。如果需保留气管导管并拔除 LMA，目前有多种方法可以供选择：通过"导管连导管"的方法以增加足够的导管长度；在 FOB 引导下经 LMA 放置气管内导丝。如果导丝较粗，就足以用来引导合适型号的气管导管，保持 LMA 不动，用导丝引导完成气管插管；如果导丝较细，可以先顺导丝放置一根导引管，通过 CO_2 检测证实导引管的位置正确后，拔除 LMA，最后用导引管引导插入合适型号的气管导管。更换导管的方法包括：

（1）使用导管交换器或 FOB 的辅助下进行。

（2）用 FOB 经 LMA 先将一根较小型号的气管导管放置到气管内，作为插管导引管，然后将内径为 8.5mm 的气管导管沿着"导引管"推送至气管内。

（3）经 LMA 用 FOB 放置一根交换管芯，由于交换管芯直径大、有一定硬度，因此在用气管导管替换 LMA 前，还可以维持气道通畅。

（4）纵向剪开 LMA，并用硅酮密封套囊，用带孔的绷带缠住 LMA 通气导管，套有气管导管的 FOB 经这种改装后的 LMA 进入气管内后，LMA 套囊放气，去除 LMA 上的绷带，气管导管沿着 FOB 经 LMA 进入气管内，这种方法可通过较大型号的气管导管。

知识点 30：经联合导管 FOB 引导下气管插管

采用盲探法放置联合导管，90% 以上进入食管，为了防止可能出现的并发症，提供更加安全的气道，并拥有对气管内进行吸引的通路，可经插入的联合导管在 FOB 引导下用气管导管替换联合导管。目前已有联合使用盲探放置联合导管和 FOB 引导气管插管技术来处理困难气道的报道。

知识点 31：FOB 辅助"经鼻盲探"气管插管

在某些气道扭曲和伴有气道病变的患者，单独应用经鼻盲探气管插管或 FOB 暴露声门均有可能失败，而联合应用两种技术就便获得成功。FOB 可采用两种不同的方法辅助完成困难或失败的经鼻盲探气管插管。一种情况是在因鼻道狭窄，只能插入细的气管导管，而当 FOB 无法插入气管导管时，可从对侧鼻孔插入 FOB，观看气管导管尖端的位置并辅助其进入声门。另一种方法是在直视下调节经鼻插气管导管和患者头部的位置，使其直对喉部。

知识点 32：FOB 辅助逆行导丝引导气管插管

在采用传统的逆行气管插管技术失败时，可以利用经环甲膜插入的导丝引导 FOB 进入声门和气管。用 FOB 完成逆行气管插管包括两种不同方式：

（1）在气管导管无法沿着导丝进入气管时，保持气管导管位置不变，将 FOB 插入到气管导管内，FOB 沿着导丝越过气管导管末端，并越过导丝的气管入口处，确保 FOB 位于气管下段时，拔除导丝，沿着 FOB 将气管导管推送进入气管内。

（2）导丝以逆行的方式穿过套有气管导管的 FOB 的吸引通道，导丝引导 FOB 进入气管内，拔除导丝，沿着 FOB 将气管导管推送进入气管内。

第八章　常用试验检查及麻醉相关特殊检查

第一节　肺功能检查

知识点1：肺通气功能参数——每分通气量

每分通气量（V）：V＝潮气量（V_T）×呼吸频率（f）。成人静息每分通气量为6~8L，随人体活动量的增加，每分通气量也随之增加。在病理情况下，如患甲状腺功能亢进时，因人体的基础代谢率增加，分钟静息通气量也可明显增高。所以可将每分静息通气量作为基础代谢率的指标。此外，还有很多因素能使分钟静息通气量增加，如严重缺氧和紧张、恐惧等精神、神经因素。

知识点2：肺通气功能参数——最大自主通气量

最大自主通气量（MVV）是指人体在1分钟内所能呼吸的最大气体容量。根据患者的情况，酌情限定患者在10秒、12秒或15秒内，进行最快和最大的深呼吸，所测得的通气量分别乘以6、5或4，即为每分最大自主通气量。

知识点3：肺通气功能参数——用力肺活量

用力肺活量（FVC）又称时间肺活量是指受试者尽量吸足气，然后尽快呼气且尽量呼完的气体容量。正常人FVC与缓慢或非用力动作所测得的肺活量相等；但在气道有阻塞者，用力呼气可致气道提早变窄或闭合，FVC可较肺活量低。二者之差可以反映受压气道远端陷闭的气体量。FVC<15ml/kg时，术后肺部并发症的发生率常明显增加。

知识点4：肺通气功能参数——用力呼气量

用力呼气量（FEV_T）在FVC的测定过程中，分别测定最初3秒内的呼气量，并分别求其各秒气体容量所占最大用力肺活量的百分比。其中，T表示呼气时间。由于FEV_T测定的是在不同时间呼出的气体容量，因此它实质上测定的是流量。通过估计在特定时间的呼气流量可确认气道阻塞的严重程度。在阻塞性及限制性肺疾病，FEV_T均会减少。由用力肺活量利用公式可以推算出最大自主通气量，即最大自主通气量（L）＝$FEV_{1.0}$×35。本公式适用于测定最大自主通气量有困难的患者。

知识点 5：肺通气功能参数——用力呼气流量

用力呼气流量（FEF）：$FEF_{25\%\sim75\%}$ 是在测量 FVC 过程中，呼气在 25%~75% FVC 水平的平均流量，也称最大呼气中段流率（MMFR）。这段肺活量水平的呼气流率与用力无关，主要反映肺泡弹性回缩力和气道阻力的情况。阻塞性肺疾患患者通常 MMFR 降低，而在限制性肺疾患患者中，保持正常。在早期阻塞性肺疾患患者 MMFR 最先出现降低，较其他指标敏感。MMFR 较 FEV_T/FVC 对受试者用力程度的依赖性更小，且可重复性高。

知识点 6：肺通气功能参数——通气储量百分比

最大分钟通气量将（MVV）减去每分静息通气量即为通气储量，以通气储量与 MVV 相比即为通气储量百分比，其公式：通气储量百分比 =（MVV-V）/MVV，是衡量通气功能好坏的一项重要指标。百分率低，提示在应激的情况下，所能发动的呼吸储备能力小，即呼吸代偿能力越差。通常正常值为 93%。凡引起 MVV 减少的疾患，通气储量百分比也降低，百分比越低，通气功能越差。当此值降至 70%~60% 时，患者接近气促的阈值。肺切除术前如果在 70% 以下，术后应当警惕发生呼吸功能不全。

知识点 7：肺通气功能参数——流量-容量曲线

用力吸气至最大限度，然后用力呼出至无法再呼出为止，其做法与用力肺活量测定基本相同，以 x-y 记录仪描记流量和容量的变化，即可以得出流量-容量曲线。从此曲线可得知用力肺活量、最大吸气流量和最大呼气流量，特别是流量与肺容量关系方面存在重要的诊断意义。阻塞性肺疾患通常伴有流量的降低，而限制性肺疾患常为肺容量的降低。而呼气曲线的变化在很大程度上与患者用力无关，流量主要决定于肺弹性回缩力（从 75% 肺活量至残气量）。当有固定上气道或气管梗阻时，伴有典型的呼气和吸气流量受限，吸、呼相曲线均变平坦，曲线呈卵圆形。限制性肺疾患患者通常峰值呼气流量相对正常，并随肺容量减少线性降低，但肺容量本身降低。

知识点 8：肺通气量的划分

根据人体所处的不同状态和实际参与肺泡气体交换通气量多少，可将肺的通气量分成每分通气量、肺泡通气量和无效腔量。

通常情况下，大约每次呼吸有 2/3 的通气量到达有血液灌注的肺泡参与气体交换，这部分称为肺泡通气量或有效通气量。其余 1/3 通气量未参与气体交换，称为无效腔量或生理无效腔量。生理无效腔量又可以分为两部分：充填传导气道部分的气量，也称解剖无效腔量；肺泡通气良好而相应的血液灌注不良时，气体交换不能充分进行的那部分气量，也称肺泡无效腔量。

知识点 9：影响肺泡无效腔量的因素

影响肺泡无效腔量的因素包括：

（1）肺泡血液灌注压不足：当各种类型循环衰竭引起低心排出量出现肺循环压下降时，无血液循环灌注的肺泡明显增加，这种效应在低血容量时更明显。在行控制性低血压时，也可以使肺泡无效腔量明显增加，若患者的生理肺泡无效腔量超过潮气量的 75% 时，就会发生严重的肺泡通气不足。

（2）体位的影响：肺血流的分布受重力影响，当侧卧位时，约有 2/3 的肺血流分布在下侧肺，而自主呼吸的通气大部分也通向低侧肺，因此肺泡无效腔量变化很小。然而在人工通气下，则对上侧肺的通气较多，而且血流分布较少，形成肺泡无效腔量增加。目前研究发现，当发生急性呼吸窘迫综合征时，将患者由仰卧位变为俯卧位，会使胸膜腔负压梯度减小，肺内气体的分布变得更为均匀，进而使背侧肺组织的通气得到改善，同时肺内血流又优先分布到背侧肺组织。所以背侧的肺组织通气/血流比率改善，气体交换增加，氧合程度也提高。

（3）无血液灌注的肺泡通气：在肺栓塞、肺毛细血管收缩，或肺泡隔和其中血管广泛性破坏所致肺阻塞性疾患以及胸外科手术时，外力引起肺循环阻塞等，使部分肺泡没有血液灌注，肺泡内气体不能进行气体交换而增加肺泡无效腔量。

（4）全麻时无论自主呼吸或人工通气，均可以使肺泡无效腔量增加，平均增加约 70ml。这主要是由于潮气量增大，吸气时间缩短和肺血流减少所致。在气管内插管全麻下患者的 V_D/V_T 为 30%～35%，然而由于存在机械无效腔及其他增加解剖无效腔的因素，因此全麻中，应适当增加潮气量，以提供足够的肺泡通气量。

知识点 10：肺血流的分布

在不同的体位下，肺泡压（P_A）、肺动脉压（P_a）和肺静脉压（P_v）等在不同肺区有着不同的相关性，并出现血流量的差异。Ⅰ区在肺的最上部分，此区 $P_A > P_a > P_v$。肺泡压传递至肺毛细血管，血管被压塌陷，肺血流量少。在理论上此区为无血流灌注区，即使接受人工通气也缺乏血流灌注，仍为肺泡无效腔量。在正常情况下，所涉及的范围较小，但当肺动脉压降低如低血容量性休克时，使Ⅰ区范围扩大。

Ⅲ区出现于肺的重力依赖性区域，此时 $P_a > P_v > P_A$，肺血流量受肺动静脉压力差所影响。因重力作用，P_v 增加，肺毛细血管呈持续开放状态。所以此区血灌注呈相对过剩，即存在血灌注而无通气，即为生理性分流区。

Ⅱ区出现在Ⅰ区下限至Ⅲ区的上限，此时 $P_a > P_A > P_v$。肺血流量决定于肺动脉压与肺内压的差。肺静脉压对肺血流的影响不大。此区包括大部分肺泡，是通气和血流匹配区。

知识点 11：肺泡的气体分布

正常人肺泡的气体分布受重力的影响，上肺部较下肺部的通气分布多，与胸腔压力梯度有关。正常胸腔压力为负压，因肺和胸廓内不同部位的液体静力学和结构性的改变，胸腔内各部分的压力并不一致，肺尖部负压最大。健康成人在直立时，肺尖部周围的胸内压为$-10cmH_2O$，向下按$0.25cmH_2O/cm$递减，肺基底部约为$-2cmH_2O$。胸内压垂直梯度对呼吸时气体分布和排空均有影响。健康人直立时，在残气位，随胸腔内压从上到下的逐渐递减，肺泡的膨胀度也随之降低。如从残气位开始吸气，气体首先分布到肺尖，然后再逐渐向下分布；但因肺尖周围负压较高，在残气位时肺尖部有部分肺泡已处于膨胀状态，所以进入肺尖部的气量较少。继续吸气时，胸内压继续降低，肺下部气道开放，大量气体进入肺基底部。呼气时，气体的排出顺序与吸气时相反，肺基底部胸内压力原较肺尖高，呼气时压力增加，使该部位肺容量最先缩小气体排出，使基底部肺单位关闭。待肺下部肺单位关闭之后，才是肺尖部呼出气。所以肺尖部的肺泡气具有先进后出的特点。

知识点 12：闭合气量（CV）

闭合气量（CV）是指肺底部小支气管开始关闭后所呼出的气量。闭合气量加上残气量称之为闭合容积（CC）。

闭合气量不用绝对值表示，是以闭合气量与肺活量之比即 CV/VC（%）表示。健康人坐位的 CV/VC（%），年龄差别不大，通常 30 岁 CV/VC（%）为 13%，40 岁为 16%，50 岁为 20%。闭合气量明显增高时，提示有小气道功能障碍。

知识点 13：肺的通气与换气

肺为了完成气体交换任务，需要完成两方面的工作。首先，要将气体自外界吸入肺内，并将经过交换的气体自肺泡呼出，此过程称之为通气；同时肺泡内气体还要与流经肺的血流进行气体交换，吐旧纳新，此过程称之为换气。通气功能是换气功能的基础，两者互相联系，互不可分。肺内气体交换是呼吸功能的根本所在。

知识点 14：肺内的气体交换

肺内的气体交换，是气体通过浓度差的弥散作用，穿过呼吸膜入血或进入肺泡的过程。肺换气的正常依赖于肺泡各部分通气与血流比率的均衡，也依赖于肺呼吸膜弥散功能的良好。

知识点 15：临床上导致缺氧和低氧血症发生的原因

（1）通气与血流比值（V/Q）：即每分通气量与每分血流量的比值，可以表达肺内所有区域的通气与血流的相关性。理想的 V/Q 的比值为 1，大约出现在第 3 肋骨水平。高于此水平，V/Q 的比值大于 1，而低于此水平，V/Q 的比值小于 1。临床上，V/Q 失调往往以缺氧为主，只有在严重通气不足时，才出现 CO_2 潴留。

（2）肺内分流：肺内分流是指因不同的原因使肺内血流未经氧合便直接与已氧合的、动脉化的血相混合，使血氧下降，其性质类似先天性心脏病患者的"右向左分流"，但发生在肺内，故为肺内分流，也称之为静脉血掺杂。正常支气管静脉和心最小静脉的血不经气体交换，直接进入右心，形成肺内分流，但其量占心排血量的 2% 以下。当 V/Q 减小，如果通气少于血流量，即可引起不同程度的静脉血掺杂，或肺内分流样改变；如果通气完全停止，而血流继续，则形成病理性肺内分流，这是换气障碍中最严重的一种。

（3）肺内弥散：肺泡和血液间的气体交换决定于气体的分压差、肺血流速度、肺泡肺毛细血管壁的厚度（呼吸膜）及肺泡总面积和气体弥散能力。肺泡膜总面积可以达 50～100m^2，厚度小于 0.5μm 有利于气体弥散。气体可以从高分压向低分压处弥散。CO_2 弥散能力很高，约为氧的 20 倍。在静息的状态下，氧弥散量为 15～20ml/mmHg，肺毛细血管血流通过肺泡的时间为 0.75 秒，而氧弥散的时间需 0.3 秒。肺泡弥散量的变化，可以随肺的生长发育而增加，儿童的弥散量小于青年人。老年人有肺泡退行性变及肺气肿，也使氧的弥散量减少。男性肺泡面积较女性大，故弥散量大于女性。

知识点 16：调节呼吸运动的中枢

中枢神经系统内产生和调节呼吸运动的神经细胞群，分布于大脑皮层、脑桥、间脑、延髓和脊髓等部位。

知识点 17：呼吸运动的反射性调节

（1）肺牵张反射：肺扩张或萎陷引起的吸气抑制或兴奋的反射。主要包括：①肺扩张反射。加速吸气与呼气的交替，使呼吸频率增加。与呼吸调整中枢共同调节呼吸频率及深度；②肺缩小反射。肺萎陷较为明显时引起吸气的反射。在平静呼吸调节中的意义不大，但对阻止呼气过深和肺不张等可能起到一定作用。

（2）化学感受性反射调节：①外周化学感受器。存在于颈动脉和主动脉体，前者主要参入呼吸调节，后者则在循环调节方面较为重要。颈动脉体内含 Ⅰ 型细胞及 Ⅱ 型细胞，周围包绕以毛细血管窦，血供丰富。功能上 Ⅰ 型细胞起到感受器的作用。Ⅱ 型细胞类似神经胶质细胞；②中枢化学感受器。位于延髓腹外侧浅表部位。头尾区具化学感受性，中间区是中继站。

知识点 18：呼吸肌本体感受性反射

肌梭和腱器官是呼吸肌的本体感受器。当吸气阻力升高时，呼吸肌本体感受器兴奋，传入到冲动频率，反射性增强吸气肌收缩力，以克服阻力保证肺通气量。

知识点 19：围术期肺功能检查

通常围术期肺功能检查包括病史、体格检查、胸部 X 线片、动脉血气分析和肺量计。咳痰史、喘息或呼吸困难、活动耐量和其他活动受限的现象是较为重要的信息。动脉血气分析采样时，患者应吸空气，可提供有关气体交换和酸碱平衡等方面的信息。肺量计检查包括 FVC、$FEV_{1.0}$ 和 $FEV_{1.0}$/FVC，以及 MMFR，这将有助于将肺疾患分类（阻塞性、限制性或混合性），并确定疾病的严重程度。

第二节　心功能检查

知识点 1：床旁心脏功能检查

病史的采集应当包括呼吸困难、心绞痛、疲倦、晕厥、腹胀、外周水肿等，并了解病程、患者的活动能力及生活质量。同时，观察有无气促、贫血、发绀和黄疸等。检查肺呼吸是否正常、心脏有无杂音、心率、心律是否正常、肝脾有无增大或外周水肿情况，均有助于心脏功能的评估。

知识点 2：X 线心脏检查

通常 X 线心脏像或床边胸片，对判断心脏功能及心力衰竭程度颇有帮助，并可以指导临床治疗。

（1）心脏增大：心胸比值>0.5 表明心脏有增大。突然左心室增大，常提示心肌收缩功能不全性心力衰竭。心影增大的程度及其变化特点有助于原发性心脏疾病的诊断。

（2）肺静脉压增高：通常提示左侧心力衰竭。依据增高的程度可包括以下几种表现：①肺淤血：是早期左侧心力衰竭可靠的证据；②间质性肺水肿；③肺泡性肺水肿。

Rigler 等依据 X 线片的影像将肺水肿划分为三度：轻度肺水肿、中度肺水肿、重度肺水肿。

心脏功能检测可分为无创性和有创性两类。

知识点 3：心脏收缩功能检查

射血分数是目前临床上评价心脏收缩功能最常用的指标。是心室每搏量和心室舒张末期容积的比值。成人正常的左室射血分数（LVEF）为 60%±7.0%，右室射血分数（RVEF）为 48%±6.0%。一般认为，静态 LVEF<50%；RVEF<40% 即为心室功能降低。健康人运动高峰时 EF 的升高应当增加 5.0%；如等于或降低 5.0% 即为运动试验异常，表示心脏功能降低。左室射血分数是估价左室收缩功能最有用的指标之一，它可以反映左室排血的效率。LVEF 降低表明心肌收缩力降低。

知识点 4：心脏舒张功能检查

　　心室舒张不是单纯的被动动作，心室肌纤维松弛也需要能量，同时依赖静脉的回流及瓣膜前后的压力梯度的阶差，使心室再充盈。心肌缺血可改变心肌纤维松弛的需能过程，这种心室舒张功能改变的时间可先于收缩功能的改变，因此可提前发现左心功能的减退。

第三节　肝肾功能检查

知识点 1：肝功能检查项目

　　肝功能检查项目主要包括：丙氨酸氨基转移酶（ALT）、天冬氨酸氨基转换酶（AST）、总蛋白、球蛋白、清蛋白、清蛋白/球蛋白以及总胆红素的检查。

知识点 2：反映肝实质损害的指标

　　反映肝实质损害的指标主要包括：ALT、AST 等。其中，ALT 是最为常用的敏感指标，1%的肝细胞发生坏死时，血清 ALT 水平即可升高 1 倍。AST 持续升高，数值超过 ALT 往往提示肝实质损害严重，是慢性化程度加重的标志。

知识点 3：反映胆红素代谢及胆汁淤积的指标

　　反映胆红素代谢及胆汁淤积的指标主要包括：总胆红素（TBil）、直间接胆红素、尿胆原、尿胆红素、血胆汁酸（TBA）、γ-谷氨酰转肽酶（γ-GT）及碱性磷酸酶（ALP）等。肝细胞变性坏死，胆红素代谢障碍或者肝内胆汁淤积时，可出现上述指标升高。溶血性黄疸时，可出现间接胆红素升高。

知识点 4：反映肝脏合成功能的指标

　　反映肝脏合成功能的指标主要有：清蛋白、前清蛋白、胆碱酯酶及凝血酶原时间和活动度等，长期清蛋白、胆碱酯酶降低，凝血酶原活动度下降，补充维生素 K 无法纠正时，则说明正常肝细胞逐渐减少，肝细胞合成蛋白、凝血因子功能差，肝脏储备功能减退，预后不良。

知识点 5：反映肝纤维化的指标

　　反映肝纤维化的指标主要有：Ⅲ型前胶原（PⅢP）、Ⅳ型胶原（C-Ⅳ）、透明质酸（HA）、层连蛋白（LN）等。

知识点 6：肝功能检查最新项目

（1）甘胆酸（CG）：肝细胞受损或胆汁淤滞时，血液中 CG 含量就明显增高，反映肝细胞的损害比目前临床上常用的 ALT 等更敏感，能够早期发现轻度肝损害，对区别慢性肝炎病情严重程度有帮助。

（2）铁蛋白（SF）：在肝内合成并储存，肝细胞炎症反应可以使 SF 合成增加，肝细胞变性坏死可以使 SF 释入血中，SF 上升程度与肝细胞受损轻重呈平行关系，但在严重低蛋白血症、缺铁性贫血可以明显降低。

（3）前清蛋白（PA）：前清蛋白（PA）对早期发现重症肝炎及慢性肝损害具有一定意义。病愈重值愈低。

（4）转铁蛋白（TF）：转铁蛋白（TF）是肝脏合成的一种糖蛋白，其主要功能为运转铁。急性肝炎时，转铁蛋白（TF）升高，慢性肝炎、肝硬化则可低。其他多种感染时，转铁蛋白（TF）降低，而缺铁性贫血和妊娠末期转铁蛋白（TF）升高。

（5）胆汁酸（TBA）：肝排泄的主要有机阴离子，其代谢情况主要受肝脏控制，当肝功能受到损害时，其升高往往比胆红素早而明显。因此能更敏感地反映肝损害。

知识点 7：肝功能检查注意事项

（1）肝功能检查前不能进食，不能喝水，肝功能抽血检查要求空腹，空腹时间通常为 8～12 小时。

（2）在肝功能检查前一天的饮食要以清淡为主。

（3）在肝功能检查前应注意不要服用药物。

（4）在肝功能检查前要注意保证充足的睡眠，不要剧烈运动。

（5）在检查的前一天一定不能喝酒，喝酒会导致转氨酶的升高，影响检查结果。

（6）肝功能检查的前一天，食用含有丰富胡萝卜素、叶黄素的食物会使血清呈黄色，影响黄疸指数测定结果。高脂肪餐可能使血脂增高，因此需在抽血前 10 小时禁止食用含脂肪类膳食。

知识点 8：衡量肾功能变化的指标

肾功能检查是研究肾脏功能的实验方法，常用尿液显微镜检查和化学检查以及血液的某些化学检查等指标进行衡量肾功能的变化。

知识点 9：肾功能检查项目

肾功能检查项目包括：血肌酐（Scr）、血尿素氮（BUN）、血尿酸、血尿素、尿蛋白、尿肌酐（Cr）、选择性蛋白尿指数（SPI）、β_2-微球蛋白清除试验、尿素清除率、血内生肌酐清除率、尿素氮/肌酐比值（BUN）、酚红（酚磺酞）排泄试验（PSP）。

第四节 血气分析

知识点 1：血气分析的意义

血气分析是通过对人体血液及呼出气的酸碱度（pH）、二氧化碳分压、氧分压进行定量测定来分析和评价人体血液酸碱平衡状态及输氧情况的一项临床各科常用的检查方法，不仅是反映肺换气功能的重要指标，而且能够较准确地反映酸碱紊乱的情况。在临床上主要用于昏迷、休克、严重外伤等危重患者的抢救和外科手术及麻醉的治疗效果的观察和研究工作。

知识点 2：血气分析常用参数——氧分压（PO_2）

氧分压（PO_2）是指血液中物理溶解氧的张力。在一个大气压下，正常体内物理溶解的氧 100ml，血液中仅占 0.3ml，因此体内氧的需要主要来自于 Hb 化学结合的氧——HbO_2。①PaO_2（动脉血氧分压）：在海平面呼吸空气（21% 的氧）时 PaO_2 正常值为 10.67 ~ 11.6kPa（80~97mmHg），PaO_2 低于 10.67kPa（80mmHg）为缺氧；②PvO_2（混合静脉血氧分压）PvO_2 的正常值范围是 5.33 ~ 8.0kPa（40~60mmHg），因正常人均存在着解剖分流，患者还可能同时有功能性分流存在，所以 PvO_2 的降低会使 PaO_2 降低，它反映组织细胞的呼吸功能，当 PvO_2 < 5.33kPa（40mmHg）时提示组织摄氧增加，低于 4.0kPa（30mmHg）时提示细胞缺氧；③$P_{(a-v)}O_2$（动静脉氧分压差）：正常人在吸入空气时是 2.67~8.0kPa（20~60mmHg）。

知识点 3：血气分析常用参数——二氧化碳分压（PCO_2）

二氧化碳分压（PCO_2）是指物理溶解在血浆中的二氧化碳张力，将 $PCO_2 \times \alpha$（为二氧化碳在 37℃时的溶解系数，0.03）即为 H_2CO_3 含量。

动脉血 PCO_2（$PaCO_2$）基本反映了肺泡的 PCO_2（$PACO_2$），正常值是 5.33kPa（40mmHg），极限范围是 1.33 ~ 17.33kPa（10 ~ 130mmHg），<4.67kPa（35mmHg）是低碳酸血症，反映通气过度，>6.0kPa（45mmHg）属高碳酸血症，反映肺泡通气不足。

知识点 4：血气分析常用参数——氧饱和度（SO_2）

氧饱和度（SO_2）是指血液在一定的 PO_2 下，HbO_2 占全部 Hb 的百分比值，每克 Hb 的氧达到饱和时可结合氧 1.39ml。当 PO_2 降低时，SO_2 也随之降低；当 PO_2 增加时，SO_2 也相应增加。动脉血氧饱和度（SaO_2）与 PO_2 之间呈一"S"形的氧解离曲线关系。"S"形曲线可能受多种因素影响而发生左移或右移的改变，观察曲线的左、右移的指标是 P_{50}。P_{50} 是指血红蛋白 50% 被氧饱和时血氧分压，代表了 Hb 与氧亲和力的状况。在正常情况下，当体温为 37℃，pH7.40，$PCO_2$5.33kPa（40mmHg）时，P_{50} 为 3.5kPa（26.3mmHg）。P_{50} 升高，氧离曲线右移，氧与 Hb 亲和力降低，Hb 易释放氧；P_{50} 降低，氧离曲线左移，氧与 Hb 亲和力增加，Hb 易结合氧，但不易释放氧。

SO_2 的正常值是 92%～99%，可以通过脉氧仪等仪器直接测出，也可以从"S"形曲线图得到或计算出。

知识点 5：血气分析常用参数——肺泡-动脉血氧分压差 $P_{(A-a)}O_2$

肺泡-动脉血氧分压差 $P_{(A-a)}O_2$ 是判断肺换气功能正常与否的一个依据。在心、肺复苏中，$P_{(A-a)}O_2$ 是反映预后的一项重要指标。正常人吸入空气时，也存在一定量的 $P_{(A-a)}O_2$，约为 2.67kPa（20mmHg）以下，随着年龄的增长而增大，60～80 岁时可以达 3.2kPa（24mmHg），但一般不会超过 4.0kPa（30mmHg）。

知识点 6：血气分析仪器的发展现状

目前，血气分析仪发展趋势主要体现在：①即时检验；②测量精度提高；③多参数设计；④模块式设计；⑤设计机器人性化；⑥更加注重环保；⑦样品量减少。

知识点 7：血气分析与监测新技术

随着计算机技术的发展，电学、生物化学以及纤维光学的广泛应用，从离开实验室到手术台与病床边进行，不用离体血，直接对患者进行持续的血气分析技术已经从动物实验阶段进入临床应用。①持续动脉内血气监测（CIABG）；②体外血管内（In-Line）血气监测；③即时（床边）监测系统（POCT）。

第二篇
麻醉方法与监测

第一章　术前病情评估与准备

第一节　术前病情评估

知识点 1：术前访视患者的目的

了解患者的外科情况和伴随的内科疾病。建立麻醉医生与患者之间的相互信任关系，减轻患者的紧张和焦虑。完善术前准备。

知识点 2：麻醉科手术前病情门诊评估

麻醉科门诊一般由资深的麻醉科医师负责，根据患者的病史、体格检查、化验与辅助检查等结果，对患者耐受麻醉的情况进行评估。对于化验与辅助检查不全的患者，针对其具体疾病要求进一步完善相关的检查工作。对于合并症控制不理想的患者，建议到相关科室会诊，以调整治疗方式和药物剂量。最后，向患者解释相关手术可能采取的麻醉方式。

知识点 3：术前访视——了解病史

麻醉前的病情评估首要的是从病历中获得足够的病史，主要包括外科疾病和手术情况，以及并存的内科疾病和治疗情况。外科情况要了解外科疾病的诊断，手术的目的，部位、切口，切除脏器范围，手术难易程度，预计出血程度，手术需时长短和手术危险程度，以及是否需要专门的麻醉技术。内科情况要了解患者的个人史、既往史、以往手术、麻醉史与治疗用药史。明确并存的内科疾病及严重程度，当前的治疗情况，近期的检查结果，是否需要进一步做有关的实验室检查和特殊的功能测定。必要时进行有关专科医师会诊。

知识点4：术前访视——体格检查

（1）全身情况评估：观察患者全身情况，主要包括有无发育不全、畸形、营养不良、贫血、脱水、水肿、发绀、发热、消瘦或过度肥胖等，常能提供重要的评估信息。

（2）生命体征：术前应当常规测定生命体征，包括血压、脉搏、呼吸、体温和体重。对周围血管疾病患者应当测定双侧上肢的血压，如果两侧的血压不一致并超过20%时，提示患者存在血管硬化。了解近期的体重、体温变化。

（3）针对与麻醉实施有密切关系的器官及部位进行复查。

知识点5：术前访视——实验室检查

术前访视实验室检查主要包括：

（1）血红蛋白和血细胞比容。

（2）生化和凝血功能检查：包括血电解质测定、凝血功能检查、尿常规的检查、肝肾功能和血糖检查等，其中肝肾功能和血糖检查应当根据需要决定。

（3）肺X线检查：对于高龄、吸烟、有心肺部疾病史或怀疑有异常的患者需行肺X线检查。

（4）肺功能测定（PFT）。

（5）心电图。

（6）其他无创心脏检查。

（7）冠状动脉造影。

知识点6：血红蛋白和血细胞比容

红细胞比容（HCT）没有确定的最小值，主要取决于临床症状。美国麻醉医师协会（ASA）标准Ⅰ～Ⅱ级患者，术中失血量较少、容量补充充分、心血管系统稳定，则允许HCT降至18%；患有系统性疾病，但代偿良好者（ASAⅢ级），HCT最低为25%；而患有冠状动脉疾病或其他心血管功能不全者，HCT应当保持30%以上；创伤及潜在多器官功能衰竭患者HCT应当大于35%。

知识点7：ASA病情及体格情况分级

对患者的病情和体格情况的评估，多采用ASA的标准将病情分为5级。

（1）Ⅰ级：健康患者。

（2）Ⅱ级：轻度系统性疾病，无功能受限（Ⅰ～Ⅱ级患者对麻醉和手术的耐受性良好，风险性较小）。

（3）Ⅲ级：严重系统性疾病，日常活动受限，但尚未完全丧失工作能力（Ⅲ级患者的器官功能虽在代偿范围内，但对麻醉与手术的耐受能力减弱，风险较大，如术前准备充分，尚能耐受麻醉）。

（4）Ⅳ级：患者由于器官功能代偿不全，麻醉和手术的风险很大，即使术前准备充分，围术期的死亡率仍很高（Ⅳ级：严重系统性疾病，已经丧失工作能力，且经常面临生命威胁）。

（5）Ⅴ级：为濒死患者，麻醉和手术异常危险，不宜行择期手术（Ⅴ级：不论手术与否，生命难以维持24小时的濒死患者）。

知识点8：术前总体评估方法

（1）患者的自身条件：患者的年龄是重要的麻醉风险因素。患者实施的手术可能是一般手术，但是如果是高龄患者，其麻醉的风险性较年轻者要高得多。

（2）全身情况：对判断其对麻醉的耐受性非常重要，例如精神状态、有无贫血、发育、营养、水肿、脱水、发绀、发热、过度消瘦或肥胖症等。

（3）并存疾病及器官功能：患者如果并存一种或多种疾病，会使麻醉的风险性增加。

（4）外科手术的复杂性：麻醉的风险性与手术大小并非完全一致。

知识点9：术前循环功能的评估

循环系统常见的异常情况有高血压、冠心病、心功能不全与心律失常等。

（1）心功能分级：临床上测定心功能的方法很多，但最简便易行的是根据心脏对运动量的耐受程度而进行的心功能分级，见表2-1-1。

表2-1-1 心功能分级

心功能	屏气试验	临床表现	临床意义	麻醉耐受力
Ⅰ	>30s	体力活动不受限制	心功能正常	耐受良好
Ⅱ	21~30s	体力活动轻度受限，能胜任正常活动，但不能耐受跑步或较重的体力活动，否则心悸、气短	心功能较差	麻醉处理恰当，耐受仍好
Ⅲ	10~20s	体力活动明显受限，必须静坐或卧床休息，较轻度活动即可引起心慌、气短	心功能不全	麻醉前准备充分，避免增加心脏负担
Ⅳ	<10s	不能耐受任何体力活动，不能平卧，端坐呼吸，静息状态下即有心悸、气短等不适	心功能衰竭	耐受极差，一般择期手术需推迟

（2）体能状态：患者的体能状态也是评估心功能很重要的指标，通过对患者日常活动能力的了解，从而估计患者的最大活动能力。

知识点 10：Goldman 多因素心脏危险指数

Goldman 等在临床实际工作中将患者术前各项相关危险因素与手术期间发生心脏并发症及结局相互联系起来，根据各项因素对结局影响程度的大小分别用数量值表示，从而就非心脏手术提供了术前评估较为客观，并可用数量值来预测围术期患者的危险性、心脏并发症和死亡率的参考。Goldman 多因素心脏危险指数见表 2-1-2。

表 2-1-2　Goldman 多因素心脏危险指数

序号		项目	计分
1	病史	心肌梗死<6 个月	10
		年龄>70 岁	5
2	体检	第三心音、颈静脉怒张等心力衰竭症状	11
		主动脉瓣狭窄	3
3	心电图	非窦性节律，术前有房性期前收缩	7
		持续室性期前收缩>5 次/分	7
4	一般内科情况差	$PaO_2 < 8kPa$，$PaCO_2 > 6.7kPa$，$K^+ < 3mmol/L$，$BUN > 18mmol/L$，$Cr>260mmol/L$，AST 升高，慢性肝病征及非心脏原因卧床	3
5	腹内、胸外或主动脉外科		3
6	急诊手术		4
总计			53

知识点 11：围术期心血管危险增加的指标

（1）高危：主要为近期心肌梗死病史（心梗后 7~30 天）伴严重或不稳定型心绞痛；充血性心力衰竭失代偿；严重心律失常（高度房室传导阻滞、病理性有症状的心律失常、室上性心动过速心室率未得到控制）；严重瓣膜病变。

（2）中危：主要为心绞痛不严重；有心肌梗死病史；曾有充血性心衰史或目前存在代偿性心衰；糖尿病（需治疗）。

（3）低危：主要为老年；心电图异常（左心室肥厚、束支传导阻滞、ST-T 异常）；非窦性节律（心房纤颤）；有脑血管意外史；高血压未得到控制。

知识点 12：术前呼吸功能评估

肺部并发症与急性呼吸功能不全是外科患者术后的主要并发症和死亡原因之一，而原有肺部疾病的患者术后呼吸系统并发症的发病率更高。良好的术前评估与准备，能够显著地降低肺部并发症的发病率和死亡率。

知识点 13：术前肝功能评估

术前肝功能评估主要包括询问病史、体格检查、实验室检查与术前肝疾病的治疗措施四方面。结合临床和实验室检查结果，可初步评估肝功能的损害程度、肝功能的储备及手术的危险性。

知识点 14：术前肾功能评估

术前应当依据病史、体格检查与实验室检查综合判断肾功能，衡量患者对麻醉和手术的耐受性。在大多数情况下，与麻醉和手术相关的肾功能改变是可逆的。但术前如已存在肾功能受损或存在损害肾功能的因素，比如严重创伤，则麻醉和手术可加重对肾功能的影响。

知识点 15：术前神经系统功能评估

伴有脑血管疾病的患者进行外科手术应当明确有无脑卒中的病史及神经功能缺陷的表现，对于常见的神经系统疾病应当了解常用的基本药物及其药理特性，对麻醉及手术可能带来的潜在影响应当有所了解，必要时咨询专科医生以协助术前准备和治疗。

知识点 16：知情同意

知情同意是术前评估的必要内容，它已经成为不可缺少的法律文书。向患者解释治疗或诊断性操作的副作用、危险性及并发症后，患者认可并签字，就获得了知情同意。其目的是向患者提供使其做出合理选择所需要的信息。解释麻醉计划和可能的并发症有利于建立良好的医患关系。

第二节 麻醉前准备和用药

知识点 1：麻醉前准备的内容

麻醉前准备的内容包括：纠正或改善紊乱的病理生理状态；在手术前，应当常规禁食、禁饮，以避免围术期间发生胃内容物的反流、呕吐或误吸等，做好胃肠道的准备；应当以关心和鼓励的方法消除其思想顾虑和焦虑心情，耐心听取和解答患者提出的问题，以取得患者的理解、信任与合作，对于过度紧张而难以自控的患者，应当以药物配合治疗，有心理障碍者，应当请心理学专家协助诊治；为了使麻醉和手术能安全顺利进行，防止任何意外事件的发生，麻醉前必须对麻醉和监测设备、麻醉用具及药品进行准备和检查。无论何种麻醉均应当准备好全身麻醉用具，以备不测之需。

知识点 2：营养状况调整

手术前尽可能经胃肠补充营养，必要时须静脉输注清蛋白或氨基酸等。

知识点 3：全身麻醉用具的准备

全身麻醉用具的准备一般包括：麻醉机及气源、气管插管用具和药品及其他急救用药等。麻醉期间除必须监测患者的生命体征，如血压、呼吸、脉搏、脉搏血氧饱和度（SpO_2）和体温外，还应当根据病情和条件，选择适当的监测项目，如心电图（ECG）、呼气末 CO_2 分压（$PetCO_2$）、直接动脉压、中心静脉压（CVP）等。在麻醉实施前对已准备好的设备、用具和药品等应当再次检查和核对。术中所用药品，必须经过核对后方可使用。

知识点 4：麻醉前心血管系统的准备

心功能的好坏直接关系到麻醉和手术的危险性。对其他次要危险因素应当在术前尽最大可能得以控制。

原发性高血压是术前常见的合并症。对于高血压患者，要了解内科治疗的方法、用药情况及副作用，有无带来重要器官的损害和心血管疾病的相关证据，并决定在高血压控制不好时是否要进行外科手术。需注意的是，术前高血压患者（治疗或未经治疗）围术期血压波动剧烈，或者由于气管内插管和手术强烈刺激而导致血压急剧升高，或者在维持同样麻醉深度而手术刺激轻时发生严重低血压。血流动力学不稳定可能会增加围术期心脏并发症的发病率。

手术患者术前服用各类治疗药物，比如抗高血压药、抗心绞痛药（β 受体阻滞药）、抗心律失常药、洋地黄类、内分泌用药（胰岛素），一般不主张麻醉手术前停药。否则导致反跳性心率增快或血压增高。对于不能口服的患者，可经肠外给药。

知识点 5：麻醉前用药的目的

麻醉前用药的目的主要是：

（1）使患者减少恐惧，解除焦虑，安定情绪，产生必要的遗忘。

（2）减轻术前置管、局麻、搬动体位时疼痛。

（3）抑制呼吸道腺体分泌，预防局麻药的毒性反应。

（4）调整自主神经功能，消除或减弱一些不利的神经反射活动。

知识点 6：常用术前药

（1）安定镇静药：地西泮（口服，5~20mg）；劳拉西泮（口服、肌内注射，1~4mg）；咪达唑仑（肌内注射、静脉注射，1~5mg）；苯巴比妥钠（肌内注射，50~100mg）。

（2）镇痛药：吗啡（肌内注射，5~10mg）；哌替啶（肌内注射，1mg/kg）；

（3）抗胆碱药：阿托品（肌内注射、静脉注射，0.3~0.5mg）；格隆溴铵（肌内注射、静脉注射，0.1~0.3mg）；东莨菪碱（肌内注射、静脉注射，0.3~0.6mg）。

（4）提高胃液 pH 药物：雷尼替丁（口服，50~200mg）；西咪替丁（口服、肌内注射、静脉注射，150~300mg）；枸橼酸钠（0.3mol/L）（口服，10~30ml）。

知识点 7：麻醉前用药方法

麻醉前用药应当根据患者情况和麻醉方法来确定。手术当日的麻醉前用药根据麻醉方法选择如下：

（1）全身麻醉：麻醉前 30 分钟肌内注射哌替啶 50mg 和阿托品 0.5mg 或东莨菪碱 0.3mg。心脏病患者常用吗啡 5~8mg 及东莨菪碱 0.3mg 肌注。

（2）局部麻醉：手术范围较大的，麻醉前 2 小时口服地西泮 10mg 有预防局麻药毒性反应的作用。术前肌注哌替啶 50~100mg，能增强麻醉效果。

（3）椎管内麻醉：麻醉前 2 小时口服地西泮 10mg；对于预计椎管内麻醉阻滞范围较广的患者，可以酌情肌注阿托品 0.5mg。

知识点 8：麻醉前用药注意事项

一般状况差、年老体弱者、恶病质及甲状腺功能低下者，用药量应当减少；年轻体壮或甲状腺功能亢进患者，用药量应当酌增。冠心病及高血压患者的镇静药剂量可适当增加，而心脏瓣膜病、心功能差及病情严重者，镇静及镇痛药的剂量应当酌减。对于儿童或需清醒插管的患者，予以应用可减少腺体的分泌；由于可能出现的术后谵妄，阿托品一般不主张用于老年患者，而东莨菪碱则应当视为禁忌。

产妇、食管裂孔疝、肠梗阻、肥胖或中枢神经系统抑制等易发生吸入性肺炎的患者，应当用 H_2 受体阻滞药可减少胃酸的分泌，而使用抗酸药可中和胃酸以减少误吸时可能发生的肺损伤，但是一般不推荐使用颗粒性抗酸药。在行高风险麻醉时，诱导前短时间内口服枸橼酸钠溶液是首选，但会增加胃内容物。

知识点 9：术前用药选择原则

术前用药的选择原则是：

（1）高龄、脑损伤或意识状态改变、心肺储备功能较差、低血容量及饱胃患者，术前应当慎用抑制性药物。

（2）毒品或巴比妥类成瘾者术前用药量宜增加，以免术中出现停药症状。

第二章　麻醉方法及技术

第一节　全身麻醉

一、吸入全身麻醉

知识点 1：吸入全身麻醉

吸入全身麻醉是指挥发性麻醉药或气体麻醉药经过呼吸道吸入人体内，在脑和脊髓中达到一定的浓度，产生全身麻醉作用的方法。

知识点 2：吸入全身麻醉药的理化及生物学特性

吸入全身麻醉药的理化及生物学特性见表 2-2-1。

表 2-2-1　临床常用吸入麻醉药的物理、化学和生物学特性

特　性	地氟烷	七氟烷	异氟烷	恩氟烷	氟烷	氧化亚氮
分子量	168.0	182.0	184.5	184.5	197.4	44.0
沸点（1 个大气压）	23.5℃	58.5℃	48.5℃	56.5℃	50.2℃	—
比重（25℃）	1.45	1.50	1.50	1.52	1.86	—
饱和蒸气压（20℃，mmHg）	663	160	250	175	243	—
气味	刺激性	醚香味	刺激性	醚香味	甜味	甜味
保存剂	无	有	无	无	有	无
化学反应						
金属	无	有	无	无	有	无
碱	无	有	无	无	有	无
紫外线	无	有	无	无	有	无
爆炸性	无	无	无	无	无	无
分配系数						
血/气	0.42	0.68	1.40	1.90	2.30	0.47
脑/气	0.54	1.15	2.09	2.60	4.79	0.50
脂肪/气	12.00	34.00	64.20	105.0	136.0	1.22

续 表

特　　性	地氟烷	七氟烷	异氟烷	恩氟烷	氟烷	氧化亚氮
肝/气	0.55	1.25	2.34	3.80	5.13	0.38
肌肉/气	0.94	2.38	4.40	3.00	9.49	0.54
油/气	18.70	53.40	97.80	98.5	224.0	1.40
水/气	0.22	0.36	0.61	0.80	0.70	0.47
橡胶/气	—	—	0.62	74.00	120.00	1.20
最小肺泡气浓度（%）						
氧	5.70	1.71	1.15	1.68	0.75	106
70%N_2O	2.83	0.65	0.50	0.57	0.29	—
肝毒性	—	—	—	—	+	
肾毒性	—	—	—	—	—	
体内代谢	0.02%	2%	0.2%	2%	20%~30%	
致畸	—	—	—	—	—	
心律失常	—	—	—	—	+	

知识点 3：影响肺泡麻醉药物浓度的因素

（1）通气效应：肺泡通气量增加，可以将更多的药物输送到肺泡以补偿肺循环对药物的摄取，结果加速了肺泡药物浓度（F_A）升高和 F_A/F_I 上升的速度。

（2）浓度效应：吸入药物浓度（F_I）不仅可能影响 F_A 的高低，且影响 F_A 上升的速度，即 F_I 越高，F_A 上升越快，称为浓度效应。

（3）心排出量（CO）：当肺泡通气量不变时，心排出量增加，通过肺循环的血流量也增加，被血液摄取并移走的麻醉药也增加，结果 F_A 上升减慢。心排出量对 F_A 的影响，还与药物的血/气分配系数有关，血/气分配系数越大，心排出量增加引起的血液摄取量也越多，F_A 降低也越明显。

（4）血/气分配系数：吸入麻醉药的可控性与血/气分配系数呈反比关系。

（5）麻醉药在肺泡和静脉血中的浓度差（F_{A-V}）：F_{A-V} 越大，肺循环摄取的药量越多，即肺血从肺泡带走的麻醉药越多。随着麻醉的加深和时间的延长，静脉血中麻醉药浓度增加，使 F_{A-V} 降低，摄取速度减慢，摄取量也减少，最终达到相对稳定状态。

知识点 4：吸入全身麻醉药的代谢和毒性

大多数吸入麻醉药的脂溶性都较大，很难以原形由肾脏排出，绝大部分由呼吸道排出，仅小部分在体内代谢后随尿排出。药物的主要代谢场所是肝脏，细胞色素 P450 是重要的药物氧化代谢酶，它能加速药物的氧化代谢过程。另外，有些药物具有药物代谢酶诱导作用，可以加快其自身代谢速度。药物的代谢过程及其代谢产物对肝脏和肾脏的功能都有不同程度的影响，影响的程度与药物代谢率和代谢中间产物及最终产物的毒性有关。通常来说，药物的代谢率越低，其毒性也越低。地氟烷和异氟烷的代谢率最低，因而其毒性也最低，恩氟烷与七氟烷次之，而氟烷最高。产生肾毒性的原因主要是血中无机氟（F^-）浓度的升高。通常认为，当 F^- 浓度低于 $50\mu mol/L$ 时不产生肾毒性；$50\sim100\mu mol/L$ 有引起肾毒性的可能；而高于 $100\mu mol/L$ 则肯定产生肾毒性。在酶的诱导下，F^- 浓度可显著升高。所有对慢性肾功能不全或应用酶诱导药物者，应当慎用卤素类吸入麻醉药。

知识点 5：最低肺泡浓度的含义

最低肺泡浓度（MAC）是指：某种吸入麻醉药在一个大气压下与纯氧同时吸入时，能使 50% 患者在切皮时不发生体动等反应时的最低肺泡浓度。

知识点 6：最低肺泡浓度的影响因素

吸入麻醉药的最低肺泡浓度（MAC）受很多因素的影响，体温降低、年龄增加、合用中枢神经系统抑制药等均会降低 MAC。

知识点 7：常用吸入麻醉药

（1）氧化亚氮（N_2O）：为麻醉性能较弱的气体麻醉药，推算其 MAC 为 105%，常常与其他全麻药复合应用于麻醉维持，一般用吸入浓度为 50%~70%。

（2）恩氟烷：麻醉性能较强，常常用于麻醉的维持，维持期的吸入浓度为 0.5%~2%。

（3）异氟烷：麻醉性能强，常常用于麻醉的维持。

（4）七氟烷：麻醉性能较强，常用于麻醉诱导和维持。

（5）地氟烷：麻醉性能较弱，常单独以面罩诱导，也可以单独或与 N_2O 合用维持麻醉，麻醉深度可控性强，肌松药用量减少。

知识点 8：吸入麻醉的方法——开放点滴法

开放点滴法是用金属网麻醉面罩，其上覆盖 4~8 层纱布，放在麻醉患者口鼻上，以往应用乙醚点滴，现有时应用恩氟烷进行点滴诱导。

知识点 9：吸入麻醉的方法——T 型管法

T 型管法就是一端接气管导管，另一端开放于空气之中，没有活瓣，呼吸阻力和无效腔均小，此法适用于婴幼儿麻醉，并可以在气源端接一贮气囊，进行辅助和控制呼吸。

知识点 10：吸入麻醉的方法——Jackson-ress 回路

Jackson-ress 回路是 T 型管改良装置，在 T 型管的呼气端接一较长螺纹贮气管，其末端接 500ml 贮气囊，气囊尾端开放或安装一呼气活瓣。此法主要用于小儿麻醉，可行辅助与控制呼吸。

知识点 11：吸入麻醉的方法——Bain 回路

Bain 回路为 T 型管的改良装置，有一螺纹管作为呼气管，螺纹管中央置一根细管接至患者气管。并由该管吸入氧气和麻醉气体，在螺纹管末端接贮气囊，气囊尾端开放或安装一呼气活瓣。

知识点 12：吸入麻醉的方法——半紧闭法

半紧闭法是呼气大部分排出至大气中，一小部分重复吸入。在吸入麻醉的通气系统中，没有无重复吸入活瓣及二氧化碳吸收装置的二氧化碳清除回路，由麻醉机输出的气体、蒸气及氧进入贮气囊和（或）贮气呼吸管，与患者部分呼出气体混合后被患者吸入。

知识点 13：吸入麻醉的方法——紧闭法

紧闭法是用来回式循环或紧闭麻醉装置实施吸入麻醉的方法，呼出气体经二氧化碳吸收器全部重复吸入，再与新鲜气体混合后被重复吸入，不与外界相通。

知识点 14：低流量吸入麻醉的优缺点

（1）优点：经济、环保、保存热量和湿度。

（2）缺点：CO_2 吸收剂的用量大大增加；必须要有适用的麻醉机、气体监测仪；呼吸环路内不需要气体的蓄积；初学者不易掌握。

知识点 15：吸入麻醉对呼吸系统的影响

所有的强效吸入麻醉药在麻醉维持阶段均会抑制通气，增加动脉 CO_2 分压（$PaCO_2$），降低呼吸对 PCO_2 升高的反应性，降低血氧饱和度。所有的强效吸入麻醉药可以减轻支气管平滑肌的收缩，所有的吸入麻醉药能抑制缺氧性肺血管收缩（HPV）。吸入麻醉药对呼吸道的刺激性随浓度的不同而改变。

知识点 16：吸入麻醉对循环系统的影响

在麻醉维持阶段，所有的强效麻醉药对心血管系统的影响，尤其是对心率和血压的影响相似。外科刺激会使患者心率增快，血压升高。吸入麻醉药会导致冠脉窃血的证据非常有限，有研究发现异氟烷、七氟烷可以增加冠脉血流。

知识点 17：吸入麻醉对中枢神经系统的影响

强效吸入麻醉药呈剂量依赖地抑制脑电活动。强效吸入麻醉药能够降低脑血管张力与脑代谢率，增加脑血流和颅内压，尤其当吸入浓度大于 1MAC 或血压维持于术前水平时。

知识点 18：吸入麻醉对肝、肾的影响

对于患者、志愿者、动物的研究均表明，现代强效吸入麻醉药特别是地氟烷、七氟烷、异氟烷麻醉后的肝损害非常罕见。长时间麻醉和深麻醉不会或很少引起患者的肾功损害。这些受试者中包括了术前肾功损害、合并心脏疾病、再次手术的患者。

二、静脉全身麻醉

知识点 19：静脉全身麻醉

静脉全身麻醉是指一种或几种药物静脉注入，通过血液循环用于中枢神经系统而产生全身麻醉的方法。

知识点 20：静脉全身麻醉的特点

静脉全身麻醉既可以单独，也可以与吸入麻醉联合使用来满足手术和（或）检查的需要，促进了手术室外麻醉、麻醉下的监测管理与门诊手术麻醉的发展，为相关学科业务的顺利开展提供了保障。

知识点 21：静脉全身麻醉的优点

静脉全身麻醉在减少药物副作用、提高临床麻醉安全性与舒适度、促进患者术后转归等方面都提供了多样的选择，成为临床麻醉的重要内容。

知识点 22：静脉全身麻醉药

经静脉注射进入体内，通过血液循环作用于中枢神经系统而产生全身麻醉作用的药物，称之为静脉麻醉药。

知识点 23：静脉全身麻醉药——硫喷妥钠

硫喷妥钠为超短效巴比妥类静脉全麻药，其临床应用于①全麻诱导：常用剂量为 4~6mg/kg，辅以肌松药即可完成气管内插管；②控制惊厥：静注 2.5% 溶液 1~2mg/kg；③小儿基础麻醉。

知识点 24：静脉全身麻醉药——氯胺酮

氯胺酮为苯环己哌啶的衍生物，其临床应用于：全麻诱导剂量为 1~2mg/kg（静脉注射）；麻醉维持量为 15~45μg/(kg·min)。小儿基础麻醉时，肌注 5~10mg/kg 可维持麻醉 30 分钟左右。

知识点 25：静脉全身麻醉药——依托咪酯

依托咪酯（etomidate）为短效催眠药，其临床主要用于全麻诱导，适用于年老体弱和危重患者的麻醉，一般剂量为 0.15~0.3mg/kg。

知识点 26：静脉全身麻醉药——丙泊酚（propofol，异丙酚）

丙泊酚（propofol，异丙酚）具有镇静、催眠作用，具有轻微镇痛作用。其临床应用：全麻静脉诱导，剂量为 1.5~2.5mg/kg。可静脉持续输注与其他全麻药复合应用于麻醉维持，用量为 6~10mg/(kg·h)。可用于门诊手术的麻醉具有较大优越性，用量约为 2mg/(kg·h)，停药后 10 分钟患者便可以回答问题。

知识点 27：静脉全身麻醉测药物的相互作用

临床实施静脉全身麻醉时，大多是采用催眠镇静药物与阿片类药物的联合使用来进行麻醉诱导和维持。药物的联合使用通常会出现催眠、镇静及镇痛作用的相加和（或）协同效应，并且降低了各自剂量，从而减少了并发症的发生。临床对静脉全身麻醉药物相互作用的研究大多集中在静脉麻醉药物之间的作用和静脉麻醉药物与麻醉性镇痛药物之间的作用。

知识点 28：静脉全身麻醉的临床监测

（1）意识的监测：通过对原始脑电的快速计算与加工，产生了一系列源于脑电的、用于监测意识深度的技术。

（2）脑电双频指数（BIS）：BIS 与多种全麻药物的血药浓度和镇静程度存在相关性，因而可以用于指导麻醉用药。

（3）听觉诱发电位指数（AEPI）：听觉在麻醉状态下仍旧得以部分保留。由于 AEPI 仍需要一定的时间对信号进行平均加工处理，后来又有学者在 AEPI 中用 ARX 模式提取得出听觉诱发电位指数（AAI），该监测指标在临床更为常用。

（4）熵：主要用于研究麻醉深度的熵有 Shannon 熵、Kolmogorov 熵、单值分解熵、近似熵、交叉近似熵、状态熵（SE）和反应熵（RE）等。这些熵都是由脑电图参数转化而来，表达的是信息的不规则性。

（5）Narcotrend：能够将麻醉下的脑电图进行自动分析并分级，进而显示麻醉深度。

（6）记忆（术中知晓）的监测：单纯依靠静脉全麻药来达到手术要求的肌松需要很大的药量，对呼吸循环均有严重的抑制，还会产生药物毒性作用。

（7）抗伤害感受的监测：抗伤害感受监测的研发起步较晚，也是尚不成熟的。临床上早期仅以血压和心率的高低甚或患者的体动与否来判断临床麻醉的深浅。

（8）心率变异性指数（HRVI）：心率变异性（HRV）受自主神经系统控制，当交感-副交感神经的关系趋于平衡时，HRV 就变小；而当其趋于失衡时，HRV 就加大。

（9）灌注指数：当伤害性刺激来临时，如果"镇痛"不够，则交感神经兴奋，脉搏血氧饱和度的指脉波波形常常伴有非常明显的变化，即波形明显变小。

三、全身复合麻醉

知识点 29：静脉-吸入复合麻醉的含义

对患者同时或先后实施静脉全身麻醉技术和吸入全身麻醉技术的麻醉方法称之为静脉-吸入复合麻醉。

知识点 30：全身复合麻醉的特点

全身复合麻醉的特点是：先后或者同时应用几种麻醉药物或麻醉方法，以达到满意的外科麻醉状态，减少每一种麻醉药剂量及不良反应，增强了全身麻醉效果，并且避免麻醉过深干扰机体生理功能。

知识点 31：全身复合麻醉的内容

全身复合麻醉主要包括：①静脉复合麻醉；②吸入复合麻醉；③静吸复合麻醉；④静吸复合麻醉联合硬膜外麻醉。

知识点 32：全身复合麻醉的实施

全身复合麻醉可以单次静脉注射全身麻醉药物（如丙泊酚）来实现，也可以利用靶控输注（TCI）技术来完成。

第二节　椎管内麻醉

一、椎管解剖与麻醉生理

知识点 1：脊椎的结构

脊椎包括椎体、后方的椎弓与由椎弓发出的棘突三部分。椎体的功能是承重，椎弓根及椎板位于椎体后方，呈现半环形。其中，椎弓与椎体相连接的部分（侧方）称为椎弓根，其余部分（后方）称为椎板。相邻两个脊椎的椎弓根切迹之间围成的孔叫椎间孔，脊神经经此通过，棘突是椎板向后突出延伸部分，颈椎与腰椎的棘突基本呈平行排列，而胸椎（从第 4 到第 12 胸椎）棘突呈叠瓦状排列，棘突与椎体呈锐角。

知识点 2：椎管的含义及其作用

椎体及与后方半环形的椎弓共同围成椎孔，所有脊椎的椎孔连通在一起形成的骨性管道称为椎管。椎管上起枕骨大孔，下达骶骨裂孔。椎管起到保护脊髓的作用。

知识点 3：脊髓临床穿刺

脊髓终止于第 2 腰椎。硬脊膜囊终止于第 2 骶椎。临床上蛛网膜下隙麻醉在 $L_{2\sim3}$、$L_{3\sim4}$ 或 $L_{4\sim5}$ 之间穿刺是比较安全的。临床上以两侧髂嵴划一连线与腰椎相交叉，即是腰椎棘突第 4~5 间隙的标志，其他腰椎间隙可据此类推。

知识点 4：脊柱及其生理弯曲

脊椎重叠构成了脊柱，它由 7 节颈椎、12 节胸椎、5 节腰椎、5 节骶椎（融合为一块）和 4 节尾椎组成。正常成人的脊柱呈四个生理弯曲：颈曲、胸曲、腰曲和骶曲。

知识点 5：脊柱生理弯曲对麻醉的影响

生理和病理弯曲对药液在蛛网膜下腔的移动乃至麻醉效果产生重要影响，应综合局麻药液的比重、患者体位等因素注意此问题。

知识点 6：脊神经及体表标志

脊神经共有 31 对，其中包括 8 对颈神经、12 对胸神经、5 对腰神经、5 对骶神经与 1 对尾神经。每对脊神经分为前根与后根，前根从脊髓前角发出，由运动纤维与交感神经传出纤维组成；后根由感觉纤维与交感神经传入纤维组成。脊神经在人体皮肤分布的体表标志为：甲状软骨部位为 C_2，胸骨上缘为 T_2，双乳头连线为 T_4，剑突下为 T_6，平脐为 T_{10}，耻骨联合水平为 T_{12}，如图 2-2-1 所示。

图 2-2-1　脊神经体表分布示意图

C=颈；T=胸；L=腰；S=骶；Cocc=尾

知识点 7：椎管内麻醉的作用机制

椎管内麻醉的主要作用部位为脊神经根。将局部麻醉药注射到蛛网膜下腔的脑脊液或是硬脊膜外腔中，分别作用于蛛网膜下腔或硬膜外腔的脊神经根。脊神经后根的神经传导阻断后，可以阻断躯体和内脏的感觉，而脊神经前根阻断后，则阻断了运动与自主神经的传出。局部麻醉药对神经纤维的作用与神经纤维的粗细、有无髓鞘、局麻药的浓度以及与神经纤维接触的时间有关。脊神经根中自主神经的传导阻断后，可以导致交感阻滞和某些副交感神经阻滞。椎管内麻醉不能阻断迷走神经，因此椎管内麻醉可以导致交感神经张力减弱和（或）副交感神经张力失拮抗。

知识点 8：椎管内阻滞顺序

因传递冲动的神经纤维互不相同，局麻药的阻滞顺序为：自主神经纤维先被阻滞，感觉神经纤维次之，运动神经纤维及有髓鞘的本体感觉纤维（A_γ 纤维）最后被阻滞。不同神经纤维被阻滞顺序依次分别为：血管舒缩→冷感→温感→对不同温度的辨别→慢痛→快痛→触觉→运动→压力感→本体感。消退顺序与阻滞顺序相反。

知识点 9：椎管内麻醉心血管效应

椎管内阻滞一般会导致不同程度的血压下降，并伴以心率减慢和心脏收缩功能降低，与交感神经阻滞的范围成正比。交感神经阻滞导致静脉容量血管与动脉阻力血管舒张，血液淤积、回心血量（前负荷）减少及外周血管阻力降低。高位交感神经阻滞还会阻滞发自 $T_1 \sim T_4$ 的心脏交感神经。

知识点 10：椎管内麻醉呼吸效应

由于膈肌受发自 $C_3 \sim C_5$ 的膈神经支配，健康患者椎管内麻醉对肺功能影响比较小。高位椎管内麻醉使腹肌和肋间肌松弛，使主动呼气功能受损，导致呼吸储备容量、呼气峰流量和最大分钟通气量明显降低。所以，呼吸储备有限的患者，应当慎用高平面椎管内麻醉。

知识点 11：椎管内麻醉胃肠道生理

胃肠道由 $T_5 \sim L_1$ 水平交感神经支配。椎管内麻醉对胃肠道的影响主要是由于交感神经阻滞，迷走神经兴奋性相对增强所致。主要表现为分泌物增加、括约肌松弛和胃肠道收缩及肠蠕动亢进，术后镇痛有利于术后肠功能的恢复。恶心、呕吐为椎管内麻醉术中常见的并发症。

知识点 12：椎管内麻醉内分泌和代谢生理

手术应激反应可以导致循环中促肾上腺皮质激素、促甲状腺素、生长激素、儿茶酚胺与血管紧张素水平增加，并激活肾素–血管紧张素–醛固酮系统。术野的感觉神经传入纤维对促发与维持应激反应起着重要的作用。由于椎管内麻醉阻滞了感觉神经传入纤维，能部分（创伤较大手术）或全部（四肢手术）抑制应激反应引起的内分泌和代谢反应。

知识点 13：椎管内麻醉适应证

肛门及会阴手术，比如痔切除术、肛瘘切除术等，选用鞍区麻醉更为合理。盆腔手术，如阑尾切除术、疝修补术、膀胱手术、子宫及附件手术等。下肢手术，如骨折或脱臼复位术、截肢术等。

知识点 14：椎管内麻醉禁忌证

（1）中枢神经系统疾病，如脊髓和（或）脊神经根病变、颅内高压等。

（2）严重高血压、心功能不全，如果高血压心脏代偿功能良好，并非绝对禁忌。而高血压并存冠心病，则禁用脊麻。收缩压超过 160mmHg 和（或）舒张压超过 100mmHg，一般应当慎用或不用脊麻。

（3）休克、血容量不足，休克患者绝对禁用脊麻。血容量不足会促使麻醉期间低血压的发生。

（4）穿刺部位有感染、全身性严重感染。

（5）慢性贫血，可以考虑低平面脊麻，禁用中平面以上脊麻。

（6）有凝血功能障碍或接受抗凝治疗者。

（7）脊椎外伤、脊柱畸形或病变。

（8）老年人，尤其是并存心血管疾病、循环储备功能差者，阻滞平面不宜过高。除鞍区麻醉外，其他种类脊麻应当视为禁忌。

（9）精神病、严重神经症、不能合作的小儿等患者。

二、蛛网膜下腔麻醉

知识点 15：蛛网膜下腔麻醉的适应证

蛛网膜下腔麻醉的适应证包括：

（1）下腹及盆腔手术：如阑尾切除术、疝修补术、膀胱及前列腺手术、子宫及附件手术等。

（2）肛门及会阴部手术：如痔切除术、肛瘘切除术等，采用鞍区麻醉则更合理。

（3）下肢手术：如下肢的骨折或脱臼复位术、截肢术等，其镇痛效果比硬膜外阻滞更完全，并可以避免止血带所致不适。

（4）分娩镇痛。

知识点 16：蛛网膜下腔麻醉的禁忌证或相对禁忌证

蛛网膜下腔麻醉的禁忌证或相对禁忌证有：

（1）中枢神经系统疾病脊髓或脊神经根病变，脊髓的慢性或退行性病变，颅内高压患者。

（2）全身性严重感染以及穿刺部位有炎症或感染者。

（3）腹内压明显增高者，如腹腔巨大肿瘤、大量腹腔积液。

（4）休克患者。

（5）精神病、严重神经症以及小儿等不合作患者。

（6）脊柱外伤或有明显腰背痛病史者，以及脊柱严重畸形者。

知识点 17：蛛网膜下腔麻醉穿刺针及穿刺部位

（1）穿刺针：蛛网膜下腔麻醉穿刺针一般分为斜面穿刺针（切割型）与笔尖型穿刺针两种。笔尖型穿刺针的临床应用，极大降低了硬脊膜穿破后头痛的发生率。穿刺针的型号越小，头痛发生率就越低。

（2）穿刺部位：成人脊髓一般终止于 L_1，小儿则终止于 L_3，并随年龄的增长逐渐上移。所以成人脊髓麻醉可以选择 $L_2 \sim L_3$、$L_3 \sim L_4$ 或 $L_4 \sim L_5$ 间隙进针，小儿选择 $L_3 \sim L_4$ 或 $L_4 \sim L_5$ 间隙。

知识点 18：蛛网膜下腔麻醉的常用局麻药

蛛网膜下腔麻醉可以选择的药物包括普鲁卡因、利多卡因、布比卡因、丁卡因、左旋布比卡因、罗哌卡因。作用时间取决于局麻药的脂溶性、蛋白结合力及是否添加血管收缩药。

知识点 19：蛛网膜下腔阻滞局麻药液的比重

脊麻用局麻药可以配制成重比重、等比重与轻比重三种药液，临床上最常用的是重比重液。比重大于脑脊液的局部麻醉药为重比重液；一般 1% 丁卡因、生理盐水溶液等与脑脊液比重相等的，为等比重液；低于此浓度或低于脑脊液比重的，则为轻比重液。

利用重比重液下沉，轻比重液上浮的特性，配合体位的变动，可以使注入蛛网膜下腔的药物向一定方向和在一定范围内移动。药物比重与脑脊液比重差别愈大，则药液愈易移动。要使局麻药液配成重比重液，可以加入 10% 葡萄糖液。

知识点 20：蛛网膜下腔阻滞平面的影响因素

（1）主要因素：包括：麻醉药比重、患者体位与药物剂量。

（2）其他相关因素：包括：年龄、身高、腹内压、脑脊液容积、脊柱的解剖结构、药物容积、穿刺针斜面方向、注射部位、注射速度与妊娠。

知识点 21：蛛网膜下隙阻滞的并发症

（1）腰麻后头痛：头痛是腰麻后最常见的并发症，腰麻后头痛的平均发生率外科手术为 13%，妇产科为 18%。典型头痛可以在穿刺后的 6 ~ 12 小时内发生，多数发病于腰麻后 1 ~ 3 天，75% 病例持续 4 天，10% 持续 1 周，个别可以迁延 1 ~ 5 个月或更长时间。

（2）尿潴留：$S_{2 \sim 4}$ 的阻滞，可以使膀胱张力丧失，此时，膀胱可以发生过度充盈，特别是男性患者。

（3）神经并发症：①脑神经受累：腰麻后脑神经受累的发生率平均为 0.25%。症状为剧烈头痛、畏光、眩晕、复视与斜视；②假性脑脊膜炎：也称无菌性或化学性脑脊膜炎，发生率约 1:2000，大多在腰麻后 3~4 天发病，临床表现主要是头痛及颈项强直，凯尔尼格征阳性，有时有复视、晕眩及呕吐；③粘连性蛛网膜炎：急性脑脊膜炎的反应大多为渗出性变化，如果炎症刺激严重，则继发性地出现增生性改变及纤维化，这种增生性改变称为粘连性蛛网膜炎；④马尾神经综合征：其发生原因与粘连性蛛网膜炎相同，患者于腰麻后下肢感觉及运动功能长时间不恢复，神经系统检查发现骶尾神经受累，便失禁及尿道括约肌麻痹，恢复异常缓慢。

三、硬脊膜外腔麻醉

知识点 22：硬脊膜外腔麻醉

硬脊膜外腔阻滞可以广泛应用于手术麻醉、产科镇痛、术后疼痛和慢性疼痛治疗。既可以单次使用，也可以经导管间断注射或连续输注。运动阻滞表现为完全或不完全阻滞，取决于药物的浓度和剂量。硬脊膜外腔麻醉的起效较慢（10~21 分钟），具有分离阻滞和节段性阻滞的特点。低浓度局麻药可以阻滞交感和感觉纤维，保留运动功能，适用于产科麻醉及术后镇痛。

知识点 23：硬膜外阻滞分类

临床上，根据不同的阻滞部位可以将硬膜外阻滞分为以下四类：

（1）高位硬膜外阻滞：穿刺部位位于 C_5~T_6 之间，阻滞颈段及上胸段脊神经，适用于甲状腺、上肢或胸壁手术。

（2）中位硬膜外阻滞：位于 T_6~T_{12} 之间进行穿刺，常用于上、中腹部手术。

（3）低位硬膜外阻滞：穿刺部位位于腰段各棘突间隙，用于盆腔及下肢手术。

（4）骶管阻滞：经骶裂孔穿刺，阻滞骶神经，适用于肛门、会阴部手术。

知识点 24：硬膜外阻滞的适应证

硬膜外阻滞主要适用于腹部手术，颈部、上肢及胸部手术也可以应用，但在管理上比较复杂。此外凡适于腰麻的下腹部及下肢等部位手术，均可以采用硬膜外阻滞。近年来，胸科及腹部手术多主张采用全麻复合硬膜外阻滞，可以减少全麻药的应用，使麻醉更加平稳；留置硬膜外导管可以用于术后行患者自控硬膜外镇痛（PCEA）。此外，还可与腰麻联合应用于分娩镇痛。

知识点 25：硬膜外阻滞的禁忌证

硬膜外阻滞对严重贫血、高血压（原发性或特发性高血压）及心脏代偿功能不良者应当慎用，严重休克患者应当禁用。穿刺部位有炎症或感染病灶者，也视为禁忌。对呼吸困难的患者也不宜选用颈、胸段硬膜外阻滞。

知识点 26：硬脊膜外腔麻醉前用药

膜外阻滞的局麻药用量较大，为预防局麻药毒性反应，术前 1~2 小时可以给予巴比妥类药或苯二氮䓬类药；对于阻滞平面高、范围大或迷走神经兴奋性高的患者，应当同时加用阿托品，以防心率减慢。对于术前有剧烈疼痛者应当适量使用镇痛药。

知识点 27：硬脊膜外腔麻醉穿刺用具及部位

硬膜外穿刺用具一般包括连续硬膜外（16G 或 18G）穿刺针及硬膜外导管各 1 根（两点穿刺需 2 根硬膜外导管）。15G 注射针头（供穿刺皮肤用）1 枚。5ml 和 20ml 注射器各 1 支。5 号（25G）和 7 号（22G）注射针头各 1 枚。50ml 局麻药杯 2 只。无菌单 2 块，消毒钳 1 把，纱布数块，棉球数个。

将以上物品（硬膜外导管除外）包好后进行高压蒸气灭菌消毒备用。硬膜外导管应当用煮沸消毒或 75% 酒精浸泡消毒 1 小时以上，使用前用生理盐水冲洗导管腔及导管壁。

硬膜外麻醉在腰段、胸段和颈段均可实施。骶部硬膜外间隙阻滞又称为骶管阻滞。

知识点 28：硬脊膜外腔麻醉给药方法

按照每节段 1~2ml 局麻药及需要阻滞的范围，计算硬膜外麻醉初始剂量。首先给予试验剂量，1.5~2% 利多卡因 3~5ml（含或不含 1:200000 肾上腺素），5 分钟后，无蛛网膜下腔阻滞和注入血管现象，再给予剩余剂量。当阻滞平面出现消退时，追加初始剂量的 1/3~1/2。

知识点 29：影响硬脊膜外腔麻醉平面的因素

（1）穿刺部位：穿刺的部位是决定阻滞平面的最主要的因素。硬膜外麻醉为节段性阻滞。阻滞平面以穿刺点为中心，向头和尾两个方向扩散。

（2）局麻药容量、剂量和浓度：阻滞的范围取决于局麻药的容量。对于成人，每节段阻滞需 1~2ml 局麻药。而药物的浓度是决定阻滞效果的重要因素。

（3）药物注射速度：药物注射速度越快，阻滞范围就越广。

（4）年龄：随着年龄增长，获得相同麻醉平面所需的局麻药容量呈下降趋势。这可能与硬脊膜外腔和顺应性随年龄增长而不断下降有关。

（5）身高和体重：除了特殊身高（特高或特矮）和病理性肥胖之外，身高和体重对阻滞平面的影响很小，没有临床意义。

（6）体位：虽然不如蛛网膜下腔麻醉那么明显，但重力对硬脊膜外腔局麻药的扩散也是有部分影响的。坐位或头高位可显著增加 L_5 和 S_1 神经根的阻滞。

知识点 30：硬脊膜外腔麻醉特点

硬脊膜外腔麻醉起效较慢（10~20分钟），具有分离阻滞与节段性阻滞的特点。

四、骶管阻滞

知识点 31：骶管的特点

骶管是硬脊膜外隙的一部分，主要呈三角形。骶管上自硬脊膜囊，即第 2 骶椎水平，终止于骶裂孔。

知识点 32：骶管阻滞适应证

骶管阻滞是经骶裂孔穿刺，将局麻药注入到骶管腔内（硬膜外间隙的骶骨部分）以阻滞骶神经。骶管阻滞是小儿常用的麻醉方式之一，也可以用于成人的肛门直肠和会阴手术。老年人骶尾韧带的钙化可以使骶管阻滞难以或无法实施。

知识点 33：骶管阻滞麻醉穿刺定位

骶管阻滞麻醉穿刺一般取侧卧或俯卧位。取侧卧位时，腰背应当向后弓曲，双膝关节屈向腹部；取俯卧位时，髋关节下需垫一厚枕，显露并突出骶部。穿刺者位于患者一侧，穿刺之前先定好位，从尾骨尖沿中线向头方向摸至 4cm 处（成人），可以触及一有弹性的凹陷骶裂孔，在孔的两旁可以触到蚕豆大的骨质隆起，即为骶角，两骶角连线中点即为穿刺点。髂后上嵴联线在第 2 骶椎平面，是硬脊膜囊的终止部位，在骶管穿刺时，不宜超过此连线，否则有误入蛛网膜下隙发生全脊麻的危险。

知识点 34：骶管阻滞麻醉穿刺及注药

骶管阻滞麻醉穿刺时，患者取侧卧位或俯卧位。取侧卧位时，腰背应当尽量向后弓曲，双膝屈向腹部。取俯卧位时，髋部需垫厚枕以抬高骨盆，暴露骶部。于骶裂孔中心作皮内小丘，但不作皮下浸润，否则将会使骨质标志不清，妨碍穿刺点定位。将穿刺针垂直刺进皮肤，当刺破骶尾韧带时可以有阻力消失感觉。此时将针干向尾侧倾斜，与皮肤呈 30°~45°角顺势推进 2cm 即可以到达骶管腔。接上注射器，抽吸无脑脊液，注射生理盐水和空气无阻力，也无皮肤隆起，证实针尖确在骶管腔内，即可以注入试验剂量。观察 5 分钟内无蛛网膜下隙阻滞现象，即可以分次注入其余药液。

穿刺成功与否主要在于是否掌握好穿刺针的方向。如果针与尾侧皮肤角度过小，即针体过度放平，针尖可以在骶管的后壁受阻；若角度过大，针尖常可以触及骶管前壁。穿刺时如遇骨质，不宜用暴力，应当退针少许，调整针体倾斜度后再进针，以免引起剧痛和损伤骶管静脉丛。当抽吸有较多回血时，应当放弃骶管阻滞，改用腰部硬膜外阻滞。

知识点 35：骶管阻滞麻醉常用局麻药

骶管阻滞麻醉常用局麻药常采用 1%～1.5% 利多卡因、0.5% 布比卡因或 0.5% 罗哌卡因，注入局麻药 15～20ml 即可以满足骶管阻滞的麻醉效果。

知识点 36：骶管阻滞麻醉并发症

骶管腔内有丰富的静脉丛，穿刺时容易出血。对局部麻醉药的吸收也快，容易产生局麻药毒性反应。如果注药过快，则可能导致眩晕和头痛。因骶裂孔解剖变异较多，所以阻滞的失败率较高。由于骶神经阻滞时间较长，术后尿潴留较多。

五、蛛网膜下腔-硬膜外联合阻滞

知识点 37：蛛网膜下腔-硬膜外联合阻滞

蛛网膜下腔-硬膜外联合阻滞可以选用两点穿刺法，也可以采用一点穿刺方法。既向蛛网膜下隙注药，同时也经此穿刺针置入硬膜外导管。选用两点法穿刺时，首先根据手术部位选择合适的穿刺间隙行硬膜外穿刺，留置硬膜外导管备用；然后再于 $L_{2\sim3}$ 或 $L_{3\sim4}$ 行蛛网膜下隙穿刺，注局麻药行腰麻。选用一点穿刺法时，应用特制的联合穿刺针选择经 $L_{3\sim4}$ 间隙穿刺。当硬膜外穿刺成功后，用 25G 腰麻针经硬膜外穿刺针管腔内行腰麻穿刺；当脑脊液流出后，将所需局麻药注入蛛网膜下隙（腰麻）；然后退出腰麻穿刺针，再经硬膜外穿刺针向头端置入硬膜外导管 3～5cm，置管后将硬膜外穿刺针退出，并将硬膜外导管妥为固定（图 2-2-2）。

蛛网膜下隙　蛛网膜　黄韧带　　硬膜外导管　蛛网膜　硬膜外隙

图 2-2-2　蛛网膜下腔-硬膜外联合阻滞示意

蛛网膜下腔-硬膜外联合阻滞时所用的腰麻穿刺针较细，注药时间需 45～60 秒，但腰麻与硬膜外用药量均较两点穿刺法为少。一点穿刺法对患者的损伤比较小，由于采用 25G 腰麻穿刺针，术后头疼发生率也明显减低。

知识点 38：蛛网膜下腔-硬膜外联合阻滞优点

蛛网膜下腔-硬膜外联合阻滞优点主要有：①起效快、效果确切；②麻醉时间不受限制；③局麻药用量小，毒性反应发生率低；④术后可以进行硬膜外镇痛。

知识点 39：神经阻滞麻醉

（1）蛛网膜下腔与硬脊膜外腔联合阻滞（CSEA）与一般的蛛网膜下腔阻滞或硬脊膜外腔阻滞相比，范围较广。其原因包括：硬膜外局麻药经硬脊膜破损处渗入蛛网膜下腔；硬膜外腔注入局麻药，挤压硬脊膜，导致蛛网膜下腔压力增加，促使局麻药向头端扩散；脑脊液从硬脊膜针孔漏出，使硬脊膜外腔局麻药容量增加，阻滞平面升高。

（2）全脊麻：硬膜外导管经硬脊膜穿刺孔进入蛛网膜下腔是引起全脊麻的主要原因。

（3）循环呼吸抑制：循环呼吸抑制主要与阻滞平面过高有关。这种情况多发生在蛛网膜下腔给药后，但硬膜外置管困难，忽略了对阻滞平面的调节。

六、椎管内麻醉的并发症

知识点 40：脊髓麻醉并发症——低血压的处理措施

处理措施：①静脉快速输液、积极使用血管升压药，早期应用阿托品治疗心动过缓。麻黄碱或去氧肾上腺素作用不佳时，应当尽早使用肾上腺素；②子宫压迫下腔静脉所致低血压，应当迅速将患者置于左侧卧位，解除子宫对下腔静脉的压迫；根据美国产科麻醉指南，在行脊髓麻醉以前给予 1～2L 晶体溶液，可以预防剖宫产脊髓麻醉期间出现的低血压，同时预防胎儿剖出后出现的回心血量剧增所导致的心肺并发症。

知识点 41：脊髓麻醉并发症——呼吸抑制的处理措施

处理措施：①维持呼吸道通畅、面罩供氧、辅助或控制呼吸，严重呼吸抑制时需气管插管和机械通气；②如果是阿片类药物引起的呼吸抑制，可以用纳洛酮拮抗。

知识点 42：脊髓麻醉并发症——硬脊膜穿破后头痛（PDPH）的处理措施

处理措施：①卧床休息和补液。平卧或头低位，每日保证充足的补液量；②镇静和镇痛。镇痛治疗可以采用对乙酰氨基酚和 NSAID，咖啡因可以收缩脑血管；③硬膜外腔注入生理盐水。单次注入生理盐水不能维持较高的硬膜外压力，需要持续输注才有效（15～

$25ml/h$）；④硬膜外腔注入自体血。在硬脊膜穿破处或低一个间隙，注入自体血 $10\sim20ml$，利用血凝块阻止脑脊液进一步渗漏。约 90% 患者单次血凝块治疗有效。在首次治疗无效的患者中，有 90% 在第二次注射后疼痛消失。

知识点 43：脊髓麻醉并发症——背部疼痛的处理措施

处理措施：局部理疗；口服镇痛药（乙酰氨基酚和 NSAID）；如背痛由肌肉痉挛所致，可以在痛点行局部封闭治疗。

知识点 44：脊髓麻醉并发症——感染的处理措施

（1）局部感染处理措施：选择敏感强效抗生素控制感染；如果局部形成脓肿，应当切开脓肿并放置引流管引流。

（2）蛛网膜炎处理措施：选择敏感强效抗生素控制感染。

知识点 45：脊髓麻醉并发症——神经并发症的处理措施

（1）局麻药的神经毒性作用处理措施：临床应用局麻药应遵循最低有效浓度的原则。

（2）粘连性蛛网膜炎处理措施：对症处理，及时应用抗生素、皮质激素、维生素 B_1、维生素 B_{12}。

（3）操作损伤处理措施：原则是尽早处理，避免患者出现截瘫。脱水治疗，减轻神经水肿；应用皮质醇激素；应用大剂量维生素 B_1、维生素 B_{12} 和维生素 C，促进神经恢复。

（4）脊髓前动脉栓塞处理措施：主要在于预防，一旦发生，主要为对症治疗。

知识点 46：硬膜外麻醉并发症——穿破硬膜的处理措施

硬膜外穿刺时，穿破硬脊膜后头痛处理措施：

（1）卧床休息和补液：平卧或头低位，每日保证充足的补液量。

（2）镇静和镇痛：镇痛治疗可以采用对乙酰氨基酚和 NSAID，咖啡因可以收缩脑血管。

（3）硬膜外腔注入生理盐水：单次注入生理盐水不能维持较高的硬膜外压力，需要持续输注才有效（$15\sim25ml/h$）。

（4）硬膜外腔注入自体血：在硬脊膜穿破处或低一个间隙，注入自体血 $10\sim20ml$，利用血凝块阻止脑脊液进一步渗漏。约 90% 患者单次血凝块治疗有效。在首次治疗无效的患者中，有 90% 在第二次注射后疼痛消失。

知识点 47：硬膜外麻醉并发症——局麻药全身毒性反应的处理措施

（1）中枢神经系统处理措施：停用局麻药；地西泮（安定）、过度通气可以提高局麻药引起癫痫发作的阈值；由于缺氧、酸中毒会增加局麻药的全身毒性，应维持充分的通气和氧合。必要时应使用氯琥珀酰胆碱（1~2mg/kg）终止抽搐，并行气管插管进行正压通气；氯琥珀酰胆碱可以终止癫痫发作的肌肉活动，但不能终止中枢神经系统的癫痫活动。静注硫喷妥钠（50~100mg）、咪达唑仑（2~5mg）或丙泊酚（1mg/kg）可以终止癫痫发作。

（2）心血管系统处理措施：常需要大剂量的血管加压药物和较长时间的治疗。当治疗无效时，应静脉输注脂质或实施心肺转流。对于局麻药引起的室性心律失常，胺碘酮和溴苄铵优于利多卡因。

知识点48：硬膜外麻醉并发症——平面异常广泛阻滞的处理措施

（1）全脊髓麻醉处理措施：全脊麻的处理原则是维持患者的循环功能和呼吸功能。气管插管行机械通气，加速输液，使用血管加压药升高血压。只要循环和呼吸稳定，全脊麻可以完全恢复，不留后遗症。

（2）硬膜下注射治疗：应当以支持治疗为主，可能需要气管插管、机械通气和心血管支持。

（3）硬膜外血肿处理措施：怀疑血肿时，应当立即进行神经系统影像学检查（MRI、CT或椎管造影）。尽快手术减压是治疗的关键，如果在6~8小时内实施手术减压，多数神经功能会得到良好的恢复，手术延迟可致永久性功能障碍。

（4）硬膜外脓肿处理措施：应用敏感、强效抗生素；最重要的治疗是尽早实施椎板切除减压术，以利受压神经功能及时恢复；没有神经症状时只需使用抗生素治疗。

（5）神经并发症处理同上。

（6）硬膜外导管折断处理措施：目前多数学者认为，导管断在硬膜外腔或深层肌肉或韧带处，可以先仔细观察而不必处理。如果没有不良反应，导管可以不取出；如果出现神经症状或其他不良反应，必须将导管取出。如果导管断在浅表组织内，特别是能看见部分导管时，细菌能沿导管进入体内，必须取出。

第三节　神经阻滞麻醉

知识点1：神经阻滞麻醉

神经阻滞麻醉主要是将局麻药注射至神经干（丛）旁，暂时地阻滞神经的传导功能，从而达到手术无痛或所需治疗目的的方法。

知识点2：神经阻滞麻醉的适应证和禁忌证

神经阻滞的适应证取决于手术范围、手术时间、患者的精神状态与合作程度。只要手术部位局限于某一或某些神经干（丛）所支配范围，并且阻滞时间能够满足手术需要者均可行神经阻滞麻醉。小儿或者患有精神疾病等不合作的患者，可以在基础麻醉下或全身麻醉后行神经阻滞。对于凝血功能异常者，穿刺部位感染、肿瘤、严重畸形和对局麻药过敏者为神经阻滞的禁忌证。

知识点 3：神经定位方法——异感定位

当穿刺针直接触及神经时，在其支配的区域可出现异感，此时注射局麻药可以获得满意的麻醉效果。

知识点 4：神经定位方法——神经刺激仪定位

神经刺激仪的原理是利用电刺激器产生脉冲电流并传送至绝缘穿刺针，当针尖接近混合神经时，则会引起混合神经中的运动神经去极化，并且引起其所支配的肌肉颤搐，这样就可以通过肌肉颤搐反应来定位。

知识点 5：神经定位方法——超声定位

将超声探头扫描神经区域，使神经在轴平面成像，穿刺针在探头纵轴侧方进针，沿着超声声束的方向进入组织；在超声显像的导引下，调整穿刺针方向到达神经阻滞点。

知识点 6：神经阻滞的药物选择

神经阻滞应选择：1%~1.5%利多卡因、0.15%~0.2%丁卡因、0.25%~0.5%布比卡因及0.25%~0.5%罗哌卡因，或者1%利多卡因与0.15%丁卡因混合液、1%利多卡因与0.25%布比卡因混合液等。

知识点 7：颈神经丛

颈神经丛来源于颈 1~4（$C_{1~4}$）脊神经。除了第 1 颈神经主要是运动神经外，其余 3 对颈神经均为感觉神经。后 3 对神经离开椎间孔后，从后面横过椎动脉及椎静脉，嵌于横突的凹面，到达横突尖端时，分为升支及降支，这些分支与上下相邻的颈神经分支在胸锁乳突肌之后连接成一系列环状神经，称之为颈神经丛。

知识点 8：颈丛阻滞的实施——颈前阻滞法

颈前阻滞法主要是对穿出椎间孔的 C_2 ~ C_4 脊神经实施阻滞。传统方法采用 3 点法，但由于并发症较多，现已不多用。目前一般采用改良法，即在 C_4 横突注入局麻药 8~10ml，局麻药向头侧扩散可以将 C_2、C_3 神经阻滞。

知识点 9：颈丛阻滞的实施——肌间沟阻滞法

在前斜角肌与中斜角肌间的肌间沟顶端（尖端）平 C_4 水平垂直刺入皮肤，然后稍向后向下，当有异感或触及横突时注射局麻药，药液沿斜角肌间隙及椎前筋膜深侧扩散，使颈丛的根部阻滞。注药时，压迫远端或将患者置于头低位有助于局麻药向上扩散。

知识点 10：颈丛阻滞的实施——单侧或双侧阻滞

根据手术需要选择单侧阻滞或双侧阻滞，但药物总量应当在安全剂量范围内。双侧颈深丛阻滞时，有可能阻滞双侧膈神经或喉返神经而引起呼吸困难，故应当慎用。尤其是一针阻滞法易引起喉返神经麻痹，仅限于单侧阻滞。

知识点 11：颈丛神经阻滞

（1）膈神经阻滞：颈深丛阻滞常易累及膈神经，双侧受累时可能出现呼吸困难及胸闷。此时应当立即吸氧或者给予辅助呼吸治疗。

（2）药液误入硬膜外间隙和蛛网膜下腔：可以引起高位硬膜外阻滞，而最严重的并发症是药液注入蛛网膜下腔引起全脊麻。穿刺针误入椎管的原因之一是进针过深，二是进针方向偏内向后，尤其以一针法误入蛛网膜下腔的机会最大。

（3）局麻药毒性反应：主要是穿刺针误入颈动脉或椎动脉而未及时发现，因此注药前应当抽吸，证明针尖深度应当在横突部位。

（4）喉返神经阻滞：针刺太深、注药压力太大可使迷走神经阻滞，造成患者发音嘶哑或失音，甚至呼吸困难。

（5）霍纳（Horner）综合征：注药后患者表现上睑下垂、瞳孔缩小、眼球下陷、眼结膜充血、鼻塞、面微红及不出汗，有时上述症状部分出现，此系颈交感神经被阻滞所致，短期内可以自行消失。

（6）椎动脉刺伤引起出血。

知识点 12：臂丛神经结构

臂丛神经是由 $C_{5\sim8}$ 胸脊神经的前支组成的，有时 C_4 及 T_2 脊神经前支发出的小分支也加入。组成臂丛的脊神经出椎间孔后，走向外侧，其中 $C_{5\sim7}$ 前支沿相应横突的脊神经沟走行，在锁骨上部，前、中斜角肌的肌间沟分上、中、下干。三神经干经肌间沟下缘穿出，伴锁骨下动脉下行，在锁骨中点和第 1 肋之间进入腋窝顶部包绕腋动脉，形成 4 个终末分支：肌皮神经、正中神经、尺神经和桡神经，支配上肢的感觉和运动。

知识点 13：臂丛神经阻滞的实施——腋路臂丛阻滞法

仰卧头偏向对侧，阻滞侧上肢外展 90°，肘屈曲，前臂外旋，手背向床且靠近头部呈"军礼状"。首先在腋窝触摸动脉搏动，然后沿动脉上行到胸大肌下缘动脉搏动消失处，略向下取动脉搏动最高点作为穿刺点。常规皮肤消毒后，左手指按压腋动脉搏动处，右手持 4.5cm 长 22G 穿刺针在腋动脉搏动最高点与动脉呈 10°～20° 夹角刺入皮肤，然后缓慢进针直至出现破鞘膜的落空感。松开持针手指，针随动脉搏动而摆动，即进入腋鞘内。但少数患者有异感。固定针头，回吸血液流出。分别在动脉上、下缘及后方注入局部麻醉药物 15ml、10ml、5ml。以阻滞尺神经、正中神经及桡神经。注药完毕后，可见腋窝有梭状肿胀。将针尖拨出腋鞘，向腋窝顶方向刺入，注入局部麻醉药物 5ml，以阻滞喙肱肌内的肌皮神经。将 5ml 局部麻醉药物注入腋动脉下方腋窝下缘皮下即可阻滞肋间臂神经。

知识点 14：臂丛神经阻滞的实施——锁骨上臂丛阻滞法

麻醉患者去枕仰卧，头偏向对侧，上肢下垂并紧贴身体。锁骨中点上方 1～1.5cm 处，即锁骨中点上缘触及锁骨下动脉搏动点，此点外 0.5cm；上约 1cm 处为进针点。在常规消毒后，穿刺针刺入皮肤向第 3 胸椎椎体方向进针，深度约为 1～2.5cm，直到上肢出现异感或触及第 1 肋骨，沿第 1 肋骨面前后移动寻找异感，出现异感后回吸无血或气体即可注入局部麻醉药物 20～25ml。

知识点 15：臂丛神经阻滞的实施——肌间沟阻滞法

麻醉患者体位同锁骨上路阻滞法。首先定位胸锁乳突肌，由该肌后缘向后摸到一小条肌肉为前斜角肌，前、中斜角肌的间隙即肌间沟。在锁骨上约 1cm 处可触及细条横向走行的肌肉，即肩胛舌骨肌，该肌与前、中斜角肌构成一个三角，该三角靠肩胛舌骨肌处为穿刺点，如果肥胖、颈短患者肩胛舌肌不清楚，按锁骨上 2cm 的肌间沟为穿刺点。左手示指定位并按住肌间沟，右手持 7 号针进针 1～2cm，突破筋膜，常出现异感，固定针头，回吸无脑脊液或血液，即可注入局部麻醉药物 20～25ml。

知识点 16：尺神经阻滞解剖

尺神经纤维来自 C_8 及 T_1 脊神经根前支组成的臂丛的下干。下干主支形成内侧束，在腋动脉内侧分出尺神经。沿着上臂内侧肱二头肌与肱三头肌肌间隔下行，在上臂中部穿出间隔，沿着三头肌内侧头前行直至肘部，继续下行于内上髁与鹰嘴间沟。

知识点 17：肘部尺神经阻滞法

肘关节弯曲，在肱骨内上髁及尺骨鹰嘴间沟（尺神经沟）内，可以摸到尺神经。若将患者手臂外旋，手指按压尺神经沟处，可有异感。穿刺时，将患者前臂屈至 90°，用 23G 针于尺神经沟下缘刺入皮肤，进针方向与神经平行，进针深达 0.7～2.5cm 时，可有达至小指的异感；注入局麻药 5ml 左右。

知识点 18：腕部尺神经阻滞法

患者掌心向上、握拳，在尺侧茎突平面可摸到尺侧腕屈肌肌腱，尺神经位于此肌腱桡侧。从尺骨茎突横过腕部画一直线，此线与尺侧腕屈肌肌腱桡侧缘的交点即为穿刺点。用 23G 针垂直刺入，如果出现异感，注入局麻药 5~10ml。

知识点 19：正中神经阻滞解剖

正中神经起源于 $C_{6~8}$ 及 T_1 脊神经根，由臂丛的内侧束与外侧束组成。常伴行于腋动脉和肱动脉，在肱骨中段，横过动脉并转至其内侧。在肘部，位于肱二头肌纤维束之下，肱动脉及肱二头肌肌腱内侧，再穿过旋前圆肌，下行于屈指浅肌与屈指深肌之间，沿中线降至腕部。在掌横韧带处其位置最表浅，在桡侧腕屈肌与掌长肌之间的深处，然后穿过腕管在掌筋膜深面到达手掌。与尺神经结合支配手掌、示指、中指与环指背侧的一部分。

知识点 20：肘部正中神经阻滞法

患者手掌向上平放，在肱骨内、外上髁之间画一条连线，此线与肱二头肌腱内缘的交叉点即正中神经所在部位。用 22G 的针垂直刺入皮下，直到出现异感。若达骨质而未见异感，则将针拔至皮下，反复作扇形穿刺以寻找异感。注入局麻药 5~10ml。

知识点 21：腕部正中神经阻滞法

当患者握拳屈腕时，可打出桡侧屈腕肌腱与掌长肌腱二肌腱，腕部正中神经处于两肌腱之间、前臂深筋膜之下。手掌向上平放，由桡骨茎突平面，横过腕关节画一横线，横线与上述二肌腱之间的交叉点即为穿刺点。然后用 22G 针垂直刺入皮肤，进针穿过前臂深筋膜。在两肌腱间寻找异感，如果出现放射至掌桡侧的异感，可以注入局麻药 5~10ml。

知识点 22：桡神经阻滞解剖

桡神经源于 $C_{5~8}$ 及 T_1 脊神经。臂丛的前、中、后三干的后支形成后束，桡神经是后束发出的一条粗大神经，为支配上肢后肌群的运动神经，也是上肢后面皮肤的主要感觉神经。自臂丛发出后，经过腋动脉的后方进入上臂，并与肱深动脉一同走向外下，在肱三头肌长头与内侧头之间，进入由肱三头肌与肱骨桡神经沟组成的肱骨肌管。在肱骨外上髁上方10cm 处，穿过外侧肌间隔绕行至前方，由外上髁前方进入肘，并在此处分为浅深两支。深支主要支配肌肉和关节；浅支为感觉神经，在肱桡肌下沿桡动脉外缘下降，在前臂中、下1/3 交界处转向背面，支配手腕、手背及桡侧三手指。

知识点 23：肘部桡神经阻滞法

患者手臂伸直，掌心向上，于肱骨内、外髁连线上作一横线，横行线上肱二头肌肌腱外缘的交叉点，即为穿刺点。用 23G 穿刺针垂直刺入，针刺向肱骨，寻找异感，必要时可作扇形穿刺以寻找桡神经异感。注入局麻药 5～10ml。如果异感不能获得，可以将局麻药注入肱骨外髁前方，也能获得满意的阻滞效果。

知识点 24：腕部桡神经阻滞法

由于桡神经是以多支的方式穿过腕部的，而且分支多而细，因此在腕部作环形皮下浸润即可阻滞腕部桡神经。又由于多数桡神经纤维通过腕背桡凹（拇指外展时桡侧腕部的凹陷处），此处应当作重点阻滞。手处于中间位，拇指外展，在拇指背侧基底部的凹陷内注入局麻药 5～10ml。

知识点 25：腰神经丛阻滞适应证

腰神经丛阻滞可以同时阻滞股外侧皮神经、股神经和闭孔神经。所以，适用于膝部、股腿前部和髋部手术；加上坐骨神经阻滞可阻滞整个下肢；置入导管可以用于膝关节与髋关节的术后持续镇痛。

知识点 26：腰神经丛阻滞的并发症

后路法腰丛阻滞进针过深时，有进入硬脊膜外隙、蛛网膜下隙或血管内的危险；也有可能导致血肿和神经损伤。

知识点 27：坐骨神经阻滞的适应证

坐骨神经主要支配腘肌与膝关节远端所有下肢肌肉的运动，以及除隐神经支配的内侧面外，膝部远端下肢的所有感觉。临床上可以联合隐神经或股神经阻滞用于膝关节以下无需止血带的手术。股后皮神经前段与坐骨神经伴行，支配大股后部的皮肤，坐骨神经阻滞的同时也阻滞该神经。

知识点 28：坐骨神经阻滞的并发症

坐骨神经阻滞的常见并发症为阻滞不全与神经损伤。

知识点 29：股神经阻滞的适应证

股神经主要支配股前部肌肉（股四头肌、缝匠肌与耻骨肌）以及从腹股沟韧带到膝部的皮肤。股神经阻滞可以用于股前部和膝关节手术，常与其他下肢阻滞技术联合应用。

知识点 30：股神经阻滞的并发症

穿刺点接近动脉，因此容易误伤动脉或将局麻药注入血管内。

第四节　局部麻醉

知识点 1：局部麻醉

局部麻醉是指应用局部麻醉药（以下简称局麻药）暂时阻断身体某一区域神经传导（特别是感觉神经传导）功能的麻醉方法。

知识点 2：常用的局麻药

局麻药依其分子结构的不同，分为酯类局麻药与酰胺类局麻药。常用酯类局麻药有普鲁卡因、氯普鲁卡因与丁卡因等，酰胺类局麻药有利多卡因、布比卡因与罗哌卡因等。

知识点 3：局麻药的中毒反应

局麻药的中毒反应主要有：

（1）中枢神经系统：早期有精神症状，如眩晕、耳鸣、多语、烦躁不安或嗜睡，舌唇麻木与眼球震颤；中期常有恶心、呕吐、视物模糊、肌肉震颤或抽搐；晚期全身肌肉痉挛抽搐，严重者昏迷。

（2）循环系统：早期表现为循环兴奋；晚期表现为循环抑制，严重者会心力衰竭或心脏骤停。血管内误注入布比卡因，可以引起心血管虚脱，因其与组织结合较强，治疗效果差。

（3）呼吸系统：胸闷、气短、呼吸困难，惊厥时出现发绀，严重者会呼吸骤停。

知识点 4：局麻药中毒处理措施

局麻药中毒的紧急处理措施是：

（1）立即停止局麻药注入。

（2）早期吸氧，维持呼吸、循环稳定，静脉注射地西泮 5～10mg。

（3）抽搐、惊厥者，可以静脉注射地西泮或 2.5% 硫喷妥钠 3～5ml，如仍不能制止抽搐者可静脉注射肌肉松弛药，气管插管控制呼吸。

（4）生命支持疗法：包括吸氧，辅助呼吸或控制呼吸，输血补液，升压药应用，心肺脑复苏等，并快速一次性给予 20%脂肪乳 1.5ml/kg（在成人可以一次给予 100ml），必要时还可以继续以 0.25ml/（kg·min）的速度输注 10 分钟。

知识点 5：表面麻醉

表面麻醉是利用渗透性强的局部麻醉药物施于黏膜表面，阻滞黏膜下神经末梢，使黏膜产生麻醉作用的方法。

知识点 6：表面麻醉常用的麻醉药物

多种局麻药可以用于表面麻醉，比如利多卡因、丁卡因、苯佐卡因和丙胺卡因等，可以制成溶液、乳剂、软膏、气雾剂，单独或与其他药物合用于皮肤、黏膜、口咽部、气管、直肠等部位。表面麻醉前可以静脉给予阿托品，使黏膜干燥，避免分泌物妨碍局麻药与黏膜的接触。不同部位的黏膜吸收局麻药的速度是不同的，气管及支气管应用气雾剂时，局麻药吸收最快。大面积黏膜应用高浓度及大剂量局麻药时易出现毒性反应，使用时应当严格控制剂量。

知识点 7：局部浸润麻醉

局部浸润麻醉是指沿手术切口线分层注射局麻药，以阻滞组织中的神经末梢。

知识点 8：局部浸润麻醉常用药物与剂量

（1）1%氯普鲁卡因溶液，一次最大剂量 800~1000mg。起效时间为 6~12 分钟，作用时间为 40~60 分钟。

（2）0.5%普鲁卡因溶液，一次用药极量为 1g，起效时间为 4~6 分钟，作用时间为45~60分钟。

（3）0.5%~1%利多卡因溶液，一次用药极量为 400mg。起效时间为 5 分钟，作用时间为 60~90 分钟。

（4）0.25%罗哌卡因溶液，成人安全剂量为 200mg，起效时间为 7 分钟，作用时间为120~180 分钟。

知识点 9：局部浸润麻醉操作方法

麻醉时，首先将局麻药用 22G 细针在手术切口一端作一皮丘，使皮肤隆起呈现橘皮样外观，后沿皮肤切口在皮内作连续皮丘。作新皮丘时，注射针应当在前一皮丘内刺入，以减少穿刺时疼痛，然后再经皮丘按层浸润皮下、肌膜、腹膜或胸膜。也可以浸润一层切开一层，以延长麻醉时间和减少单位时间内局麻药的剂量。注药时应当加压，一边注药一边进针，使其在组织内形成张力性浸润，增强局麻效果，并对周围组织起到水压分离及止血作用。感染及癌肿部位不宜用局部浸润麻醉。

知识点 10：静脉局部麻醉

静脉局部麻醉是指在肢体上端结扎止血带后，经静脉注入局麻药，使止血带远端肢体得到麻醉的方法。

知识点 11：静脉局部麻醉常用药物与剂量

（1）利多卡因：它是最常用的局部麻醉药物。上肢手术应用 0.25% 利多卡因 40~50ml；下肢手术可以用 0.5% 利多卡因 60~80ml。

（2）氯普鲁卡因：10% 的患者可能出现静脉炎，布比卡因效果好，但有松弛止血带后因心脏毒性致死的病例。

知识点 12：静脉局部麻醉操作方法

静脉局部麻醉操作方法为：用静脉套管针穿刺固定后，抬高患肢或以弹力绷带或电动气压驱血带驱血，并在该肢体上端结扎止血带，通过静脉套针在其远端静脉内注入局麻药，3~10 分钟即可产生局麻作用。

第五节　监护性麻醉（MAC）

知识点 1：监护性麻醉（MAC）

监护性麻醉（MAC）即静脉麻醉及区域阻滞麻醉相结合的麻醉技术，在区域阻滞麻醉期间，麻醉医生负责参与局麻患者的监测，对接受诊断性或治疗性操作的患者实施镇静镇痛，并监测患者的生命体征。

知识点 2：监护性麻醉（MAC）的目的

（1）解除患者的焦虑，并遗忘术中发生的不适和恐惧。
（2）减轻疼痛及其他伤害性刺激。
（3）提高围术期的安全性和舒适性。

知识点 3：监护性麻醉前准备

（1）MAC 的施行应对患者体格和重要脏器功能进行术前评估，可以按 ASA 分级标准进行。

（2）术前常规禁食。

（3）回顾病史、体检和必要的实验室检查。

知识点 4：监护性麻醉（MAC）常用药物

监护性麻醉（MAC）常用药物包括：地西泮、咪达唑仑、丙泊酚、氯胺酮、吗啡、芬太尼、阿芬太尼、雷米芬太尼（瑞芬太尼）等。

知识点 5：监护性麻醉术中监测与管理

术中应当常规作血氧饱和度和无创血压的监测防止低氧血症和低血压的发生。应当配备有气管插管用具和急救药品，有条件的应配备有麻醉机、呼吸机。循环功能监测，包括持续监测心电图（ECG）、血压和心率。如在检查治疗室旁设立麻醉后监护室则更安全，可有效的处理苏醒期可能发生的并发症，如恶心、呕吐、呼吸抑制、缺氧、低血压、注射痛等。

第六节　控制性降压

知识点 1：控制性降压的概念

控制性降压主要是指利用药物和（或）麻醉技术使动脉血压下降，并控制在一定水平，以改善术野环境、利于手术操作、减少手术失血或改善血流动力学的方法。

知识点 2：控制性降压的生理基础

血液循环的主要功能是供给机体组织氧及营养物质，并运输组织产生的 CO_2 与代谢产物，因此组织器官充足的血液灌注比单纯的血压高低更为重要。正常人组织的血流量（Q）与供应该组织血管两端的压差（ΔP）成正比，与血流阻力（R）成反比，关系式为：$Q = \Delta P/R$。

其中，血管两端的压差与动脉压呈正相关；当血液黏度不变时，血流阻力（即血管阻力）与血管口径呈负相关。进行控制性降压时，循环血量和血液黏度不变，虽然动脉压降低，但由于周围血管扩张，使血管阻力降低，可以维持组织的血液灌注不变。这与休克时的低血压有着本质的区别。休克时，心排出量减少，周围血管阻力增加，组织灌注的血流量减少和不足，局部代谢产物堆积。

知识点 3：控制性降压对机体的影响

（1）脑：在控制性降压过程中，最大的顾虑是脑供血不足与脑缺氧。神经细胞对缺氧的耐受性很低，因此一旦发生则可引起脑细胞功能的损害。

（2）心脏：挥发性麻醉药可以在一定程度上干扰冠脉循环的血流-压力自身调节能力，过低的低血压可逐渐削弱冠状动脉的扩张储备能力；当应激状态下心肌需氧骤增时，心脏代偿能力则受到限制。

（3）肝：控制性降压期间容易发生肝脏血流灌注不足与肝细胞缺氧。

（4）肾：当平均动脉压（MAP）不低于 75mmHg 时，肾小球滤过率保持不变，肾血流灌注仍足够满足肾细胞代谢的需要，尿量有可能减少。当收缩压低于 75mmHg 时，肾小球滤过率下降，泌尿功能暂停。

（5）胃：胃肠道是另一个内脏主要器官，其血管的自身调节能力较肾及脑更差，血液循环的调控较困难。严重低血压时，容易产生内脏低灌流状态。手术刺激使交感神经兴奋性增加，可以引起内脏血管收缩。

知识点 4：控制性降压适应证与禁忌证

（1）适应证：主要有复杂大手术、术中出血可能较多、止血困难的手术；显微外科手术、要求术野清晰的手术；宗教信仰而拒绝输血的患者；大量输血有困难或有输血禁忌证的患者；麻醉期间血压、颅内压和眼内压过度升高，可能导致严重不良后果者。

（2）禁忌证：主要有重要脏器实质性病变者；血管病变者；低血容量或严重贫血。

知识点 5：控制性降压的基本原则

施行控制性降压的基本原则是：

（1）保证组织器官的血液灌注量。

（2）血压控制水平：①控制性降压的目的是减少失血与输血量、改善术野的环境，但不能以此作为降压程度的标准；②正常体温患者，MAP 安全低限为 50～55mmHg，在此范围脑血流（CBF）自身调节能力仍保持正常，一旦 MAP 下降低于此限度，CBF 将平行地下降。临床应用中，短时间内降压后 MAP 保持为 60～65mmHg 是安全的。慢性高血压患者保持脑血管自身调节所需的脑灌注压水平更高。在满足手术要求的前提下，要尽可能维持较高的血压水平；③在麻醉的状况下，应当注意防止降压速度过快，以使机体有一个调节适应过程。

（3）控制性降压的时间。

（4）控制性降压期间，肺内分流量和无效腔量均可能增加，因此供氧必须充分。

（5）注意体位对局部血压的影响：①控制性降压过程中，应当尽量让手术野位于最高位置；②充分利用下肢位置对调节血压的影响，如下肢降低 15° 可使血压降低 10～20mmHg（1.3～2.7kPa），这样有利于血压的控制；③俯卧或侧卧位时，可以显著减少回心血量，使心排血量锐减，因而是控制性降压的风险体位，应当妥善处理。

（6）基本监测：包括①连续直接动脉血压监测；②心电图监测；③呼气末二氧化碳分压（$P_{ET}CO_2$）。

知识点6：吸入麻醉药物降压

吸入麻醉药物降压常采用异氟烷或七氟烷降压，恩氟烷、地氟烷也有应用。吸入麻醉药主要通过扩张外周血管与抑制心肌收缩力来降低血压。

知识点7：静脉麻醉药物降压

静脉麻醉药物降压常采用丙泊酚复合瑞芬太尼的全静脉麻醉来降压，丙泊酚具有扩张血管、抑制心肌、降低颅内压的作用。也可以同时复合硝普钠等血管活性药物进行控制性降压，达到更满意的效果。

知识点8：血管扩张药降压

血管扩张药降压包括：

（1）硝普钠：主要作用于小动脉，直接作用于血管平滑肌使其松弛降低外周血管阻力，较少影响心肌收缩力。

（2）硝酸甘油：主要作用于容量血管，直接抑制血管平滑肌使静脉扩张后，减少回心血量，导致心排出量减少与血压降低。

（3）肾上腺素能受体阻滞药：酚妥拉明仅为肾上腺素能受体阻滞药，具有较强的直接血管舒张作用，静脉注射后起效迅速，2分钟内作用达到高峰，约能维持5分钟左右。

（4）钙离子通道阻滞药：具有扩张周围血管、冠状动脉及脑血管的作用，降压同时不易引起心动过速。

知识点9：控制性降压的并发症

控制性降压并发症主要包括：①脑缺氧或脑栓塞；②冠状血管栓塞、心衰；③冠状动脉供血不足、心肌梗死、心力衰竭甚至心脏骤停；④肾功能受损、少尿、无尿；⑤持续低血压、休克；⑥降压后反应性出血、手术部位出血；⑦嗜睡、苏醒延迟；⑧呼吸功能障碍。

第七节 低 温

知识点1：低温麻醉

低温麻醉又称为全身低温，是一种将机体体温降低到一定程度以求达到降低机体代谢、保持或减弱机体细胞活动的方法。

知识点 2：低温分类

低温按其程度可以分为浅低温（32~35℃）、中低温（28~32℃）和深低温（28℃以下）。

知识点 3：低温麻醉降温方法——体表降温法

（1）冰水浸浴法：将麻醉后的患者浸浴于 2~4℃ 的冰水内。该法降温迅速，身体各部位降温一致。

（2）冰袋法：将冰袋置于患者颈部、腋窝、腹股沟及腘窝大血管处。此法降温较慢，适合小儿，在成人常用于发热的物理降温。

（3）变温毯法：将患者置于特制的变温毯上。此法降温较慢，但实施比较方便容易。

（4）冷空腔法：将患者置于塑料箱内，将空气降温后吹入。此法降温慢且设备要求及安装程序繁复，临床很少使用。

知识点 4：低温麻醉降温方法——体腔降温

体腔降温就是将冰盐水注入胸腔或腹腔，可以使体温迅速降低，复温时采用温盐水（35~42℃）。此法操作复杂，目前已基本不用。

知识点 5：低温麻醉降温方法——体外降温

（1）动脉-静脉降温法：将血液由动脉引出，流经降温装置，回输入静脉。此法可以增加右心负担，影响血流动力。

（2）静脉-静脉法：将静脉血（一般为上腔静脉）引出，流经降温装置，利用压力泵将降温后的血液回输入另一静脉（一般为大隐静脉）。此法降温迅速且易于控制温度。

（3）体外循环法：利用体外循环技术，降温迅速，安全，是目前广泛采用的方法。

知识点 6：复温

（1）体表复温：水温不超 45℃，利用热水袋、电热毯、变温毯等。复温困难，时间长。

（2）胸、腹腔复温：40~45℃ 温盐水。

（3）体外循环（CPB）复温：水温和血温温差为 8~10℃ 或低于 8℃。升 32℃ 上，可以停止复温，然后保温，2~4 小时体温同升，复温过高可致反应性高热。达 32℃，不必复温。

知识点 7：复温休克

（1）复温过速时，机体耗氧迅速增加，各器官功能未恢复正常，所以形成全身代谢障碍。

（2）临床主要表现为低血压、周围循环不良、心率增快、心排出量锐减、呼吸困难。血气分析可见明显的代谢性酸中毒。

（3）治疗复温休克，首先应当减缓复温速率，其他同一般抗休克治疗。

知识点 8：低温适应证

（1）与体外循环配合行心内手术。

（2）中度低温（32~28℃）可为短小的心内手术创造条件。

（3）大血管手术必须阻断动脉主干时用以保护远心端的脏器。

（4）神经外科应用来延长阻断脑循环的时间，减少血压对脑组织的不利影响，降低颅内压，减轻脑水肿。

（5）用于临床其他方法难以控制的高热。

（6）脑复苏。

知识点 9：低温麻醉注意事项

（1）麻醉处理：低温下应当保持适当的麻醉深度，充分供氧，注意改善微循环，维持酸碱平衡，以减轻低温带来的损害。

（2）体温监测：核心温度可以在肺动脉、鼓膜、食管远端或鼻咽部测量到，但临床上也可以通过口腔、腋窝或直肠的温度进行大致估计。各部位温度可以间接代表某一器官的温度。

（3）降温速度与幅度：影响体温下降的因素主要包括：①降温方法，体外循环法降温最快；②年龄、体表面积和肥胖程度；③麻醉深度；④室温与季节。

知识点 10：低温并发症

（1）御寒反应：在降温过程中患者可出现御寒反应，表现为寒战、皮肤苍白、血管收缩、肌张力增加等。应当适当加深麻醉、应用肌松药或神经节阻滞药。

（2）心律失常：在降温的过程中可出现各种心律失常，其中最严重的为心室颤动，体温在30℃以上时，很少发生室颤，而体温在28℃以下时，室颤的发生率则明显增加。所以应当加强体温监测，维持循环稳定，防止缺氧和 CO_2 蓄积，避免酸碱失衡和电解质紊乱。

（3）组织损伤：在体表降温时，耳郭及指/趾接触冰屑或冰袋与皮肤直接接触，可能造成冻伤。在复温过程中，温度过高可能造成烫伤。

（4）酸中毒：低温时组织灌注不足，可能出现代谢性酸中毒。在全麻过程中，应当密切监测血液酸碱变化，及早发现，及时处理。

（5）胃肠出血：发生应激性溃疡或小肠动脉栓塞致内脏出血。

第八节 血液保护技术

知识点1：血液保护原则

血液保护原则包括：减少同种输血；减少血液激活；减少血液丢失；减少血液机械性破坏；改善生物的相容性；血液保护药物的应用及人工血液的应用。

知识点2：输血的目的

输血的目的主要包括增加血液的携氧能力与纠正凝血功能障碍。

知识点3：自体输血的方法

自身输血包括3种方法：术前自体血储存、急性等容血液稀释及血液回收。

知识点4：自体血储备的优缺点

（1）优点：从输血安全方面考虑自体血储备受到重视。不必担心抗原抗体反应，不用顾虑特殊血型患者的手术用血问题，也不必担心输血后的传染病。

（2）缺点：但自体血储存也存在一些问题，如人为造成患者术前贫血、输血不良反应、血液污染、储血至回输过程中的某一环节出错导致严重溶血反应。

知识点5：血液制品

血液制品一般包括：

（1）全血：主要是新鲜全血和库存全血。

（2）红细胞：主要是浓缩红细胞、洗涤红细胞、冷冻红细胞和无白细胞红细胞。

（3）白细胞：主要是浓缩白细胞。

（4）血小板：主要是富血小板血浆和浓缩血小板血浆。

（5）血浆：主要是新鲜冷冻血浆、普通冷冻血浆、干血浆和冷沉淀。

（6）血浆蛋白：主要是清蛋白、免疫球蛋白和凝血因子制品。

知识点6：自体血储存

自体血储存主要是指术前一定时间内采集患者自身的血液进行体外保存，然后在手术期间失血后回输于自身的方法。

知识点 7：血液稀释

血液稀释主要是指在手术前为患者采血并暂将血液储存起来，用晶体液或胶体液补充循环血容量。在手术过程中，利用稀释血液维持循环，最大限度降低血液浓度而减少丢失血液红细胞，从而减少失血。

知识点 8：血液回收

血液回收主要是指用血液回收装置，将患者体腔积血、手术失血及术后引流血液进行处理后回输给患者的技术。

知识点 9：血液回收的适应证和禁忌证

血液回收的适用范围比较广，可用于大多数出血量大的手术过程中，也可用于术后引流血液的回收。但下列情况不适合进行血液回收：
（1）血液流出血管外超过 6 小时。
（2）怀疑流出的血液被细菌、粪便、羊水或毒液污染。
（3）术野含有恶性肿瘤细胞。
（4）血液严重溶血。
（5）术野中存在胶原止血材料或使用不适于静脉内应用的抗生素进行术野冲洗。

知识点 10：血液稀释的影响及优势

血液稀释后，动脉氧含量降低，但充分的氧供并不会受到影响，主要代偿机制是心排出量和组织氧摄取率增加。急性等容血液稀释（ANH）还可以降低血液黏稠度而改善组织灌注。与储存式自身输血相比，ANH 方法比较简单、耗费低，血液中的血小板和凝血因子保存较好。有些不适合术前自体血采集储存的患者，在麻醉科医师严密监护下，可以安全地进行 ANH。疑有菌血症的患者不能进行储存式自身输血，但 ANH 不会造成细菌在血内繁殖。肿瘤手术不宜进行血液回收，但可以应用 ANH。

知识点 11：局部应用的止血药或止血材料

除了经静脉或肌内注射使用凝血药物之外，术中外科医师也可以直接在手术出血部位使用局部止血药或止血材料。目前应用较为广泛的包括凝血酶、吸收性明胶海绵、医用生物蛋白胶及止血纱布等，均可达到一定的减少手术出血的效果。

知识点 12：微创外科

微创外科指通过微小切口或人体正常孔隙将特殊器械、物理能量或化学药剂送入人体内部，完成对体内病变、畸形和创伤的灭活、切除、修复或重建等操作，以达到治疗目标的医学分支。微创外科技术不但因更加精确而显著降低患者创伤及痛苦、缩短治疗周期，同时也减少了围术期血液丢失，使那些原来因接受传统手术而不得不面对大量失血、输血危险的患者，可在少出血、少输血甚至不输血的情况下顺利完成治疗。

第三章 麻醉生理监测

第一节 全麻深度临床判断及监测

知识点 1：麻醉深度的定义

麻醉深度是指麻醉药物对患者的意识、感觉、运动、神经反射及内环境稳定性的影响程度。

知识点 2：麻醉深度的判断方法

临床体征的观察仍然是目前判断麻醉深度的基本方法。麻醉深度应当根据复合应用的药物（包括各种全麻药、催眠药、安定药、肌松药及镇痛药等）对意识、感觉、运动、神经反射及内环境稳定性的影响程度来综合判断。

知识点 3：临床麻醉深度判断标准

（1）浅麻醉期：表现为：呼吸不规则，呛咳，气道阻力上升，喉痉挛。血压升高，心率加快。睫毛反射（-），眼睑反射（+），眼球运动（+），流泪。吞咽反射（+），出汗，分泌物增多，刺激时体动。

（2）手术麻醉期：表现为：呼吸规律，气道阻力下降。血压稍低但稳定，手术刺激无改变。眼睑反射（-），眼球固定中央。刺激时无体动，黏膜分泌物消失。

（3）深麻醉期：表现为：膈肌呼吸，呼吸频率增加。血压下降。对光反射（-），瞳孔散大。

知识点 4：麻醉深度测定的电生理方法

在监测麻醉患者意识方面，以脑电双频谱指数（BIS）的临床应用比较广泛。BIS 是应用非线性相位锁定原理对原始脑电图（EEG）波形进行回归处理的一种方法。BIS 数值范围为 0~100，数值越大，患者的神志越清醒，建议麻醉期间控制 BIS 在 40~60 为适宜。

监测 BIS 能较好地反映催眠药对 CNS 的抑制效应，但对镇痛药效应的敏感性较差。所以临床应用 BIS 监测时应当对麻醉的催眠成分与镇痛成分区别对待。

第二节 肌 松 监 测

知识点 1：神经肌肉传递功能监测

在现代气管内吸入或静脉全麻中，几乎都需要应用肌松药。除此之外，临床麻醉中所应用的诸多静脉与吸入全麻药、局麻药及其他学科治疗用药，如安定镇静药、抗癫痫药、钙离子通道阻滞药等，对神经肌肉传递功能（NMT）产生多部位、多环节的影响。采取各种手段对此影响的性质与程度进行评估，即为 NMT 监测。如果将监测方法仅限于评价肌松药的神经肌肉阻滞性质与效能，则称之为肌松效应监测。

知识点 2：肌松监测仪

采用电刺激运动神经，致使其所支配部位的肌肉产生收缩和肌电反应，检测此反应，通过换能器或前置放大器，再经过微电脑放大，数字化处理，并显示在屏幕上或打印记录，由此设置系统所组成的监测仪，且专一实施肌松药阻滞效应监测，称之为肌松自动监测仪。直接或间接检测肌肉收缩力的是肌肉机械收缩力型（MMG）肌松监测仪；检测诱发的肌肉复合动作电位（EMG）的是 EMG 型肌松监测仪。临床上使用肌松自动监测仪使肌松药阻滞效应的监测更简单方便。

知识点 3：神经肌肉传递功能监测的基本原理

神经肌肉兴奋传递自运动神经产生冲动开始，经递质释放，形成终板电位与去极化，电-钙耦联及钙-收缩耦联，最终激发肌肉收缩。根据这个过程，NMT 监测人为的以神经刺激器刺激运动神经，使之产生冲动，检测效应部位肌纤维反应。

知识点 4：肌松监测仪的基本结构

肌松监测仪的基本结构包括：神经刺激器、刺激电流输出与信号测试回路及信号转换器（换能器）或前置放大器、中央处理器（CPU）、显示器、打印机、面板控制键等。

知识点 5：肌松监测仪的分类与优缺点

（1）EMG 型肌松监测仪：①优点为：受检测部位或肢端不需特殊固定、制动，基本不受位移影响；人-机连接简单；检测结果稳定精确，受干扰因素少。②主要缺点表现在无法直接反映肌肉收缩力，易受高频电器的干扰。

（2）MMG 型肌松监测仪：MMG 型肌松监测仪与 EMG 型肌松监测仪相比较其优点是：可以直接或间接反映肌肉的收缩力与肌松程度；不易受高频电器的干扰。但受检部位需良好的固定制动，且检测结果波动范围较大，不够稳定。

知识点 6：力-传感器

力传感器一般固定在被测肢端，使大拇指运动所产生的力量始终较精确地对着力传感器的长轴，收缩力作用于力传感器内的应变元件，其电阻值随力的大小发生相应的改变。利用收缩力引起应变元件电阻值的变化，进而得到与收缩力变化相应的信号。此型肌松监测仪不能受肢体移位与自主运动的干扰，一旦改变受检肢端与力传感器的长轴关系，使力传感器受力方向发生成角改变，则可以严重影响监测结果的真实性。

知识点 7：方位传感器

方位传感器为变感抗型或变容抗型换能器，以力传感器的长轴为基点，将受检肢端的偏移多少转变为电信号的大小，与力传感器的信号一起传给 CPU 综合、滤过及处理。为再进一步提高检测真实肌肉收缩力的准确性，肌肉收缩必须等长，因而需给被测肢端加上一定的前负荷，如拇指通常加 200~300g，作为其静息张力，使肌肉在收缩前处于等长状态。

知识点 8：压电传感器

压电传感器为近年来的一类新型传感器，主要结构系一氟化聚合体胶片，其长度仅为成人大拇指的 2/3，韧性大，可以弯曲，贴缚于受检肢端。

知识点 9：人-机连接

人-机连接理论上位于体表的运动神经均可作为刺激部位，但在临床麻醉中，腕部、肘部尺神经最为常用，其次为腕部正中神经、胫后神经、腓神经及面部运动神经。

知识点 10：NMT 监测方法

目前临床所应用的肌松监测方法主要为单次与强直刺激、四次成串刺激（TOF）、强直刺激后计数（PTC）、双短强直刺激（DBS）与强直后单爆发刺激（PTB）等。

知识点 11：单次颤搐刺激的临床意义

单次颤搐刺激主要用于粗略的判断程度较深的神经肌肉阻滞，包括去极化与非去极化阻滞程度，帮助确定第一次给药后的效果是否满意，应否再追加药物及给药时机。也用于判断鉴别呼吸抑制引起的原因是中枢性还是外周性。

知识点 12：强直刺激的临床意义

强直刺激在临床上即根据神经肌肉对强直刺激反应有无衰减及强直后易化现象，监测神经肌肉阻滞性质，判断其属于去极化阻滞或非去极化阻滞。

知识点 13：四次成串刺激（TOF）的临床意义

当非去极化阻滞与氯琥珀胆碱引起的Ⅱ相阻滞时 T4 首先发生衰减，根据四次成串比值（TR）可以判断神经肌肉阻滞性质与深度。当应用去极化神经肌肉阻滞药物后，四次刺激反应高度同等降低，不出现衰减现象。深度非去极化阻滞后的恢复，四次刺激反应则按照 1、2、3、4 的顺序出现。TR 值恢复至小于 0.6，有明显的肌肉收缩无力，由此所致的通气指标、气道保护功能不能满足机体的基本需要。

知识点 14：强直刺激后计数（PTC）和强直后单爆发刺激（PTB）的临床意义

强直刺激后计数（PTC）和强直后单爆发刺激（PTB）主要应用于深度非去极化阻滞下对单次颤搐与 TOF 刺激无反应时监测阻滞深度。由于强直刺激可以影响去极化神经肌肉阻滞的恢复过程，因此应用去极化肌松药致深度神经肌肉阻滞不能行 PTC 监测。当进行神经外科、显微外科、眼科等精细手术时，为消除强烈刺激时的膈肌活动，防止患者突然出现随意运动，阻滞深度需达 PTC＝0。PTC＝5～10，可视为深度神经肌肉阻滞。另外，通过观测 PTC 与强直后颤搐高度及 TOF 出现时间之间的关系，可以判断神经肌肉阻滞后开始恢复的时间。静注泮库溴铵 0.1mg/kg 后行气管内插管，PTC 刺激有反应至 TOF 中 T1 出现约需 37 分钟，静注阿曲库铵 0.5mg/kg 与维库溴铵 0.1mg/kg 后，此时间为 7～8 分钟。

知识点 15：双短强直刺激（DBS）的临床意义

双短强直刺激（DBS）主要用于神经肌肉非去极化阻滞后，经 TOF 已不能检测出衰减的恢复期时，监测残余非去极化阻滞。

知识点 16：电极连接时影响 NMT 监测的常见因素

（1）粘贴电极处的皮肤没有处理干净，阻抗增加，参照值自动校准时需很大增益与超强刺激电流，甚至校准困难，得不到参照值。

（2）刺激电极没有放置在神经干走向的皮肤上，或两个刺激电极间的距离超过 2cm，超强刺激电流超过 70mA 亦未获得参照值，使校准失败。

（3）在应用 EMG 型肌松自动监测仪时，参考电极与测试电极间的距离<2cm，所检测的数据易出现伪差，因此而失真。

知识点 17：中心体温与受检部位温度的影响

在进行 NMT 监测过程中，中心体温下降或局部低温均能够影响检测结果。两者下降均可以引起 T1 高度降低，且降低幅度与其下降程度呈线性相关。中心体温引起 T1 下降的温度阈值为 36℃，拇内收肌为 35.2℃，受检部位皮肤的温度亦应当维持在 32℃ 以上，方能完全排除低温对 T1 高度的影响。如果中心体温低于其温度阈值 1℃，T1 高度降低 14%；拇内收肌温度低于其阈值 1℃，T1 高度下降 18%。在室温条件下，全麻时中心体温常自主下降，局部温度也随之降低，不同程度地影响 NMT，致使神经肌肉阻滞程度与真实的药效不符，阻滞后恢复水平不能达麻醉前参考值而误认为是肌松药的残余作用或全麻药的影响，特别是由此所得的监测数据的可靠性下降。

全麻中使用肌松监测仪，中心温度与被检测部位温度调控在温度阈值以上的波动范围不宜过大，最佳范围不宜超过 1℃，如果波动范围过大，所检测数据的可靠性亦随之下降。中心温度、被检测部位温度对 T1 的影响，以肌肉最大，皮肤最小，中心体温居中。肌肉皮肤温度维持正常有赖于中心体温，但若只维持中心体温正常，被检测部位长时间暴露在室温下，肌肉、皮肤温度也下降而影响 NMT。因此为避免低温影响 NMT 监测的精确性与可靠性，不但需要维持中心体温于阈值以上，且应当注意受检部位保温。

知识点 18：神经肌肉阻滞后恢复过程中 T1、TR 值过高或不能恢复至参照值的常见因素

应用肌松药后的恢复晚期，常常遇到 T1、TR 值超过参照值，尤以加速度肌松自动监测仪多见；或者不能恢复到参照值，常见于 EMG 型肌松监测仪。其主要原因是：

(1) 未把握好参照值校准时机。
(2) 随意改变参照值自动校准时所设的刺激参数。
(3) 患者在麻醉清醒过程中不予配合所致的干扰。
(4) 受检肢体固定不合适或患者清醒过程中挣脱固定未发现。
(5) 监测时间过长，导电膏导电性能下降。
(6) 中心体温与受检部位温度下降。
(7) 全麻药及其他药物对 NMT 的影响未完全消除。
(8) 抗胆碱酯酶药用量不合适。

第三节 血流动力学监测

一、动脉压监测

知识点 1：血压监测的意义及方法

血压监测是最基本、最重要的血流动力学监测之一。血压监测方法分为无创、间接测

压法和有创、直接动脉内测压法。

知识点 2：无创性测量法

根据袖套充气方式的不同，无创性测量法分为人工袖套测压法（手动测压法）和电子自动测压法两大类。

（1）手动测压法：手动测压法是经典的血压测量方法，即为袖套测压法。

（2）自动测压法：自动测压法又称为自动化无创测压法（NIBP），是当今临床麻醉和ICU 中应用最广的血压监测方法之一，主要采取振荡技术。

知识点 3：手动测压法的优缺点

（1）优点：所用的设备简单，费用低，便于携带，适用于一般手术患者的监测。

（2）缺点：用手法控制袖套充气，费时费力，无法连续监测，不能及时反映患者血压的变化。

知识点 4：导致手动测压法误差的因素

手动测压法导致误差的因素包括：

（1）袖套使用不当是导致手动测压出现误差最为常见的原因。太窄或包裹太松，压力读数偏高，袖套太宽，读数相对较低，通常袖套宽度应当比上臂周径大 20%。

（2）肥胖患者或婴儿测压时应当注意其准确性。肥胖者手臂比一般人粗而不结实，即使应用标准宽度袖套，充气后部分压力仍作用于脂肪组织，因此读数就不够准确。小儿袖套宽度应当覆盖上臂长度 2/3，婴儿只宜使用 2.5cm 的袖套。

（3）放气速度：放气过快测量值偏低，特别是在心率偏慢时，以 3mmHg/s 或每次心跳放气 2mmHg 的放气速度可以提高测压的准确性。

知识点 5：自动测压法的优点

自动测压法的优点是：无创伤性，重复性好；操作简单，易于掌握；适用范围广泛，包括各年龄的患者和拟行各种大小手术的患者；自动化的血压监测，能够按需要定时测压，省时省力；能够自动检出袖套的大小，确定充气量；血压超出设定的上下限时能够自动报警。

知识点 6：自动测压法的缺点

自动测压法的缺点是：虽然自动测压法系无创伤性和相对安全，但在临床中如果不注意合理正确使用，频繁测压、测压时间过长或测压间隔太短，有发生疼痛、上臂瘀点和瘀斑、静脉淤血、上肢水肿、血栓性静脉炎、外周神经病变等并发症的报道，所以对意识抑制、有外周神经病变、动静脉功能不全及心律不齐者使用时应当小心。

知识点7：有创性测量法

有创性测量法即直接动脉内测量血压。一般通过外周动脉置入导管测量，特殊需要时放入心室内或大血管内测压。

知识点8：有创性测量法的测压途径

（1）桡动脉：穿刺和管理方便，是首选途径。

（2）股动脉：桡动脉穿刺困难时可以选用，由于穿刺部位接近会阴和肛门，应当注意预防污染。

（3）足背动脉：足背动脉是下肢胫前动脉的延伸，并发症较少，但该动脉较细，有时无法触及，给穿刺带来困难。身体其他部位的动脉，如肱动脉、腋动脉很少选用。

知识点9：有创性测量法的适应证

有创性测量法的适应证有：①心血管外科；②胸腹部大手术和器官移植；③各种危重患者、严重创伤、严重低血压、休克和控制性降压等；④需反复动脉采样者用间接法测压有困难或脉压狭窄难以测出时，采用直接动脉内测压。

知识点10：有创性测量法的禁忌证

有创性测量法的禁忌证有：①Allen试验阳性者禁行同侧桡动脉穿刺；②穿刺局部或其附近存在感染；③凝血障碍患者易致血肿，若血肿部位深或邻近重要脏器、神经组织，则危害甚大。另外，对已应用或将应用抗凝剂的患者，最好选用浅表且处于肢体远端的动脉为宜；④患有血管疾患的患者，如血栓闭塞性脉管炎、Bavnaud病等；⑤手术操作所涉及的部位。

知识点11：有创性测量法的临床意义

（1）能够提供正确、可靠和连续的动脉血压波形和数据，用于指导危重患者和重大手术患者的诊断和治疗。

（2）通过动脉压波形测量和计算，左、右心室及主动脉压力上升最大速率（dp/dt_{max}），是一个心肌收缩性的粗略指标，简便易行可以连续测算。心功能正常者dp/dt约为1200mmHg/s，心脏病及心功能较差者dp/dt减低为500~800mmHg/s。

知识点 12：正常动脉压波形

正常动脉压波形主要包括收缩相与舒张相。主动脉瓣开放和左心室快速射血入主动脉时为收缩相，动脉压波急骤上升至顶峰，即为收缩压。血流经主动脉到周围动脉，压力波下降，主动脉瓣关闭，直至下一次收缩的开始，波形下降至基线为舒张相，最低点即舒张压。动脉压波下降支出现的切迹称重搏切迹，如图 2-3-1 所示。

图 2-3-1　正常动脉压力波形与 ECG 的 R 波的关系

注：1. 收缩期上升支；2. 收缩期峰压；3. 收缩期下降支；4. 降中峡；

5. 舒张期血液流向外周；6. 舒张末压

知识点 13：异常动脉压波形

异常动脉压波形如图 2-3-2 所示。

（1）圆钝波：波幅中等度降低，上升与下降支缓慢，顶峰圆钝，重搏切迹不明显，常见于心肌收缩功能低落或血容量不足。

（2）不规则波：波幅的大小不等，期前收缩的压力低平，常见于心律失常。

（3）高尖波：波幅高耸，上升支陡，重搏切迹不明显，舒张压低，脉压宽，见于高血压及主动脉瓣关闭不全。主动脉瓣狭窄者，下降支缓慢及坡度较大，舒张压偏高。

（4）低平波：上升和下降支缓慢，波幅低平，常见于低血压休克和低心排综合征。

圆钝波

高尖波（主动脉关闭不全）

不规则波（心房颤动）

低平波（低排综合征）

不规则波（期前收缩二联律）

图 2-3-2　异常动脉压波形

动脉血压是反映心肌收缩力和组织灌注情况的重要指标。在麻醉过程中，患者的内环境和血流动力学情况常会发生波动。在正常情况下，在一定血压范围内（平均动脉压 MAP 50~150mmHg），各器官可以通过自动调节机制使血流量维持恒定以满足组织氧供，因此在该范围内的暂时的低血压不致引起组织供血不足。但在麻醉状态下，该自动调节机制被削弱，血压波动容易造成组织灌注不足。所以常规监测血压和维持血压于正常范围内十分重要。

二、中心静脉压监测

中心静脉压（CVP）主要是指位于胸腔内的上、下腔静脉近右心房入口处的压力，主要用于反映右心室前负荷。

中心静脉穿刺置管是一种常用的监测及治疗方法，其适应证主要有：

（1）严重创伤、各类休克的危重患者。

（2）长期输液，或者接受完全胃肠外营养治疗，或接受化疗药物的患者。

（3）各类大手术或者可能引起血流动力学显著变化的手术，如心血管、嗜铬细胞瘤手术等。

（4）需要大量、快速输血补液的患者。

（5）需经中心静脉安装起搏器或者放置漂浮导管的患者。

（6）外周静脉通道难以建立时。

（7）需反复经静脉采集血样时。

知识点 17：中心静脉压监测禁忌证

以下情况，中心静脉压监测应用需慎重：

（1）收缩期血压>200mmHg（26.7kPa）（1kPa＝7.5mmHg）。

（2）凝血障碍。

（3）上腔静脉梗阻或创伤。

（4）严重呼吸困难。

（5）有气胸、血胸或颈部已有血肿。

（6）颈部手术。

（7）穿刺点附近有感染。

（8）患者躁动、极度紧张或不合作。

（9）仰卧时，静脉压低于大气压。

（10）初生婴儿。

（11）肺气肿。

（12）双侧肺尖部肺大疱。

（13）患者应用持续正压呼吸。

（14）极度消瘦。

知识点 18：中心静脉压监测的临床意义

（1）CVP 反映血容量和右心室功能：CVP 反映了右心室功能和回心血量之间的平衡，是对右心室充盈压的直接测量。

（2）CVP 反映左心室充盈压：无肺动脉高压或二尖瓣病变，而左心室功能良好，CVP 可以间接反映左心室的充盈情况。

（3）CVP 监测在体外循环中的作用：除估计右心功能和血容量之外，外科体外循环时监测 CVP。

（4）CVP 的正常值和变化的意义：见表 2-3-1。

表 2-3-1　CVP 值的临床意义

项目	CVP 值（cmH$_2$O）	临床意义
正常值	4~10	—
低值	0~4	①低血容量；②血容量不低而有血管显著扩张；③甲状腺功能亢进、高热等；④血管扩张（如中毒性休克、CO$_2$ 蓄积等）
偏高	10~15	须防进一步增高，应立即处理
高值	>15	①血容量正常时，多为心脏失代偿；②血容量不足，CVP 反有增高，说明心功能严重受损；③血容量增大，输入过量，或流出道受阻；④间歇正压呼吸

（5）临床判断：临床上常依据中心静脉压的变化来估计患者的血流动力学状况。

知识点 19：影响中心静脉压的因素

影响中心静脉压（CVP）的因素主要有：

（1）病理因素：CVP 升高可见于右心房及左、右心室心力衰竭、房颤、肺梗死、支气管痉挛、输血补液过量、纵隔压迫、张力性气胸及血胸、慢性肺部疾患、心包填塞、缩窄性心包炎、腹内压增高的各种疾病及先天性和后天性心脏病等。CVP 降低的原因可能有失血和脱水引起的低血容量以及周围血管扩张，如神经性和过敏性休克等。

（2）神经体液因素：主要有：交感神经兴奋、儿茶酚胺、抗利尿激素、肾素和醛固酮等分泌增加，血管张力增加，使 CVP 升高。

（3）药物因素：主要有：快速输液、应用去甲肾上腺素等血管收缩药，CVP 明显升高；用扩血管药或心功能不全患者用洋地黄等强心药后，CVP 下降。

（4）其他因素：主要有：有缺氧和肺血管收缩、气管插管和气管切开、患者挣扎和躁动，控制呼吸时胸内压增加、腹腔手术和压迫等均使 CVP 升高，麻醉过深或椎管内麻醉时血管扩张，CVP 降低。

知识点 20：引起中心静脉压变化的原因及处理

引起中心静脉压变化的原因及处理见表 2-3-2。

表 2-3-2　引起中心静脉压变化的原因及处理

中心静脉压	动脉压	原　因	处　理
低	低	血容量不足	补充血容量
低	正常	心功能良好，血容量轻度不足	适当补充血容量

续　表

中心静脉压	动脉压	原　　因	处　　理
高	低	心功能差，心排血量减少	强心、供氧、利尿、纠正酸中毒，适当控制补液或谨慎选用血管扩张药
高	正常	容量血管过度收缩，肺循环阻力增高	控制补液，用血管扩张药扩张容量血管及肺血管
正常	低	心脏排血功能减低，容量血管过度收缩，血容量不足或已足	强心、补液试验、血容量不足时适当补液

知识点 21：中心静脉压波形与 ECG 和心动周期的关系

ECG 的 P 波之后为舒张末期，R 波是舒张期结束和收缩期开始。CVP 波形包括三个收缩成分（a、c、v）和两个舒张成分（x、y）（如图 2-3-3 所示）。a 波由心房收缩产生，c 波在 ECG 的 QRS 波之后，是三尖瓣关闭所产生的轻度压力升高，即右心室等容收缩期。收缩射血的心室牵拉心房，致使心房腔增大，心房内的压力持续下降。因此便产生了 x 波谷，此时心房压力最低。相应于

图 2-3-3　CVP 正常波形

c 波的前后两部分 x 波谷可分为 x 和 x′波。随后是 v 波，它表示心房压力到达高峰，这是因为充满静脉血的心房收缩而三尖瓣仍然关闭所造成的。v 波往往紧随出现在心电图的 T 波之后。随后当三尖瓣打开，血液从心房流向心室，心房压开始下降。y 波即表示三尖瓣开放，右心房排空。

知识点 22：中心静脉压波形与压力、流量和容量的关系

如图 2-3-3 所示，CVP 波形反映右心房压力周期性变化，有三个正向波 a、c、v 和两个负向波 x、y。a 波表示右心房收缩压，v 波表示右心房舒张压，两者波幅和压力几乎相同，正常在 3~4mmHg 之内，正常右心房平均压为 2~6mmHg。静脉血回流到心脏，取决于周围静脉和右心房压力阶差，当右心房压力波处于波谷时（x 和 y 波），血液从腔静脉回流到右心房；相反，当右心房压力波处于波峰时（a、c 和 v 波），血液回流最少。

知识点 23：中心静脉压波形与左心房压和肺小动脉楔压的关系

　　正常情况下平均左心房压超过平均右心房压（如图 2-3-4 所示），但也可有暂时性相反变化。由于窦房结位于上腔静脉和右心房之间，左心房压的 a 波在右心房压 a 波之后 20 毫秒，在左心室等容收缩期开始和二尖瓣关闭产生 c 波，左心房压和右心房压的波形基本一致，右心房压 a 波和 v 波较左心房压明显，说明右心房膨胀较左心房大。正常肺小动脉楔压波形与左心房压和 CVP 基本上相同，而肺小动脉楔压是反映出现较晚及已有衰减的左心房压，其波形在左心房压后 150~200 毫秒，如果 a 波和 v 波较明显，在没嵌入时，a 波离开收缩相上升支，v 波切迹不明显（如图 2-3-5、图 2-3-6 所示）。

图 2-3-4　左心房压与中心静脉压

图 2-3-5　左心房压与肺小动脉楔压

图 2-3-6　肺动脉压、肺小动脉楔压和中心静脉压

知识点 24：异常中心静脉压监测波形特点

异常中心静脉压监测波形特点见表 2-3-3。

表 2-3-3　异常 CVP 波形

病理生理改变	CVP 波形特点
房颤	a 波消失，c 波明显
房室分离	大炮 a 波
三尖瓣反流	收缩期 c-v 波增高，x 波谷消失
三尖瓣狭窄	a 波增高，y 波谷减弱
右心室缺血	a、v 波增高，x、y 波谷变深。M 或 W 波形
心包缩窄	a、v 波增高，x、y 波谷变深，M 或 W 波形
急性心脏压塞	x 波明显，y 波谷减弱
自主通气和正压通气时的呼吸变化	在呼气末测量压力

知识点 25：心律失常波形分析

（1）心动过速时：P-R 间期和 y 波降支缩短，使 a、c 波融合。

（2）心动过缓时：CVP 波形较为明显，可见 y 波和 x 波，还有另外的舒张中期-后期的平台波（h 波），在 y 波降支之后和 a 波之前。

（3）房颤：因为缺乏有效的心房收缩，舒张末期和收缩早期心房容量增大，a 波消失，c 波明显。偶尔，当心室率减慢时在 CVP 波形中还可看到房颤或房扑波，如图 2-3-7 所示。

（4）等律性房室分离或结性节律：当三尖瓣关闭时，心室收缩期开始而心房也同时在

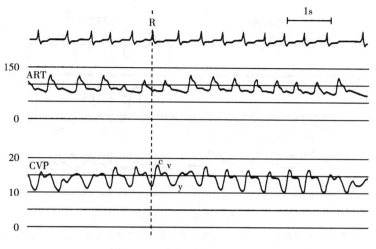

图 2-3-7　房颤时的 CVP 波形

a 波缺失，c 波明显，v 波不变，y 波低平

收缩从而产生了大炮型 a 波（图 2-3-8）。心室起搏时正常的房室节律消失，也可在 CVP 波形中发现有大炮波出现（图 2-3-9）。CVP 还可以帮助诊断动脉压过低的原因，心电图不能检测舒张末期心房的收缩情况，但是可以通过 CVP 波形诊断。

图 2-3-8　等律性房室分离

与正常的舒张末期 a 波相反（左小图），表现为收缩期大炮波（右图，＊号）。这类心律失常伴随着心室充盈下降，导致动脉压下降

图 2-3-9 心室起搏

CVP 的收缩期大炮波是明显特征（左图）；房室顺序起搏，CVP 波形趋于正常，动脉血压增加（右图）

知识点 26：三尖瓣病变——三尖瓣关闭不全波形分析

通过三尖瓣反流使右心房产生收缩期充盈异常，可以见到宽而高的收缩期 c-v 波，此波从收缩早期开始，使 CVP 波形心室化，与右心室压波形类似。需注意的是，反流波形的开始，持续和强度均不同于正常 CVP 的 v 波，正常 v 波是收缩末期腔静脉血流充盈心室所产生。有三尖瓣反流者，监护仪仅显示单一的 CVP 均值，而实际上右心室舒张末压力比这个值要低。所以，对于三尖瓣反流的患者，右心室舒张末压力应该以 ECG 上 R 波出现时所对应的 CVP 值来衡量才较为准确，如图 2-3-10 所示。

图 2-3-10 三尖瓣关闭不全

平均 CVP 增高，波形显示收缩期高 c-v 波，而 x 波谷消失；估计舒张末期压力最好

是在 ECG 出现 R 波时（箭头处），其低于平均 CVP

知识点 27：三尖瓣病变——三尖瓣狭窄波形分析

舒张期右心房不能完全排空，右心房与心室在舒张期自始至终存在压力梯度，右心室也不能完全充盈。由于舒张期右心房血液流出受阻，a 波异常明显而 y 波低平，如图 2-3-11 所示。

图 2-3-11　三尖瓣狭窄

平均 CVP 明显增高，舒张期 y 波减弱，舒张末期 a 波明显

知识点 28：右心室缺血和梗死波形分析

CVP 的 a 波较低钝，心排出量减少，右心房泵功能丧失，梗死的右心室对前负荷存在依赖性。另外，v 波明显，CVP 常较肺动脉楔压（PAWP）高，两者的变化不相适应，如图 2-3-12 所示。

某些情况下，右心室顺应性受损，比如右心室缺血、肺动脉高压、肺动脉瓣狭窄等，

图 2-3-12　右心室梗死

均可能导致舒张末期 a 波异常明显，舒张早期 y 波低平。当心包疾病和右心室梗死时，CVP 波形也会发生改变。

知识点 29：心包狭窄和压塞波形分析

如图 2-3-13 所示，当心包狭窄时回心血量减少，心排血量降低，CVP 升高，舒张末期 4 个心腔压力均相同，舒张压升高，v 波较明显，x 波和 y 波降支比较深，产生 M 或 W 形状，舒张早期 y 波降支时间比较短。在舒张中期升高，直到舒张末期形成平台类似 CVP 的 h 波，或称为平方根波。

图 2-3-13　心包狭窄

造成 PAP、PAWP 和 CVP 舒张期充盈压升高，并达到平衡

CVP 波形呈高 a 波、v 波和陡峭 x 波和 y 波谷，以及舒张中期平台波（＊）

或 h 波

当心脏压塞时，舒张期充盈压升高，a 波与 v 波均抬高，右心房压力波形明显，x 波突出，而 y 波缩短或消失（图 2-3-14）。缩窄性心包炎的 x 波与 y 波均明显。

图 2-3-14 心脏压塞

CVP 波形示平均压升高，y 波消失

三、肺动脉压监测

> 知识点 30：肺动脉压的含义

肺动脉压是指血流对肺动脉壁的侧压力，主要包括肺动脉收缩压（PASP）、肺动脉舒张压（PADP）与平均肺动脉压（MPAP）。

> 知识点 31：肺动脉压测定方法

肺动脉压测定方法是：先将肺动脉漂浮导管（Swan-Ganz 导管）经颈内静脉、锁骨下静脉或股静脉置入上腔静脉或下腔静脉，而后进入右心房，然后将导管远端气囊充气，利用心脏搏动时血流的推送作用，使导管远端漂流通过右心室，进入肺动脉主干，到达肺小动脉。当漂浮导管远端位于肺小动脉后，导管远端气囊未充气时，导管远端测定的就是肺动脉压。

> 知识点 32：肺动脉压监测适应证

（1）重危患者：急性呼吸窘迫综合征（ARDS）时发生左心衰竭，最佳的诊断方法是测 PAWP。

（2）对循环不稳定患者：应用正性增强心肌收缩性药物与扩血管药等，通过肺动脉导管（PAC）监测可指导治疗，并且观察治疗效果。

（3）急性心肌梗死：PAWP 与左侧心力衰竭的 X 线变化有良好的相关性，根据心脏指数（CI）、PAWP，可以对急性心肌梗死患者进行分级，可以估计近期和远期预后。

（4）区别心源性与非心源性肺水肿：PAWP与肺毛细血管静水压基本一致，其升高的原因为左侧心力衰竭或输液过量，正常时，血浆胶体渗透压（COP）与PAWP之差为10~18mmHg。当相差减至4~8mmHg时，则发生心源性水肿的可能性明显增加，当小于4mmHg时，则不可避免发生心源性肺水肿，左侧心力衰竭的COP与PAWP的阶差可呈负值。

知识点33：肺动脉压监测禁忌证

（1）绝对禁忌证：主要有①三尖瓣或肺动脉瓣狭窄；②右心房或右心室内肿块（肿瘤或血栓形成）；③法洛四联症。右心室流出道十分敏感，PAC通过肺动脉时，常可诱发右心室漏斗部痉挛而使发绀加重。

（2）相对禁忌证：主要有①严重心律失常；②凝血障碍；③近期置起搏导管者。

知识点34：肺动脉导管置入方法

一般选择右颈内静脉，其从皮肤至右心房的距离最短，导管可以直达右心房，操作与颈内静脉做CVP类似，容易掌握，并发症较少。当颈内静脉穿刺成功后，将特制的导引钢丝插入，沿着钢丝将导管鞘和静脉扩张器插入静脉，然后拔出钢丝和静脉扩张器，经过导管鞘将PAC插入RA，按照波形特征与压力大小，经过右心室、PA进入肺小动脉，相当于左心房水平，PAC即停留于肺小动脉内，可以测得PAWP、SvO_2和心排出量。

知识点35：肺动脉压监测临床意义

肺动脉压大约只有主动脉压的1/5，它是反映右心室后负荷的重要指标。

当二尖瓣功能正常时，PAWP仅仅比左房压（LAP）高1~2mmHg，可较准确地反映肺静脉压和LAP，所以可以用于评价肺循环阻力和左心室前负荷。如果肺血管无病变，PADP仅比PAWP高1~3mmHg，所以PADP可以反映PAWP水平，进而反映LAP和左心室前负荷。而且PADP可连续测量，比PAWP更方便。

PAWP有助于鉴别心源性肺水肿与非心源性肺水肿。当患者左心室功能不全时，CVP无法反映左心室的功能，而PAWP可以反映LAP压，并可以间接反映左室舒张末期压力。PCWP升高的原因为左心衰竭或输液过量。当PAWP＞18mmHg时可能发生肺淤血，当PAWP＞25mmHg时，发生肺水肿的可能性明显增加。

对于循环不稳定、心功能不全的危重患者，可以通过Swan-Ganz导管同时监测PAWP与心排出量，绘制出左心功能曲线图，根据心功能曲线所处位置进行分析、判断和治疗，并可以根据治疗后心功能曲线变化的趋势及时调整方案，从而进一步指导容量治疗、正性肌力药物和血管活性药物等的应用。

四、心排出量监测

知识点 36：心排出量的概念及分类

心排出量（CO）是临床上了解循环功能最重要的基本指标之一，CO 指的是心脏每分钟将血液泵至周围循环的血量，可以反映整个循环系统的功能状况，包括心脏机械做功和血流动力学，了解前、后负荷、心率及心肌收缩力。

CO 测定方法可以分为有创性和无创性两大类。

知识点 37：无创性心排出量监测方法分类

无创性心排出量监测一般包括：超声多普勒法、胸部生物阻抗法与二氧化碳无创性 CO 测定。

知识点 38：经食管超声多普勒

HemoSonicTM100 的超声多普勒探头通过测定红细胞移动速度来推算降主动脉的血流，其配有的 M 型超声探头，还可以直接测量降主动脉直径的大小，而不需要根据年龄、身高等参数来间接推算主动脉直径，进而提高测量结果的准确性。

知识点 39：经气管超声多普勒

经气管超声多普勒（TTD）应用多普勒效应原理进行主动脉横截面积（A）与平均血流速度（V）的测定，从而计算出 CO。

$$CO = V \times A$$

TTD 探头有左、右两块换能器，左侧用于发射超声波，右侧则用来接收回波。接收到的频率与发射时的频率不同，频率的差值称之为频移（Δf），可以用以计算 V。

$$V = C \Delta f / 2 f_0 \cos \theta$$

主动脉横截面积可以通过 TTD 探头发射 5MHz 的波宽为 1mm 的脉冲多普勒信号来测定。信号发射方向与换能器垂直，发射范围为 60mm。由于主动脉壁的运动可以产生一特殊的声音，所以，它的位置可以通过多普勒频移来辨别，这样便确定了超声射程（r）。主动脉直径（d）与面积（A）可以测出。计算公式如下：

$$d = r \sin \theta$$
$$A = \pi \left(d/2 \right)^2$$

知识点 40：二氧化碳无创性 CO 测定

利用二氧化碳（CO_2）弥散能力强的特点，将直接 Fick 原理转化为以 CO_2 来测定 CO，其基本公式为：

$$CO = \frac{\dot{V}CO_2}{CvCO_2 - CaCO_2}$$

（1）平衡法：先将装有 8%~10% CO_2 用氧作平衡的气袋，容量为潮气量的 1.5~2 倍，再令受检者在呼气末开始呼吸袋中气体，同时以 CO_2 测定仪连续采样，直至 CO_2 波形有满意的平台时，则气袋、肺泡气即达到平衡，平台处的 CO_2 分压即为 $PvCO_2$，然后进行计算。

（2）指数法：先在气袋中装有 2%~3% 的 CO_2，再呼吸时气道内 CO_2 浓度呈指数升高，然后用公式计算出 CO。

（3）单次或多次法：受试者作一长时程的呼气，其速率为 8~12L/min，连续测定呼出气中 CO_2 分压力，并绘制 O_2-CO_2 图形，从连接各点曲线的斜率来算出相应瞬间呼吸更换率，以交换率为 0.32 时，对应的 PCO_2 是真正的 $PvCO_2$，交换率为 0 时，对应的 PCO_2 是氧合的 $PvCO_2$。其计算公式为：

$$CO = \frac{\dot{V}O_2(R\text{-}0.32)}{S(PvCO_2 - PaCO_2)}$$

（4）三次呼吸法：气袋中装有 6%~9% CO_2，利用氧作平衡，再呼吸至少 4 次，并记录第 2、3、4 次吸气初和呼气末 CO_2 分压，通过作图与回归直线得出氧和 $PvCO_2$，取其平均值。再按照单次法公式计算。

（5）监测呼出、部分重吸入气体中 CO_2 测量 CO（RBCO）。

知识点 41：有创性心排出量监测方法分类

有创性心排出量监测包括：Fick 法、指示剂稀释法与热稀释法。

知识点 42：Fick 法

Fick 于 1870 年首先提出由于肺循环与体循环的血流量相等，因此测定单位时间内流经肺循环的血量可以确定心排出量。当某种物质注入流动液体后的分布等于流速乘以物质近端与远端的浓度差，直接 Fick 法是用氧耗量和动、静脉氧含量差来计算 CO 的，其公式为：

$$CO = \frac{\dot{V}O_2}{CaO_2 - CvO_2}$$

知识点 43：指示剂稀释法

（1）锂稀释法（LiDCO）：先从中心静脉注入氯化锂（LiCl），然后在外周动脉处通过锂敏感探头测锂离子引起的电压变化，通过公式来计算 CO 值。

（2）温度稀释法（TDCO）：通过 PAC 末端的热敏电阻单臂电桥阻抗可以探测肺动脉血流温度的变化，通过计算机算出温度稀释曲线下面积，结合注入液体的容积可以推算出CO。温度稀释法再循环量很小（约为曲线峰值的 4%），故可以基本排除再循环所产生的影响。其计算公式为：

$$CO = V_1(T_B\text{-}Ti)k_1k_2/\Delta T_B(t)dt$$

（3）连续心排出量（CCO）：先将传统的肺动脉导管进行改进，在相当于右心室部位装入一热释放器，热释放器在安全范围内连续地、按照非随机双序将热能释放入血，经过右心室血稀释后，随着右心室收缩，血液流到导管顶端，由于该处被稀释后血温下降而使传感器产生一系列电位变化，形成与冷盐水相似的温度稀释曲线，从而计算出肺动脉血流速度与心排出量。

装入肺动脉导管的温度释放器有"开"与"关"两种状态，在"关"的状态没有热能释放入血，而在"开"的状态，温度释放器以 7.5W 的能量释放热量。"开"与"关"状态轮流交换，仪器内有自动监控释放温度装置并自动进行调节。因此监测心排出量不需人工校正。

知识点 44：胸部生物阻抗法（TEB）

胸部生物阻抗法（TEB）利用心动周期中胸部电阻抗的变化来测定左心室收缩时间与计算心搏量。

知识点 45：心排出量监测的临床意义

（1）监测心泵功能：心血管系统完整的泵功能最终体现在 CO 的多少。

（2）计算血流动力学参数：结合其他指标，利用 CO 可以计算 CI、每搏量（SV）、每搏量指数（SVI）、每搏量变异（SVV）、脉压变异（PPV）、SVR、肺血管阻力（PVR）、全心舒张末期容积（GEDV）与血管外肺水（EVLW）等参数。

（3）判断组织氧供需平衡：通过监测血红蛋白浓度、心排出量、动脉血氧饱和度与混合静脉血氧饱和度（SvO_2），可以分别计算氧供（DO_2）与氧耗（VO_2），了解组织灌注、氧合和代谢状态，指导临床治疗与评价疗效。

知识点 46：外周血管阻力（SVR）

外周血管阻力（SVR）一般是指小动脉和微动脉对血流的阻力，其计算公式为 SVR = 80×（MAP-RAP）/CO。其中，RAP 为右房压，测量困难时可以用 CVP 替代。SVR 正常值是 900~1400（dyn·s）/cm^5。将 SVR 标准化后，可以计算外周血管阻力指数（SVRI），SVRI=80×（MAP-RAP）/CI，正常值为 1700~2600（dyn·s）/cm^5。心力衰竭或心源性休克时，交感神经系统和肾素-血管紧张素系统张力增加，以维持一定的灌注压，这时 SVR 显著升高。

知识点 47：心排出量监测的新进展

在 2005 年，爱德华生命科学（Edwards Lifescieces）公司推出了一种新的微创血流动力学监测系统，包括 FloTrac 传感器及 Vigileo 监护仪。此装置与外周动脉导管相连，对动脉波形进行分析，结合患者的个人资料来计算心排出量。也可以监测血氧饱和度、血压与血容量。测定心排出量无须温度稀释或染料稀释，而且可以连续监测。

FloTrac/Vigileo 监测系统监测心排出量，无需其他方法进行定标。研究显示该监测系统在心排出量变化范围内和各种临床情况下均可准确反映心排出量，用于监测危重疾病、心血管功能障碍、创伤或大手术的患者。与肺动脉导管相比，此监测系统的创伤小，只需外周动脉置管。

第四节 心电图监测

知识点 1：心电产生的基本原理

心电产生的基本原理主要包括：①心肌细胞膜电位；②双相动作电位；③膜电位的离子理论；④探查电极的位置与波形的关系；⑤心脏传导系统组织；⑥心电向量。

知识点 2：临床应用电极和导联——常规导联

（1）标准肢体导联（双极肢体导联）：①Ⅰ导：左上肢（+），右上肢（-）；②Ⅱ导：左下肢（+），右上肢（-）；③Ⅲ导：左下肢（+），左上肢（-）。

Ⅱ导联是围术期最为常用的监护导联，能较好地显示心电图形，可以发现左心室下壁的心肌缺血。

（2）加压单极肢体导联：①aVL-左上肢；②aVR-右上肢；③aVF-左下肢。其中，aVF 最容易反映左心室下壁的心肌缺血。

（3）胸前导联：①V_1：电极置于胸骨右缘第 4 肋间；②V_2：电极置于胸骨左缘第 4 肋间；③V_3：电极置于 V_2 与 V_4 导联之间；④V_4：电极置于第 5 肋间左锁骨中线处；⑤V_5：电极置于 V_4 导联同一水平左腋前线处；⑥V_6：电极置于 V_4 导联同一水平左腋中线处；⑦$V_{4~6}$监测左前降支及回旋支冠脉支配的心肌，围术期常用 V_5。

知识点 3：临床应用电极和导联——特殊导联

（1）右胸导联。

（2）后壁导联。

（3）改良的胸部监护导联（modified chest lead，MCL 导联）：对标准双极肢体导联的改良方法主要包括 MCL_1、CS_5、CB_5、CM_5 和 CC_5 等。目的是试图增大 P 波高度，利于诊断房性心律失常，增加 ECG 监测前壁和侧壁心肌缺血的敏感性。

（4）食管导联：利用装有单极或双极的心电图导联与食管听诊器导管，将探测电极通过橡皮管送入食管内，正极与左上肢导线相连，负极与右上肢导线相连，用人工导联描记到食管心电图。食管心电图的优点为波形清晰，干扰少。

（5）气管导联：电极安置在气管导管的气囊上，气囊充气后电极可以紧贴气管壁，作用电极在左臂，使各波显示清楚、振幅大，用于昏迷、不合作及全麻的患者，对冠心病、风心病、电解质紊乱等患者有诊断价值。

（6）心内导联：通过中心静脉导管至心腔，导管上有 V 探头，放置于右心室。可以用于诊断和治疗特殊的心律失常。

（7）头胸导联（HC 导联）。

知识点 4：心电监测的类型

心电监测的类型主要包括：①心电监测仪和心电监测系统；②动态心电图监护（Holter）；③遥测心电图监护仪；④电话传输心电监测；⑤希氏束心电图；⑥植入式动态心电监测仪（ICR）；⑦麻醉监护信息网络系统。

知识点 5：心电图的基本波形

（1）正常心电图：因测量电极安放位置和连线方式（导联方式）不同，所记录到的心电图在波形上也有所不同。

（2）小儿心电图的特点：主要有：①心率较快，P-R 间期短，10 岁以上可同成人；②新生儿心电图为"悬垂型"；③3 个月内 QRS 向量向左，无 Q 波；④随年龄的增长，从右心室占优势改变为左心室占优势；⑤T 波变异较大，常常低平或倒置。

（3）老年人心电图特点：主要有：①异常心电图较多；②心律失常多见；③房室肥大多见；④大多见 ST 段改变，大多数有心肌缺血表现。

知识点 6：心电轴

心脏激动时产生的心电向量称为心电轴，平均电轴向量称为平均电轴，心电轴通常指 QRS 平均电轴。正常心电轴是+30°～+90°。

知识点 7：心电监测诊断的基本步骤

心电监测诊断的基本步骤为：心律→R-R 是否相等→心率→心律失常→ST-T 改变。

知识点 8：围术期引起心肌缺血的因素

围术期引起心肌缺血的因素主要包括：

（1）原有的冠心病。

（2）围术期的因素：除了原有的疾病外，围术期心肌缺血的发生尚与下列因素有关：①患者本人：年龄与体质；②手术大小、种类、手术部位及手术操作；③麻醉因素：药物、缺氧、二氧化碳蓄积、麻醉深浅度；④容量不足、贫血、长时间低血压、低体温。

知识点 9：心肌梗死的心电图特征

心电图的改变为坏死型、损伤型及缺血型改变三者的合并。

（1）缺血性 T 波的改变：缺血性 T 波包括以下 3 个特点：①升支与降支对称；②高而尖耸；③由直立变为倒置。

（2）损伤性 ST 段改变：心电图改变为 ST 段抬高，是心外膜下心肌的损伤。而内膜下心肌损伤 ST 段则表现为降低。

（3）坏死型 Q 波改变：心电图出现异常 Q 波或 QS 波，为不可逆损害。Q 波时间≥0.04 秒，深度>1/4R 波。

知识点 10：急性心肌梗死（AMI）心电图演变及分期

（1）超急性期：见于 AMI 发生后数分钟或数小时，是围术期最为常见的情况，此时期无异常 Q 波。心电图主要表现在：①T 波高尖；②ST 段抬高，始呈上斜型，继是凹面向上型，进而弓背向上型抬高；③室壁激动时间（VAT）延长>0.045s，QRS 增宽>0.12s，R 波振幅增高；④致命性心律失常。

（2）急性期：可见于 AMI 发生后数小时或数日，持续到数周。心电图特点是：①坏死性 Q 波：在以 S 波为主的导联，如 V_1、V_2 表现为 QS 型；在以 R 波为主波的导联，如 V_5、V_6 表现为 QR 型，可伴有顿挫或是切迹；②R 波降低或消失；③ST 段抬高逐渐加重，出现典型凸面向上，呈单向曲线；④T 波倒置。

知识点 11：急性心肌梗死（AMI）定位诊断

急性心肌梗死（AMI）定位诊断：见表 2-3-4。

表 2-3-4　心肌梗死的定位诊断

阻塞的冠状动脉	梗死部位	导联
左前降支	前间壁	$V_1 \sim V_3$
左前降支	前壁（心尖）	$V_2 \sim V_4$
左前降支、左回旋支	前侧壁	$V_4 \sim V_6$
左前降支、左回旋支	高侧壁	Ⅰ、aVL
左前降支	广泛前壁	Ⅰ、aVL、$V_1 \sim V_6$
右冠状动脉或左回旋支	下壁	Ⅱ、Ⅲ、aVF
左回旋支	正后壁	$V_7 \sim V_9$（$V_1 \sim V_3$）
右冠状动脉或左回旋支	下侧壁	Ⅱ、Ⅲ、aVF、$V_4 \sim V_6$
右冠状动脉或左回旋支	下后壁	Ⅱ、Ⅲ、aVF、$V_7 \sim V_9$（$V_1 \sim V_3$）

知识点 12：心电图诊断急性心肌梗死的现代观点

心电图诊断急性心肌梗死的现代观点包括：①提高体表心电图诊断 AMI 的可靠性；②急性心肌梗死心电图分类方法的演变过程；③心电图诊断 AMI 的新标准和等位（同）性 Q 波：a. 2000 年欧洲心脏病学会/美国心脏病学会（ESC/ACC）公布的急性心肌梗死心电图诊断的新标准（表 2-3-5）；b. 等位（同）性 Q 波的概念：一些 AMI 病例心电图出现不典型改变，有人统称其为等位性 Q 波，因其与病理性 Q 波有等同的诊断价值。等位性 Q 波必须与临床、血清生化标志密切结合进行分析。

表 2-3-5　急性心肌梗死心电图诊断标准（ESC/ACC，2000）

导联	进展性 AMI ST 段抬高（mV）	确立的 AMI Q 波时间（ms）
V_1、V_2	≥0.2	任何 Q 波
其他导联（aVR 除外）	≥0.1	≥30

知识点 13：心律失常产生的电生理基础

（1）心脏的生理特征：包括：①自律性、自动性；②兴奋性（应激性）；③传导性。

（2）神经纤维功能对心肌的调节作用。

（3）围手术期引起心律失常的因素：包括：①术前患者的基础病情；②术中缺氧、二氧化碳蓄积；③麻醉操作和手术刺激；④低温、低血压；⑤术中电解质紊乱，低钾；⑥麻醉药物。

知识点 14：心律失常的心电图诊断步骤

诊断步骤为：测量 P-P 间期，确定心房搏动率→P 波形态是否正常，每个导联中的各个 P 波形态是否相同→确定心室的搏动率→测量 QRS 时间，检查每个导联中的 QRS 波群是否相同→P 波与 QRS 之间的时间关系→每个 P 波与 P 波之间的距离→每个 R 波与 R 波之间的距离→选择一个 P-QRS-T 波群比较清楚的导联，较长地记录一段心电图，并综合分析，仔细研究一切额外的搏动，根据其形状及发生时间判断出心律失常的类型。在观察心电图的同时，注意心电图基线是否稳定，以免将伪差误认为心律失常。

知识点 15：Brugada 综合征的心电图特征

Brugada 综合征的心电图特征为：
（1）$V_1 \sim V_3$ 导联 ST 段抬高，T 波倒置，其他导联 ST 段改变不明显。
（2）$V_1 \sim V_3$ 可出现右束支阻滞图形 rSR′型，而 V_5/V_6 导联无宽 S 波。

知识点 16：特发性长 Q-T 综合征的心电图特征

特发性长 Q-T 综合征的心电图特征为：
（1）Q-T 间期延长，Q-Tc≥0.48s，常伴有晕厥发作可以确诊。
（2）T 波形态改变为双向、双峰、切迹 T 波，在胸导联明显。有时 T 波交替性变化。
（3）心率明显慢，有窦性停搏，常出现长间歇。

知识点 17：特发性 J 波（早期复极综合征）的心电图特征

特发性 J 波（早期复极综合征）的心电图特征为：
（1）QRS 波群未出现明显的 J 波，大多见于胸导联，在长间歇、室性心动过速前后非常明显。
（2）可以出现右束支阻滞心电图形。
（3）心内电生理检查，H-V 间期延长。

知识点 18：T 波电交替的心电图特征

T 波电交替的心电图特征为：
（1）仅 T 波的方向和（或）形态发生交替改变，形成 2:1 电交替。
（2）其他波形无相应变化。

知识点 19：Epsilon 波的心电图特征

Epsilon 波的心电图特征为：

（1）在 V_1、V_2 导联 QRS 终末出现向上的小棘波，称 E 波，可以持续数十毫秒。

（2）Fontaine 设计了双极胸导联，可以提高 E 波的检出率。

知识点 20：心率变异的分析

心率变异性（HRV）主要是指逐次心跳间期的微小变异，它反映自主神经的张力及均衡性。目前作为评估麻醉深度变化及反映患者疼痛状况的指标。在临床上公认作为心电监测的一个指标，对 AMI 后患者心源性猝死的预测，判断恶性心律失常的发生均有临床价值。HRV 的下降还是多种非心律失常性心脏病事件预后不良的标志。

近年临床研究发现，HRV 对心律失常事件预测的特异性和敏感性都不高，阳性率不超过 30%。目前研究运用非线性的混沌分析方法，可以获取更多的有关自主神经调节及体液因素等复杂信息，以提高 HRV 的诊断价值。

知识点 21：心率震荡（HRT）

心率震荡（HRT）主要是窦房结对室性期前收缩的一种双向生理反应，主要表现为一次短暂的初期心率加速与随后的心率减慢。通过两个参数，震荡初始发作（To）与震荡倾斜率（Ts）进行定量表达，得出计算 To 与 Ts 的公式及中性值。HRT 正常存在时，人体自主神经功能完好；当人体自主神经功能受到损伤时，HRT 变化会减弱或消失。在临床应用中，已经肯定 HRT 作为心梗后死亡率的预测指标。至于在其他心血管疾病与非心血管疾病中的应用，尚在探索阶段。

知识点 22：心磁图（MCG）

心磁图（MCG）检查是对心脏磁场信号变化的记录与分析的一种无创性心电监测技术。其不需要电极与受检查者接触，因此不受电极的影响，方法简单，且省时。在临床上适用于心律失常方面的诊断，对于异位兴奋电旁路的定位，束支阻滞的发现及药物诊断治疗的监测有着重要意义，对心肌缺血、心肌梗死的检测及疗效的评价，对心脏负荷过重及猝死危险性评估具有诊断价值。

知识点 23：高频心电图（HFECG）

高频心电图（HFECG）主要是利用频响范围在 0.05 ~ 1000Hz，扫描速度一般在 250 ~ 700mm/s 之间，整机灵敏度为 30 ~ 100mm/mV 的检测技术，检测心脏的电活动信号描记出来的心电图，是分析心电高频信息的一项专门技术。

知识点 24：心外膜电位的动态标测

心外膜标测术利用由多个电极组成的电极片在开胸的状况下，对心脏电兴奋进行直接标测，并以图形方式表达的方法。通过等电位图与等时图表达，该心外膜标测系统能够较好地反映局部心肌的真实的电活动情况，为心律失常的研究、诊断与定位提供依据，尤其适用于心脏直视手术的监测与心律失常外科治疗的定位和疗效的判断等。

知识点 25：心电峰值标测图

心电峰值标测图（EPM）主要是以心电图为基础，选择了心电图中最具特征意义的各波峰值的电位及重要的时程点，设计了体表心电峰值标测图，通过等电位图和等时图的结合，提出了一系列全新的定量、定位与定时程的四维指标。临床实践证明，其在诊断心梗、确定梗死面积和梗死周围阻滞、心肌病的鉴别诊断、复极异常、传导障碍的诊断和进行追踪观察、判断预后等方面，显示了超越 ECG 的优越性，对诊断心律失常具有很大应用价值。

第五节　呼吸及麻醉气体监测

知识点 1：呼吸运动的监测

呼吸运动的监测包括呼吸频率、幅度与模式等。正常呼吸时，两侧胸廓对称，胸腹同步；呼吸频率为 10~16 次/分，超过 20 次/分即提示有潜在的呼吸障碍，当大于 30 次/分时，常表现为明显的呼吸窘迫。呼吸频率过慢一般可见于严重缺氧、中枢神经系统病变或阿片类药物过量。上呼吸道梗阻可呈现三凹征，并且可见颈部呼吸辅助肌收缩。下呼吸道梗阻一般表现为呼气时腹肌紧张、呼气期延长。

知识点 2：呼吸音的监测

采用听诊器或食管听诊器，监听呼吸音的强度、音调、时相与性质的改变，可鉴别正常与病理呼吸音及其部位，如呼吸音的消失、减弱、增强；呼气延长、断续呼吸音、鼾音、哮鸣音、水泡音、捻发音与胸膜摩擦音等。如患者与麻醉机接通时，可以经过气管内导管、回路中的螺纹管、呼吸囊等进行监听。

知识点 3：每分通气量（V_E）

每分通气量 V_E 是指在静息状态下每分钟吸入或呼出气体的总量，等于潮气量与呼吸频率的乘积。每分通气量 V_E 正常值：成年男性约 6.6L，成年女性约 5.0L。由于无效腔的存在，V_E 并不能代表肺泡通气量。

知识点 4：肺泡通气量（V_A）

肺泡通气量 V_A 指每分钟吸入肺泡的新鲜气量，其计算公式为：

$$V_A = (潮气量 - 无效腔量) \times 呼吸频率$$

知识点 5：呼吸功能的简易测定——屏气试验

屏气试验，即俗称的"憋气"，正常人可持续 30 秒以上，呼吸循环功能代偿差者，屏气时间少于 30 秒。

知识点 6：呼吸功能的简易测定——吹气试验

患者深吸气后，将手掌心对准患者的口，让患者尽快将气呼出，如感觉吹出气体有力、流速快，且能在大约 3 秒内呼尽，则肺功能正常。常用以下方法：

（1）火柴试验：将点燃的火柴置于患者口前一定距离，让患者用力将火柴吹灭。如不能在 15cm 距离将火吹灭，则可估计时间肺活量 1 秒率<60%，1 秒量<1.6L，最大通气量<50L/min。如距离为 7.5cm 时仍不能吹灭，估计最大通气量小于 40L/min。

（2）蜡烛试验：与火柴试验相似，患者如能将 90cm 以外点燃的蜡烛吹灭，估计呼吸功能基本正常。

（3）呼吸时间测定：置听诊器于患者的胸骨上窝，令患者尽力呼气，然后测定呼气时间，如果超过 7 秒，估计最大通气量小于 50L/min，时间肺活量 1 秒率低于 60%。

知识点 7：肺内气体弥散过程

肺内气体弥散过程，可以分为以下 3 个部分：①肺泡内气体弥散；②气体通过肺泡壁毛细血管膜的弥散；③气体与毛细血管内红细胞血红蛋白的结合。

知识点 8：气道反应性

气道反应性主要是指气道，特别是气管、支气管对各种刺激（物理、化学及生物等因素）所发生的收缩反应。

知识点 9：氧供（DO_2）

氧供（DO_2）主要是机体通过循环系统在单位时间内向组织提供的氧量。其数值为心排出量与动脉血氧含量的乘积，即：$DO_2 = Qt \cdot CaO_2$

知识点 10：氧耗（VO_2）

氧耗（VO_2）主要是指单位时间全身组织消耗氧的总量，取决于机体的功能代谢状态。

知识点 11：传统血氧饱和度（SpO_2）精确度和生理学局限性

多种因素可以影响传统脉搏血氧饱和度仪读数的可靠性，传统 SpO_2 常见误差的原因包括：①血红蛋白异常；②静脉内染料：存在于搏动性血液中的可吸收 660nm 和 940nm 光的任何物质，均会影响 SpO_2 的正确性；③外周脉搏减弱；④运动伪差；⑤静脉搏动；⑥半影效应。

知识点 12：小气道功能的监测作用

小气道主要是指气道内径在 2mm 以内的细支气管。小气道病变早期在临床上大多无症状，胸部 X 线检查及常规肺功能测定也基本正常，小气道功能测定有助于病变的早期发现与诊断。

知识点 13：呼吸压力（Pp）

由于呼吸肌收缩与松弛使胸腔容量发生改变，引起一系列压力变化，产生了呼吸运动的动力。

知识点 14：呼吸力学连续气道监测

呼吸力学监测主要是临床呼吸道管理与呼吸功能监测的重要措施之一，连续气道监测（CAM）是呼吸力学监测的重要组成部分之一。采用旁气流（SSS）技术，对患者通气压力、容量、流率、阻力与胸肺顺应性等指标进行动态观察，以顺应性环（PV 环）与（或）阻力环（FV 环）变化为主综合分析，对了解肺和气道力学的状态、通气失常的诊治、反映困难插管与心肺复苏的动态效果、麻醉意外的预测与防止有着重要的临床价值。

知识点 15：电化学测氧仪的特点

电化学测氧仪是麻醉机上可以发现氧气供应错误的监视仪器，电化学测氧仪属于强制性麻醉机配件。

知识点 16：顺磁测氧仪的特点

顺磁测氧仪常与红外线技术整合成为多功能的麻醉气体监测仪，它不需要更换传感器，性能稳定，反应速度快，可以连续观察呼吸气体的氧气浓度曲线。其测量值不受大气压的影响，在实施全紧闭麻醉排出气体返回麻醉回路时，会有空气干扰吸入麻醉。

知识点 17：压电晶体分析技术的原理

压电晶体在极间电压的作用下，会产生一定频率的振荡，振荡频率与晶体物理特性、电极板质量及极间电压相关。在晶体极板上涂复脂质层，当脂质层与麻醉药蒸气接触时，就会吸附麻醉药蒸气使之质量发生变化，引起晶体振荡频率偏移，频率偏移量与混合气体中麻醉蒸气浓度成比例。

知识点 18：气相色谱分析技术的特点

气相色谱的通用性较好，可以检测各种与麻醉相关的气体。但该方法分析速度比较慢，不同理化性质的气体不能同时测定，难以满足临床连续快速监测的要求。

知识点 19：旁流式红外线气体检测仪的特点

旁流式红外线气体检测仪的传感器安装在主机内，远离患者，工作环境稳定，有利于精确测量。旁流式红外线气体检测仪反应速度快，可以连续测量呼吸气体中的二氧化碳和各种吸入麻醉气体的浓度。但是，检测气体要经过较长的采气管道才能到达传感器，所以有一定延迟时间。

第六节　循环功能监测

知识点 1：有创动脉血压监测的目的

有创动脉血压监测的目的是：及时、准确地反应患者动脉血压的动态变化，协助病情的分析。间接用于判断血容量、心肌收缩力、周围血管阻力以及心脏压塞等情况。适用于心脏病患者手术后及其他重症患者，能够及时反应病情的发展状态，指导血管活性药物的使用与调节。

知识点 2：有创动脉血压监测的适用范围

循环功能不稳定的患者；各种急、危、重症患者；需要反复采集动脉血标本的患者，避免频繁动脉穿刺带来的疼痛、损伤、感染等。

知识点 3：中心静脉压

中心静脉压（CVP）主要是指血液流经右心房及上、下腔静脉胸腔段压力。

知识点 4：CVP 的局限性

CVP 的压力不能完全反应容量。心脏顺应性、心率、肺部病变等改变了压力和容量之间的关系。右心压力无法反应左心的压力状态。

知识点 5：漂浮导管护理

利用带气囊的漂浮导管经外周静脉插入右心房和肺动脉，进行床旁心脏和肺血管压力的监测，为临床危重患者提供血流动力学程度改变的指标，使患者得到准确而合理的救治。

知识点 6：颈内静脉穿刺特点

成人颈内静脉较粗大，容易被穿中。右侧无胸导管而且右颈内静脉至无名静脉入上腔静脉段几乎为一直线。在临床上，常选用右侧颈内静脉穿刺置管，特别是放置 Swan-Ganz 导管更为方便。

知识点 7：Swan-Ganz 导管经颈内静脉置入

颈内静脉穿刺成功之后，放入引导钢丝后拔出穿刺针。穿刺口用刀片稍扩张，以钢丝引导方向，利用扩张器将外套管置入颈内经脉中。退出引导钢丝及扩张器，再经过外套管置入心导管，使导管以小距离快速进入心腔，以压力波形间接判断其位置所在。

知识点 8：Swan-Ganz 导管的放置

放置 Swan-Ganz 导管时，一旦嵌压点确定，即打开阀门，气囊放气，移去注射器，使肺动脉向后的压力气囊放气。先将导管缓慢后退 1~2cm，移去不需要的部分。再重新将气囊充气，并判断维持楔压所需的最小充气面积。在楔压监测的状态下，导管尖端应当处于完全充气或接近完全充气状态（7~8F 导管需 1.25~1.5ml）。

知识点 9：肺毛细血管楔压

（1）反应肺部的循环状态。在一般的呼吸和循环下，肺毛细血管楔压基本上与肺静脉压力相同，能正确反映肺循环的扩张或充血压力。充血压力是肺充血和肺水肿的主要决定因素之一。

（2）肺毛细血管楔压的正确与连续观测，是判断肺充血及其程度较有价值的指标。

（3）肺毛细血管楔压与左心房的平均压密切相关，一般不高于后者 1~2mmHg。

第七节　体温监测

知识点1：身体温度

身体的温度是由温度调节系统进行调节的，它协调热和冷的防御反应，这些有效的反应一般维持机体核心体温围绕正常值（37℃）在0.2℃范围内上下波动。

知识点2：表层温度

人体的外周组织包括皮肤、皮下组织和肌肉等的温度称之为表层温度。

知识点3：体核温度

机体深部（心、肺、脑和腹腔内脏等处）的温度称之为体核温度。

知识点4：体温调节

在外界环境温度改变时，通过调节产热过程和散热过程，维持体温相对稳定。调节过程涉及传入信号、体温调节中枢及传出反应。

知识点5：围术期体温下降的原因

麻醉期间非故意性体温降低是围手术期最常见的体温失衡现象，它主要是在麻醉导致的体温调节功能受损的基础上，再加上手术室低温环境、手术各操作过程、年龄和疾病等因素共同作用的结果。

知识点6：围术期轻度低体温对机体的影响

轻度体温降低（1~3℃），可能对另外一些患者产生的伤害：

（1）心脏并发症：心肌梗死是围术期致死的首要原因之一。研究发现核心体温降低1.4℃时，患者心脏不良事件的发生率会升高3倍。

（2）凝血障碍：低温主要是通过对血小板和凝血因子酶活性的影响引起凝血功能障碍。

（3）药效和药代改变：和器官功能及药物代谢有关的酶对温度十分敏感，低温直接抑制肝酶活性，使药物代谢减慢，因而任何依靠这些器官清除的药物可能会蓄积。低体温还降低静脉麻醉药的清除率。

（4）麻醉恢复期延长：由于药物代谢变慢，苏醒延迟，故患者在麻醉恢复室的停留时间延长；前瞻性双盲试验表明，轻度低温明显延长成人转出恢复室的时间。但对婴儿和小儿的恢复时间没有影响。

（5）术后寒战：术后寒战可增加氧的消耗大约 100%，并使二氧化碳的产生明显增加，升高眼内压和颅内压，由于牵拉切口，加剧疼痛，可能导致伤口裂开、出血等。

（6）伤口感染：低体温引发体温调节性血管收缩，显著降低皮下氧张力，组织缺氧间接抑制中性粒细胞功能，从而增加切口感染概率；而切口感染概率和皮下氧张力有关；低体温直接抑制免疫功能。同时低温引起蛋白质消耗和骨胶质合成减少，从而降低手术切口愈合能力。

知识点 7：电子体温计

术中最为常用的体温测量是电子温度计如热敏电阻或热电偶。热敏电阻头是小球形半导体，电阻能够随温度呈线性改变，传感器输出电压转变成温度值，且无需校准。大多数字温度计的基本组成电路是热敏电阻电路。热电偶是由一对不同金属连接而成的电路，在测温部位，温度的变化使不同金属连接点出现电流差异或测出产生的电压。热电偶温度探头在已知的温度处保持一个连结，温度探头顶端放置在第二个连结点。

知识点 8：红外线体温计

红外线体温计主要用于鼓膜温度的测定，因其反应速度快、与中心温度有较好的相关性，目前在临床上引起重视，过去十年来应用逐步广泛。不足的是探头为一次性使用，位置安放的不当将影响测定结果，并且只能够间断测定无法连续观察。

知识点 9：液晶温度计

合适的液体化合物被切成一薄塑料片，随着温度变化液体结构和颜色发生改变。通过不同化学混合物的几何排列，用重叠数字化显示温度变化趋势的信息，此项技术可用于前额和四肢温度监测。因测定的是皮肤温度，与核心温度相关性差。

知识点 10：围术期体温监测部位

核心温度决定温度调节反应，且与低温有关，麻醉状态下的患者，通常试图测得其核心体温。核心温度可以通过鼻咽部、肺动脉导管、食管远端、鼓膜获得。另外，许多接近核心温度的部位在临床上也被应用，包括口腔、腋部、直肠、膀胱与皮肤温度，尽管这些监测有明显的局限，但可用于适当的条件下。

知识点 11：体外循环时温度监测

低温体外循环时，温度监测是一项极具挑战性的工作，因在患者降温和复温的过程中，大量热量通过体外循环进行交换。冷或温的血液被直接灌注到纵隔，导致核心温度最大和最迅速的改变。相对核心温度的变化，周围室温变化有一定的延迟，因热量在身体内部交换比通过体外循环机进行交互要慢得多。即便核心部位，某些区域例如直肠和膀胱的温度变化相对纵隔或脑温度变化有一定延迟，反映低灌注。在降温和复温结束时，中央室和周围室之间的温度平衡可能没达到。尤其可能的是，体外循环结束后，热量还可能从更温暖的中央室向周围室转移，导致核心温度的降低。

由于低温体外循环的目的之一是防止脑缺血损伤，因此准确了解脑部的温度非常重要。但目前临床应用的温度监测仪还无法做到完全准确和精确监测脑温。根据解剖部位，鼓膜温度最接近颅脑温度。其他核心温度监测部位如鼻咽、肺动脉、食管温度也能够用于体外循环时温度监测，能够迅速反映降温和复温时的温度变化。虽然在体外循环时通常也监测直肠和膀胱温度，但无法快速反映核心温度。然而，直肠和膀胱温度可用以分析复温和内脏灌注是否充分。皮肤温度也可用以分析循环结束时热量在中央室和外周室之间的分布情况。

知识点 12：麻醉时最准确的体温监测部位

（1）全麻时最准确的监测部位：肺动脉、食管、鼓膜、直肠和膀胱。

（2）区域麻醉时最准确的监测部位：①颞动脉、鼓膜、直肠和膀胱；②液晶温度计监测前额及颈部皮肤温度，应用偏移校正；③口腔、腋下温度；但通常不推荐下列监测部位：红外鼓膜、颞动脉、周围皮肤。

知识点 13：术中低体温的预防和处理

围术期低体温会明显增加并发症，有必要在治疗性低体温之外，维持手术患者的核心体温高于 36℃。

低温的治疗包括被动升温和主动升温两种。被动升温是提供温暖的环境，用被单等覆盖暴露部位，使辐射和对流散热降到最低，防止热量继续丢失，利用自身的温度调节系统提高体温。方法包括：被覆、控制环境温度、输注氨基酸 3 种手段；主动升温是利用手术间的一些设施提供热量对流。

再分布性低体温是椎管内麻醉和全麻后第 1 个小时内低体温的主要原因。可通过在麻醉前进行主动外周加温和口服扩血管药来控制。在第 1 个小时后，通过皮肤辐射和对流散热起到主要作用，此时被动隔热的能力有限，多数患者需要主动加温来维持体温正常。压缩空气交换毯似乎是最有效而最为常用的主动加温方法，即使在大手术也常能维持正常体温。但有些年老和体弱患者进行某些特殊手术如肝移植、多发创伤、冠脉搭桥手术、大的腹部手术，单纯压缩空气加温也许难以维持患者体温正常，通常需要联合应用其他保温措施。其中常用的是循环水加热垫和电加热垫。当需要输入大量的液体时，应当输入加温的液体。

　　婴儿因体表面积与体重之比大，容易发生低体温，应当避免出现低体温，否则后果较严重。婴儿越小室温应越偏高。婴儿应当放置于红外加热器下手术，头部用温帽保护。尽可能覆盖手术以外的部位。双下肢应用被单包裹，病儿身体下应有加热毯，并设定在36~37℃，以减少麻醉中对流热的丧失。液体应当加热到体温水平，吸入气也应当加热和加湿到32~37℃，以减少热丧失，防止气管黏膜的损害。

第四章 危重患者的监测和治疗

第一节 急性呼吸窘迫综合征

知识点1：急性呼吸窘迫综合征（ARDS）

急性呼吸窘迫综合征（ARDS）是多种病因引起的、以非心源性肺水肿、严重低氧血症与弥漫性肺间质实变为主要特征的一类综合征，是急性呼吸衰竭的一种严重特殊类型。

知识点2：急性呼吸窘迫综合征（ARDS）的常见病因

急性呼吸窘迫综合征（ARDS）的常见病因包括：休克；严重感染；多发性创伤、烧伤；急性胰腺炎；误吸或其他化学性肺炎；感染性肺炎；肺挫伤，胸部穿透伤；近乎淹溺；脂肪栓塞；弥散性血管内凝血（DIC）；大量输血输液等。

知识点3：急性呼吸窘迫综合征病程分期

（1）Ⅰ期：有轻度的呼吸急促，突然发作进行性呼吸困难，并有呼吸性酸中毒，应当怀疑 ARDS。

（2）Ⅱ期：周身及循环情况明显好转，但是呼吸困难却进行性加重，低氧血症明显。

（3）Ⅲ期：呼吸困难十分严重，吸入高浓度氧，PaO_2 改变不明显，$PaCO_2$ 仍然低，而乳酸浓度增加，体格检查可能会出现阳性体征，X 线胸片见两侧弥散性斑块状阴影，随着时间的延长而逐渐增多，直到融合成片状。

（4）Ⅳ期：渐衰竭，呼吸吃力、不规则，严重发绀，$PaO_2<40mmHg$，$PaCO_2$ 及乳酸浓度增加，pH 值也明显下降，呼气终末正压（PEEP）通气也不能纠正缺氧，导致心律失常，最终心搏停止，病死率达 100%。

知识点4：急性呼吸窘迫综合征临床征象

缺氧且不论通气量多大仍有缺氧，发绀也呈进行性。呼吸困难呈吸气性的，呼吸频率加快，频率大于 28~40 次/分。肺顺应性降低，胸片示弥散性肺浸润无其他阳性体征。

知识点5：ARDS 治疗的一般措施

在适当的容量复苏后限制液体量以控制肺水肿。根据患者的生理和临床医师的经验对患者进行血流动力学监测。早期治疗炎症和脓毒症的病灶可减少后期的感染并加速恢复。最初应针对可疑致病菌选择适当的抗生素，在细菌培养和抗生素敏感试验结果出来后尽早更换合适的抗生素。良好的气道管理和减少误吸危险的措施可降低医院内肺炎的发生。严格的无菌技术及疑有血源性感染时应撤换导管。应早期就开始进行营养支持，而且最好采用肠道内营养。避免医源性并发症。

知识点6：ARDS机械通气治疗

目前机械通气治疗ARDS主张用肺保护和肺开放的策略，常用通气模式为Bi-PAP呼吸机、PEEP、压力支持通气（PSV）与同步间歇指令通气（SIMV）。预防肺损伤，保持肺开放，改善通气，提高氧合。

第二节　急性心力衰竭

知识点1：围术期心率、心律失常的常见原因

（1）窦性心动过缓：大剂量芬太尼、β受体阻滞药过量、缺氧晚期、窦房结动脉梗阻。
（2）房室传导阻滞：心肌缺血或梗死、手术创伤、电解质紊乱。
（3）窦性心动过速：疼痛紧张等应激反应、低血容量、血管活性药物、电解质紊乱。
（4）房性心动过速：儿茶酚胺类药物、电解质紊乱（低钾）。
（5）室性心动过速：心肌缺血、电解质紊乱。
（6）心室颤动：任何引起心脏骤停的原因。

知识点2：围术期引起心肌收缩力下降的原因

围术期引起心肌收缩力下降的原因包括：缺氧和低氧血症；心肌保护不良：冬眠、顿抑和梗死；酸中毒、电解质紊乱；心脏停跳液的残留作用；β受体下调；术前β受体阻滞药过量；各种原因造成的心动过速。

知识点3：引起围术期后负荷升高的原因

（1）左心室：麻醉或镇痛不全；手术应激反应；缺氧和低氧血症；酸中毒；寒战；缩血管药物。
（2）右心室：肺高压；肺梗死；机械通气不当；左心室功能减退；急性呼吸窘迫综合征；缩血管药物。

知识点4：左侧心力衰竭的临床表现

（1）**体循环**：早期表现为周围阻力增高，心排出量下降，随着左心功能不全的加重，心排出量持续下降，全身组织灌流减少，出现心源性休克的表现。

（2）**肺循环**：肺循环淤血，急性肺水肿是急性左侧心力衰竭的最为重要的临床征象。

（3）**心脏本身**：表现为心排出量下降，左心室舒张末容积和压力增高，室间隔向右心室移位，左心室心肌收缩和（或）舒张减弱。

知识点5：右侧心力衰竭的临床表现

（1）**体循环**：右侧心力衰竭的主要表现为体循环淤血，静脉压升高，颈静脉怒张，下肢水肿，肝脾大，并可能伴有腹水和胸腔积液。

（2）**肺循环**：肺动脉高压、出现肺血减少等征象。

（3）**心脏本身**：表现为心排出量下降，右室舒张末容积和压力增高，右心室心肌收缩和（或）舒张减弱。

知识点6：全心功能衰竭的临床表现

全心功能衰竭即同时具有双侧心室衰竭的特点。全心功能衰竭往往是由一侧心室功能衰竭发展而来。急性左侧心力衰竭时，左房压力骤升，使肺毛压升高而出现肺动脉高压，从而引发右侧心功能衰竭。

知识点7：心力衰竭的预防和治疗的总原则

心力衰竭的预防和治疗的总原则是在维持重要生命体征稳定的基础上，快速诊断出引起心力衰竭的诱因与病因，去除诱因，对因治疗，对症处理。

第三节　多脏器衰竭

知识点1：多器官功能障碍综合征（MODS）

多器官功能障碍综合征（MODS）是严重创伤、感染、脓毒症、大手术、大面积烧伤、长时间心肺复苏及病理产科等疾病发病24小时后出现的，2个或2个以上的器官先后或同时发生的功能障碍或衰竭，即急性损伤患者的多个器官功能改变不能维持内环境稳定的临床综合征。

知识点2：多器官功能障碍综合征（MODS）的常见病因

（1）严重创伤、烧伤和大手术后：常会引起肺、心、肾、肝、消化道与造血系统等脏器的功能障碍。

（2）脓毒症及严重感染：脓毒症时，菌群紊乱、细菌移位及局部感染病灶是产生MODS的主要原因之一。临床上，以腹腔脓肿、急性坏死性胰腺炎、化脓性胆管炎与绞窄性肠梗阻等更易导致肺、肝、肾及胃肠道等脏器的功能障碍。

（3）休克：各脏器常由于血流不足而呈低灌流状态，组织缺血、缺氧，导致损害各器官的功能，尤其是创伤大出血和严重感染引起的休克更易发生MODS。

（4）诊疗失误：比如大量输液、输血及药物使用不当。

（5）毒物和中毒：急性化学性中毒通常通过呼吸道侵入人体内，急性期时可出现全身炎症反应综合征（SIRS）与急性呼吸窘迫综合征（ARDS），主要表现为肺衰竭，最终出现其他器官的损伤而导致MODS。

知识点 3：多器官功能障碍综合征（MODS）的发病机制

MODS 的发病机制非常复杂，涉及神经体液、内分泌、免疫等。MODS 不仅与感染、创伤等直接损伤有关，更与机体自身对感染、创伤的免疫炎性反应具有本质性的联系。机体遭受严重损害因子的打击，发生防御反应，起到保护自身的作用。若反应过于剧烈，释放大量细胞因子、炎症介质及其他病理性产物，损伤细胞组织，导致 MODS。组织缺血-再灌注过程和（或）全身炎症反应是其共同的病理生理变化，二次打击所致的失控炎性反应被认为是 MODS 最重要的病理生理基础。

知识点 4：多器官功能障碍综合征（MODS）一期的临床表现

主要表现为血液需求量增加，轻度呼吸性碱中毒，$PaCO_2$ 下降。本期临床表现通常出现在休克创伤后，心肺复苏术后，呼吸频率在 25～30 次/分，出现氧缺乏。

知识点 5：多器官功能障碍综合征（MODS）二期的临床表现

主要表现为轻度病容或基础病加重，血流动力学可为高排低阻，缺氧明显，有呼吸性碱中毒的氮质血症，可能出现黄疸和血小板计数下降。出现呼吸窘迫，频率加快，PO_2 明显降低，肺底部出现湿啰音，X 线片示肺纹理加重。这时虽然及时提高吸入氧浓度。PaO_2 仍不能达到正常水平。

知识点 6：多器官功能障碍综合征（MODS）三期的临床表现

每个器官或系统均有明显的临床异常表现，有明显的 MODS 表现，病情危重、休克、心排血量减少、水肿明显，严重缺氧与氮质血症。凝血功能异常，呼吸困难进行性加重，可出现青紫，肺组织僵硬，两肺啰音增多，胸 X 线片出现两肺弥散性团块阴影到肺内实变。

知识点7：多器官功能障碍综合征（MODS）四期的临床表现

患者已处于濒死状态，心脏负荷加重，呼吸不规则甚至暂停，少尿，重度酸中毒，氧耗增加，可出现肝性脑病与昏迷。呼吸衰竭加重，加重缺氧，高碳酸血症，动脉血气pH7.1，代谢性酸中毒。多伴有多器官功能障碍，循环系统功能障碍，心律失常，最终由于重要器官功能障碍而死亡。

知识点8：多器官功能障碍综合征（MODS）的诊断标准

（1）循环系统：收缩压<90mmHg，并且持续1小时以上，或需要药物支持才能够使循环稳定。

（2）呼吸系统：急性起病，$PaO_2/FiO_2 \leqslant 26.7kPa$（200mmHg）（无论有否应用PEEP），X线胸片显示双侧肺浸润，PCWP<18mmHg或无左心房压力升高的证据。

（3）肾：Cr>2mg/100ml，常伴少尿或无尿，或者需要血液净化治疗。

（4）肝：血胆红素>2mg/100ml，并伴GPT、GOT升高，大于正常值2倍以上，或者已出现肝昏迷。

（5）胃肠：表现为上消化道出血，24小时出血量超过400ml，或胃肠蠕动消失不能耐受食物，或者出现消化道坏死或穿孔。

（6）血液：血小板<50×10^9/L或者降低25%，或者出现DIC。

（7）代谢：不能为机体提供所需能量，糖耐量降低，需要用胰岛素；或出现骨骼肌萎缩、无力等现象。

（8）中枢神经：格拉斯哥昏迷评分（GCS）<7分。

知识点9：多器官功能障碍综合征（MODS）的预防

（1）对于创伤、休克患者要尽早、充分、有效地实施复苏。

（2）早期加强肺的管理。

（3）尽早发现SIRS的临床征象，明确诱发病因，及时采取治疗措施，防止炎性反应的扩大。

（4）预防和控制感染，使用抗生素应注意对肠道厌氧菌的保护。

（5）防治应激性溃疡，添加药理营养素，维持细胞正常功能，加强系统或器官功能监测。

知识点10：多器官功能障碍综合征（MODS）的治疗

MODS的治疗原则如下：

（1）及时有效地处理原发病。

（2）减少或阻断有害的介质或毒素释放，加强功能障碍器官的支持治疗，合理应用抗生素。

（3）预防和控制感染，按照高代谢的特点补充营养，并且对导致高代谢的各个环节进行干预。

（4）免疫调理。

（5）血液净化。

（6）通过浅低温减轻炎性反应，减轻缺血后内皮细胞损害，减少活性氧生成，保护组织抗氧化能力。

（7）运用中医的清热解毒、活血化瘀、扶正养阴。

（8）给予受损器官充分的支持和修复，帮助机体重建已经紊乱的联系网络，恢复其正常的平衡。

知识点 11：多器官功能障碍综合征（MODS）预后的主要影响因素

MODS 预后的主要影响因素包括：①功能障碍的脏器数目越多，预后越差；②脑、凝血及肾功能恢复性较小，尤其是以脑功能为甚，可逆性最差；③原发病或原发病因素去除或控制得越早，脏器功能恢复的可能性越大。

第五章 围术期体液平衡的监测

第一节 围术期水、电解质平衡的监测

知识点 1：体液的总量及分布

体液的总量及分布为：体液的总量因体重、年龄、性别及胖瘦而异，一般按体重的百分数来计算。

知识点 2：电解质

（1）钠：它是细胞外液中含量最多的阳离子，对维持细胞外液的渗透浓度起决定性作用。

（2）钾：它是细胞内液中含量最多的阳离子，体内约 98% 的钾分布在细胞内。

（3）钙：它在调节肌肉收缩、分泌、细胞生长，以及电解质的转运等方面起重要作用。

（4）镁：它与约 300 种酶系统的激活有关，参与体内很多生化反应，其缺乏会导致严重的后果。

知识点 3：水和电解质代谢

（1）每天摄入的水量：①直接摄取（饮水）；②固体食物的含水量；③内生水。

（2）从机体排出的水量：皮肤和呼吸道蒸发的隐性失水，经尿和粪便排出的水量。机体通过神经、内分泌系统和肾脏的调节作用来维持出入水量的平衡。

知识点 4：水、电解质平衡的调节

（1）口渴机制：下丘脑视上核侧面有口渴中枢。血浆晶体渗透压升高、有效血容量减少与血管紧张素 II 增多均可以使口渴中枢兴奋而引起口渴感，饮水后刺激因素缓解，口渴感消失。

（2）抗利尿激素（ADH）：主要由下丘脑视上核神经细胞分泌并在神经垂体贮存，能够促进肾远曲小管和集合管对水的重吸收。

（3）醛固酮：它是肾上腺皮质球状带分泌的盐皮质激素，其生理作用是促进肾远曲小管和集合管对 Na^+ 的主动重吸收，促进 K^+ 和 H^+ 的排出。

（4）心房钠尿肽（ANP）：它主要存在于心房肌细胞的细胞质中，通过增加肾小球滤

过率、抑制肾髓质集合管对 Na^+ 的重吸收而发挥利钠与利尿的作用。

（5）甲状旁腺素：它由甲状旁腺分泌，能促进肾远曲小管和集合管对 Ca^{2+} 的重吸收，抑制近曲小管对磷酸盐、Na^+、K^+ 和 HCO_3^- 的重吸收；促进肾小管对 Mg^{2+} 的重吸收。

知识点 5：脱水

脱水是以体液减少为特征的水电解质失衡。临床上，根据体内缺水或缺钠的多少及其症状分为：

（1）高渗性脱水：高渗性脱水大多由于水摄入不足或丢失过多所致。

（2）低渗性脱水：以失钠为主，大多由于呕吐、腹泻、胃肠吸引、使用排钠的利尿药、高温大量出汗和反复抽吸胸、腹腔积液，而只输入不含电解质的葡萄糖液均可以导致失钠过多。

（3）等渗性脱水：又称为混合性脱水，由于胃肠液急性丢失，大面积烧伤渗出液的丢失，大量出汗，渗透性利尿（糖尿病昏迷）等可以导致水和电解质呈等渗性丧失。

知识点 6：水中毒

由于摄入水过多或某些疾病的原因，使入水量超过肾脏的排泄能力，导致体内水过剩称为水中毒。

知识点 7：常见类型的电解质紊乱

（1）正常血清钾离子含量介于 $3.5\sim5.5mmol/L$，血清钾离子 $<3.5mmol/L$ 时，为低钾血症。

（2）血清钾离子 $>5.5mmol/L$ 时，为高钾血症。

（3）正常血清钙离子介于 $2.1\sim2.6mmol/L$（$8.5\sim10.5mg/dl$），约 50% 呈游离的离子状态，生理学上起重要作用。血清钙离子 $<2.1mmol/L$ 时，为低钙血症。

第二节　围术期酸碱平衡的监测

知识点 1：酸碱平衡的调节

当酸碱失衡引起 pH 改变时，一般通过体内缓冲系统、呼吸及肾脏来调节，维持 pH 在正常值范围内。

（1）缓冲系统调节：通过缓冲来中和任何可以使 pH 改变的酸或碱的效应，维持体液 pH 值在正常范围内。

（2）呼吸调节：当代谢因素致 H^+ 改变（升高）而影响 pH 时，可兴奋外周化学感受器而使呼吸增强，从而使 $PaCO_2$ 降低，以维持 $HCO_3^-/PaCO_2$ 为 20:1，pH 接近正常值。

（3）肾脏调节：肾脏可以通过对 $NaHCO_3$ 重吸收、肾小管尿液内 Na_2HPO_4 的酸化（成为 NaH_2PO_4）以及远端肾小管的泌氨作用，将体内多余的 H^+ 排出体外，以维持体液 pH 值的正常。

知识点 2：常见的酸碱平衡失常

（1）呼吸性酸中毒：由于肺泡通气量不足，无法排除机体代谢所产生的 CO_2，导致 $PaCO_2$ 升高。

（2）呼吸性碱中毒：由于肺泡过度通气，排除的 CO_2 超过机体产生的 CO_2，而导致 $PaCO_2$ 降低。

（3）代谢性酸中毒：根据碳酸氢盐缓冲系统平衡公式，H^+ 增加导致 HCO_2 的消耗、平衡向左移，HCO_3^- 消耗使得阴离子间隙增加；HCO_3^- 丢失时平衡向右移，H^+ 同样增加，新的阴离子产生使得阴离子间隙不变。

（4）代谢性碱中毒：代谢终产物很少为碱性，所以碱中毒通常是由于酸丢失过多，或者给予外源性碱所致。

第六章 麻醉并发症防治

第一节 围术期心律失常及心肌缺血、心肌梗死

知识点1：围术期心律失常病因

围术期心律失常的病因可能包括交感神经兴奋、高碳酸血症、低氧血症、电解质和酸碱失衡、原发性心脏疾病、心肌缺血、颅内压增高、药物中毒和恶性高热等。

知识点2：心脏阻滞分类

（1）一度房室传导阻滞：主要指 P-R 间期延长≥0.2 秒，每个心房激动均可传至心室。

（2）二度房室传导阻滞：可以分为两型：①莫氏 I 型：传导障碍位于房室结，主要表现为 P-R 间期逐渐延长，直至出现一个未传导的 P 波，通常为良性。②莫氏 II 型：主要指阻滞位于房室结或以远，伴 P-R 间期恒定，易进展成为三度房室传导阻滞。

（3）三度房室传导阻滞：病变位于希氏束以远，主要表现为房室传导完全缺失，一般心室率小于 45 次/分，P 波规律出现，但是与 QRS 综合波不相关（房室分离）。

知识点3：心肌缺血和心肌梗死的病因

心肌缺血和心肌梗死的病因主要包括低氧血症、贫血、低血压、心动过速、高血压、电解质紊乱、低温与纵隔手术操作等。

知识点4：心肌缺血和心肌梗死的临床表现

心肌缺血和心肌梗死的临床表现：

（1）主要症状：非全身麻醉患者可有胸闷、胸痛、左肩放射痛等典型心绞痛发作症状，但老年患者或糖尿病患者症状可不典型。

（2）心电图表现：①T 波改变包括 T 波倒置，低平；②ST 段抬高或压低是心肌缺血更特异的表现。

第二节 围术期高、低血压及低氧血症、高碳酸血症

知识点1：围术期高血压

围术期高血压是指患者动脉血压高于正常值或升高超过基础血压的 20% 以上。

知识点 2：围术期高血压病因

围术期高血压的病因主要包括：①儿茶酚胺过量，如麻醉深度不足、缺氧、高碳酸血症以及患者焦虑、疼痛和长时间使用止血带；②药物作用，常见于血管收缩药物的全身吸收、反跳性高血压、药物间的相互作用等；③容量过多；④基础疾病，如原发性高血压、嗜铬细胞瘤与颅内压升高等；⑤主动脉阻断、膀胱膨胀等。

知识点 3：围术期低血压

围术期低血压主要指患者动脉压低于正常值或下降超过基础血压的 20% 以上。

知识点 4：低氧血症

主要表现为 $PaO_2<60mmHg$，是全身麻醉后常见的并发症，可能导致严重的后果。据文献报道，术后发生 1 次或 1 次以上的低氧血症（$SaO_2<90\%$）的患者占 55%。

知识点 5：易于引起麻醉后低氧血症的原因

易于引起麻醉后低氧血症的原因有：年龄大于 65 岁、体重超重、全身麻醉、全麻时间 >4 小时、胸腹部手术、麻醉药的应用及吸烟史等。监测脉搏血氧饱和度（SpO_2）有助于早期发现并及时处理。

知识点 6：高碳酸血症

$PaCO_2>40mmHg$ 称为高碳酸血症。吸入二氧化碳（CO_2）浓度达 30% 或 $PaCO_2$ 达 90~120mmHg 时产生 CO_2 麻醉，从而引起意识丧失。

知识点 7：高碳酸血症临床表现

首先表现为交感兴奋，临床体征主要为呼吸急促、高血压、心率增快、脉压增大、皮肤红热、膈肌兴奋等，可能出现头痛、烦躁、兴奋和幻觉等症状。全麻状态下表现常不典型。

第三节　误吸及喉痉挛

知识点 1：麻醉后误吸

麻醉后发生呕吐或反流可致胃内容物的误吸，从而造成急性呼吸道梗阻和其他严重并发症，是目前全麻患者死亡的重要原因之一。

知识点 2：麻醉后误吸的病因

麻醉后误吸病因主要包括以下几方面：

（1）危险因素：主要有：饱胃、合并反流性疾病、腹内压力高、近期创伤史、围术期使用阿片类药物、糖尿病患者、气道表面麻醉后等。

（2）诱导时气道梗阻，用力吸气时胸内压明显下降，或面罩加压给氧时致胃内大量积气，胃内压升高，同时受头低位的重力影响。

（3）药物作用：麻醉相关用药削弱胃肠道蠕动，使食管括约肌功能及胃肠道张力下降。

（4）患者咳嗽或用力挣扎。

知识点 3：喉痉挛

喉痉挛主要是经喉上神经介导的声门肌痉挛所致上呼吸道反射性关闭，常见于儿童。

知识点 4：喉痉挛的病因

喉痉挛病因主要包括以下几方面：

（1）气道高反应性，比如上呼吸道感染。

（2）麻醉过浅时对气道的刺激，比如分泌物、吸入挥发性麻醉药，置入口咽或鼻咽导气管，喉镜检查等。

（3）外周疼痛刺激、麻醉浅时的腹膜牵张、强大的手术刺激、宫颈扩张、肛门牵拉、切皮和脓肿引流。拔除污染气道内的气管插管、甲状腺手术及低钙血症等。

第四节　急性肺栓塞、肺水肿

知识点 1：急性肺栓塞

急性肺栓塞主要是指外源性或内源性栓子突然堵塞肺动脉或其分支引起的肺循环障碍，受累肺组织血流中断或极度减少而引起的病理生理改变与临床综合征。

知识点 2：急性肺栓塞的治疗原则及方法

大面积肺栓塞的治疗原则是：复苏、纠正和支持呼吸与循环衰竭，大面积肺栓塞的治疗方法包括：吸氧、镇痛，控制心力衰竭和心律失常，抗休克和抗凝治疗。

知识点 3：急性肺水肿的病因

急性肺水肿病因主要有：静水压升高、肺血管通透性增加、血浆胶体渗透压下降、组织间液负压、淋巴回流受阻。

知识点 4：急性肺水肿病的临床表现

急性肺水肿病临床表现为：心率加快、呼吸频率增加、喘鸣音、粉红色泡沫痰，听诊双肺细捻发音，心脏听诊可闻及舒张期奔马律，颈静脉压增高和肝充血。

第五节　恶性高热及苏醒延迟

知识点 1：恶性高热（MH）

恶性高热（MH）是一种神经肌肉疾病，常见于麻醉中接触触发剂后，患者出现体温急剧升高（可以达每 5 分钟升高 1℃）和重症酸中毒的典型临床综合征。

知识点 2：苏醒延迟

全身麻醉后超过预期苏醒时间仍然未苏醒者，称为苏醒延迟。一般全身麻醉停用所有麻醉药物后超过 2 小时患者意识不恢复即为苏醒延迟，应当分析原因，及时处理。

知识点 3：恶性高热（MH）症状及体征

典型表现为患者接触激发剂后，骨骼肌代谢急剧增加，随后出现骨骼肌强直，强直先从颌面部开始，致气管插管困难，继而扩展到全身骨骼肌、腹肌，晚期因肌肉强直而呈角弓反张。

体温急剧升高，呼吸深快。皮肤呈斑状潮红并迅速转为发绀，术野血色暗红，呈现低氧血症表现。心动过速、出汗和血压升高。代谢增加终致功能障碍，肌肉疼痛可持续数天至数周，并有肌肉肿胀；中枢神经系统的损害，可遗留有四肢麻痹、失明、耳聋等；肾功能障碍；有些患者虽然度过急性危象期，但数小时后有可能复发而致死。

第六节　术后恶心呕吐、谵妄及麻醉后寒战

知识点 1：术后恶心呕吐（PONV）

术后恶心呕吐（PONV）是全麻后最常见的并发症之一，其发生率为 20%～30%，给患者造成不适，甚至延迟出院时间。

知识点2：术后恶心呕吐（PONV）病因

呕吐中枢位于延髓，接受来自化学感受器催吐区和胃肠道的信号输入，可被多种刺激所刺激，包括药物、后咽部刺激、体位变动、气味及视觉等。

知识点3：术后谵妄

术后谵妄主要表现为情感障碍、记忆和定向障碍、思维或语言不连贯等。

知识点4：术后谵妄的预防

最大程度上维持胆碱能神经的功能，可以一定程度上预防谵妄的发生。

知识点5：麻醉后寒战的发生率

麻醉后寒战的发生率约为40%，其中接受全身麻醉的患者中为5%~65%，接受硬膜外麻醉的患者中约为33%，其发生与术中热量丢失成正比。

知识点6：麻醉后寒战的临床表现

一般表现为易被察觉的肌纤维成束震颤或面部、下巴、头、躯干或肢体的持续超过15秒的震颤。至少存在以下两种不同类型的颤抖：

（1）紧张型：其表现类似于正常寒战，呈典型的每分钟4~8个周期性增强—减弱形式。

（2）阵挛型：为5~7Hz局部暴发，类似于病理性阵挛。

第 三 篇
专科麻醉及特殊病症的麻醉

第一章 常见麻醉

第一节 眼耳鼻喉口腔颌面及整形外科手术麻醉

一、眼科手术麻醉

知识点1：眼科手术麻醉分类

眼科手术麻醉可以分为全身麻醉和局部麻醉，目前在我国成人眼科手术通常采用局部麻醉，全身麻醉大多用于各种小儿眼科手术、老年眼科手术或者手术范围广而手术时间长的成年眼部手术。

知识点2：眼科手术麻醉前评估

眼科患者的特点是年幼或年老患者占相当大的比例。在老年眼疾患者中，最常见的全身性疾病为高血压、心脏病、糖尿病及慢性肺疾患。在评估患者全身情况时，必须行心电图、胸部X线片及血电解质，血糖、肌酐等检测，必要时作动脉血气检查。对这类患者术前用药要进行全面评估。

知识点3：小儿眼科手术的特殊问题

小儿斜视矫正手术是眼科中最为常见的手术之一，应当警惕的是，营养不良性肌强直及恶性高热患者可能伴有斜视。患先天性白内障的小儿也可能伴有先天性气道异常或代谢异常。晶状体后纤维组织形成通常与新生儿期长时间使用高浓度氧治疗有关，因此新生儿吸氧时氧分压不适宜大于40%，且同时应监测视网膜血管直径改变。

知识点4：眼科用药的全身作用

眼科用药是影响全身的药物。滴眼液有全身效应，与麻醉药有重要的药物相互作用。

（1）阿托品滴眼液：可引起心动过速和发热。

（2）乙酰唑胺：适用于青光眼治疗，可产生碱性利尿而导致低钾，术前应当查电解质。

（3）二乙氧膦酰硫胆碱：它是一种局部抗胆碱酯酶药，血液吸收会导致血浆胆碱酯酶抑制，延长琥珀胆碱肌肉的松弛时间。

（4）去氧肾上腺素：适用于散瞳，可升高血压。

（5）马来酸噻吗洛尔：全身吸收可能导致心动过缓、支气管痉挛或加重充血性心力衰竭。

知识点5：眼科手术麻醉前用药

为了减轻患者焦虑，减少恶心呕吐，抑制泪液及呼吸道分泌物产生，并维持眼内压稳定，对接受眼科手术患者要因人而异地给予麻醉前用药。常用的有抗胆碱药、镇静、镇吐药和麻醉性镇痛药。

知识点6：眼科手术麻醉选择

（1）局部麻醉：①表面麻醉：可以选用0.25%～0.5%丁卡因，0.2%～0.4%诺维新，2%利多卡因等作为表面麻醉药，适用于眼部短小及浅表手术；②浸润麻醉：是将适当浓度及容量的局麻药注射于拟手术部位组织内的麻醉方法；③神经阻滞：神经阻滞是将局麻药注射在拟手术区所支配神经干处，而不直接注入手术部位。

（2）全身麻醉：眼科手术选用全身麻醉，应当考虑眼球手术的特殊要求，防止麻醉药及麻醉操作对眼内压影响，避免眼心反射。

知识点7：眼科手术中的监测

眼疾患者常合并其他全身性疾患，无论是在局部还是全身麻醉下接受手术，均需建立静脉通道，并监测其重要的生命体征。

知识点8：与麻醉相关的眼部损伤

患者在全麻苏醒后主诉视力障碍，必须注意发生视网膜中央动脉闭塞的可能性。在应用面罩时，要避免过度压迫眼球。全身性低血压和贫血同样可导致失明。

在全麻时眨眼反射消失，泪液生成受抑制。术中眼睑闭合不全，角膜完全或部分暴露会引起暴露性角膜炎，严重者可能导致角膜溃疡。湿盐水纱布将双眼覆盖，适当的用胶带闭合眼睑以及用眼膏可保护角膜。

二、耳鼻咽喉科手术麻醉

知识点 9：耳鼻咽喉科手术麻醉特点

耳鼻喉各部分表面被覆黏膜，因此多种手术可以在表面麻醉和神经阻滞麻醉下完成。手术操作在头颈部进行，对患者精神刺激大，无论是局麻还是全麻，麻醉前用药很重要。颈部手术操作，可能会刺激颈动脉窦，导致迷走反射引起血压急剧下降和严重心动过缓，因此应严密注意。一旦发生，可以暂停手术操作，并静脉注射阿托品，或以局麻药阻滞颈动脉分叉部等。

知识点 10：耳鼻咽喉科手术麻醉选择

很多可在表面麻醉或局部浸润麻醉下进行，操作简单，通常由手术者自己完成。神经安定镇痛用于耳鼻喉科可起到相当好的作用。全身麻醉适用于小儿、老年、创伤大、出血多、手术时间长、或患者要求等情况。

知识点 11：耳科手术的麻醉

（1）很多耳科手术，可以在局麻或局麻加强化麻醉下完成。但对于重大复杂的手术或不合作的患者（如小儿）应当考虑全麻。

（2）显微镜在耳科手术中广泛应用，在显微镜下患者术中体动、咳嗽会被明显放大，影响手术的操作，因此显微手术多考虑全麻。

（3）对出血多或需在显微镜下完成的耳科手术应当考虑施行控制性降压。

（4）因氧化亚氮在血中的溶解度高于氮气，其进入鼓室的速度快于氮气排出速度，就会使鼓室内压迅速升高，特别在有咽鼓管阻塞的患者，压力可升至 $300\sim400$ mmHg，甚至引起鼓膜破裂。所以做此类手术忌用氧化亚氮。

（5）耳科手术常涉及面神经，如术中需要进行面神经监测，可以在插管前使用中短效肌松药之后不再使用肌松药，或者不使用肌松药。

（6）中耳及内耳手术后恶心、呕吐非常多见，应当常规给予抗呕吐药。

知识点 12：鼻及鼻窦手术的麻醉

鼻科手术的患者因为疾病本身的原因，通常存在严重的鼻腔阻塞。行气道评估时需注意可能存在面罩通气困难，尤其在同时合并其他通气困难时。慢性鼻-鼻窦炎尤其是伴有鼻息肉患者可能合并支气管哮喘，此类患者再有阿司匹林耐受不良，则为阿司匹林耐受不良三联征或 Samter 三联征。非甾体类抗炎药会诱发哮喘，围术期须避免使用。对鼻咽部或鼻窦肿瘤切除或根治的患者，一般选择全身麻醉。行上颌窦癌根治术时，通常先在局麻下作气管切开术，再置入带套囊的气管导管后作静脉诱导。

知识点 13：喉镜和支气管镜检查的麻醉

多数的声带息肉切除、声带组织活检、声带剥离和咽喉部的小手术均可以在局麻和表面麻醉下完成。咽喉部麻醉抑制了喉的保护性反射，分泌物、血液和切除组织容易进入气管内而引起误吸，因此全身麻醉可能更有益于患者。因手术时间较短，应使用短效麻醉药和肌松药。直接喉镜检查多可在表面麻醉下进行，现多选用 4% 的利多卡因，也可以使用1% 的丁卡因。临床上常用支气管镜检查来诊断和治疗气管和支气管病变。成人多在表面麻醉下进行操作，如表面麻醉下患者无法耐受，可考虑加用强化麻醉或全麻，可以经支气管镜的输氧孔行喷射通气，但是要注意防止缺氧和二氧化碳蓄积。

知识点 14：扁桃体及腺样体刮除手术的麻醉

在小儿进行扁桃体摘除手术时，如果腺体较大又无粘连，可以采取挤切方法，无需任何麻醉。当腺体小，粘连重时，必须在全麻下进行。通常要求采取气管内插管。经鼻腔气管内插管便于手术操作，但需要同时切除腺样体时，必须经口腔插管。

（1）术前评估：①了解有无阻塞性睡眠呼吸暂停（OSA），OSA 患者可能存在困难气道；②了解有无活动性呼吸道感染。如果存在感染，应当延迟手术；③患者血红蛋白应在100g/L 以上，应无凝血功能障碍；④如伴有风湿热、心肌炎、肾炎、心脏瓣膜病变等，皆须在病情稳定后，经内科医生判断认为安全时方可进行手术。

（2）麻醉管理：①宜在麻醉诱导气管插管后立刻插入胃管，此时可见有胃液排出；②注意手术中因导管的移位和滑脱所造成的气道堵塞或窒息的发生；③严密观察患者生命体征的变化；④术毕拔管时务必慎重。通常在术毕后，取出咽后壁纱布垫，并做充分的口咽及气管内吸引；⑤拔管后，置患者于侧卧位，用面罩吸入纯氧，至潮气量及呼吸频率完全正常，停止吸氧情况下 SpO_2 大于 95% 时始可以返回病房。回病房后再于适当时间拔除胃管。

（3）术后出血再次手术的麻醉处理：①应当选择清醒或快速诱导插管；②备好气管切开的器具；③备好吸引器，随时清理咽喉部位；④患者麻醉后应插入胃管吸取胃内容物，以减少术后恶心、呕吐的发生；⑤注意维持循环功能的稳定，防止出血性休克。

知识点 15：全喉切除手术的麻醉

全喉切除通常在全身麻醉下进行。

（1）首先在局麻下进行气管切开并置入带套囊的加强导管，然后再进行静脉诱导。

（2）术中保持麻醉深度适宜，以防止缺氧和二氧化碳蓄积。

（3）手术离颈部大血管近，容易致颈动脉窦反射，应当注意监测。

（4）警惕大血管破裂时可能发生气栓，一旦发生，应当停止吸入氧化亚氮。

知识点 16：气管、支气管异物取出手术的麻醉

（1）气管、支气管异物多见于 1~4 岁的小儿。可以采用七氟烷和氧气混合吸入或静脉内给药诱导，并行静脉麻醉维持，可以使用肌松药。也可以辅以 4% 利多卡因或 1% 丁卡因作咽喉部和气管内的表面麻醉。

（2）手术期间经支气管镜侧孔行喷射通气，以防止缺氧。

（3）术中严密观察 SpO_2 及心率的变化，如有缺氧应当中止手术，面罩加压给氧或行气管插管，等缺氧改善后再行手术。

（4）为了防止小儿气管镜检后发生喉水肿，术毕可以静脉注射地塞米松 0.1mg/kg，并严密观察 SpO_2。通常宜继续吸氧数分钟，待患儿清醒，病情平稳后再送回病房。

知识点 17：上呼吸道激光手术的麻醉

CO_2 及钇铝石榴石（Nd：YAG）激光已广泛应用于上呼吸道手术中。术中最为严重的并发症是气管导管着火，估计发生率为 0.50%~1.50%。如下措施可减少气管导管着火的发生率：

（1）降低气管导管的可燃性，其中包括使用金属条带缠绕气管导管及有色盐水填充套囊等。

（2）尽可能降低吸入氧浓度（$FiO_2 < 40\%$），仅维持适当的动脉血氧饱和度。

（3）因氧化亚氮是一种强氧化剂，应用空气或氦气代替。

（4）使用间断通气或文丘里（Venturi）喷射通气技术。

这些措施可降低而不是消除气管导管着火的风险，因此麻醉医生须随时做好气道着火的准备。

三、口腔颌面外科手术麻醉

知识点 18：呼吸道的远距离管理

口腔、颌面部手术，术者往往占据患者头部，迫使麻醉者远离其气道；麻醉机一般只能放置于手术台侧方靠近脚端，术中气管内吸引或观察导管位置都极为不便，加之术者在操作时有可能将气管导管拖动、拽出或气管导管连接处脱落等引发的一系列意外事件，因此麻醉时应当格外小心。

知识点 19：口腔颌面外科手术麻醉困难气道的评估

麻醉前需认真访视，重点了解与呼吸道有关的病史，做好详细的物理检查，可以根据患者张口度、头颈活动度、甲颏间距、Mallampati 分级等方法对插管难易度做出判断。正确

评估，做出预案，采用最适当、最安全的方式进行诱导气管插管。

知识点 20：口腔颌面外科手术麻醉苏醒期的管理

（1）防止误吸：在拔管前应当充分吸引气道分泌物及胃内潴留液，待患者意识完全清醒、咳嗽反射恢复后再拔管。

（2）保持呼吸道通畅：要求麻醉者掌握好拔管时机。传统的方法是于术毕在舌深部缝一根丝线，在必要时牵拉可保持气道通畅。现常于拔管前置入口咽或鼻咽通气道能够明显改善气道通畅增加拔管安全性。小儿气管黏膜和喉头组织质嫩，血管丰富，长时间气管插管后有可能导致喉水肿，地塞米松可预防喉水肿发生，可以适量使用。拔管后严重喉痉挛无法缓解时，需要立即静脉注射琥珀胆碱解除痉挛再行插管。

知识点 21：口腔颌面外科手术的局部麻醉方式

局部麻醉包括局部浸润麻醉和神经阻滞麻醉。是口腔、颌面手术除全麻外最为常用的麻醉方法。此法具有操作简单、容易掌握，效果确切，价格便宜等优点。

知识点 22：口腔颌面外科手术的全身麻醉方式

口腔、颌面部手术麻醉安危的关键是维持气道的畅通和充分的肺通气及术后防止窒息。气管插管静吸复合麻醉（或全凭静脉麻醉）是口腔颌面部手术的主要麻醉方式。在麻醉前必须根据患者呼吸道通畅度和气管插管的难易度，采取不同的诱导方式及插管方法。

（1）插管途径的选择：①经口腔明视插管：对插管不困难的口外手术患者均作首选；②经鼻腔气管内插管：通常来说为方便手术，口内手术多采用经鼻腔气管内插管。另外，对经口腔插管困难或有禁忌的患者也选择经鼻腔气管内插管；③经气管造口插管：对经口、鼻腔插管都有困难或禁忌者，可以先在局麻下气管造口，再经造口插入气管导管。或估计术后呼吸道不易维持通畅并可能气管切开的患者，可以在麻醉前预防性气管造口，经造口处插管。

（2）诱导方式的选择：①快速诱导气管插管：术前估计无气道梗阻及气管插管困难的患者，均可以选择快速诱导；②慢诱导自主呼吸下气管插管：气道梗阻症状不重，估计入睡或麻醉后梗阻无加重者，可以采取此法；③清醒气管内插管：对已知困难气道、饱食、急性外伤者应当采取清醒插管。

（3）气管导管的选择：口腔、颌面部手术，因手术视野小，为了方便术者操作，一般选择柔软性好、不易扭折及抗压的带有螺旋钢丝内环的气管导管（Woodbrige 螺纹导管）。

（4）麻醉实施：对困难插管患者插管前应当避免用任何麻醉药，保持患者意识清晰和自主呼吸；插管成功后迅速全麻。可以采用静吸复合或全凭静脉麻醉。

知识点 23：口腔颌面外科手术麻醉中的呼吸管理

一旦插管成功，应当仔细检查导管插入的深度及导管固定的牢固度。口内手术一般取肩部垫高头过度后仰位，加之开口器最大开口，通常导管插入应当比一般稍偏深，并由术者将导管缝合在一侧口角固定。深浅不当或固定不牢均可因术者操作致使导管过深或向外拽出而通气障碍或意外发生。插管后应当常规气管内吸引保持气道通畅，术中也应当观察气道压力，当压力升高时应当找出原因积极处理。对于体重小于 25kg 的儿童，最好采用压力模式机械通气，并进行常规 $PetCO_2$ 监测，避免缺氧或 CO_2 蓄积。

知识点 24：口腔颌面外科手术麻醉中的循环管理

口腔、颌面部血管丰富，手术出血多且不易止血。如果患者术中头过低影响静脉回流，可能出现颜面发绀、结膜水肿、术野渗血增加；如持续时间过长，将使颅内压升高，甚至损害大脑。为了避免上述情况，患者宜取头部略高位。麻醉力求平稳，镇痛完全，不宜呛咳、躁动，保持血压稳定。对于出血多的手术（比如血管瘤），根据失血量及时补充，在必要时采用控制性降压以减少出血。

知识点 25：口腔颌面外科手术麻醉中的围术期监测

血压、心率、ECG、SpO_2 为常规监测项目。对小儿 $PetCO_2$ 的监测是必不可少的。儿童仍需胸前放置听诊器观察心音及呼吸音。对于长时间手术还需进行血气分析，以了解通气情况，便于及时调整呼吸参数。对术时长失血多的患者术中需进行有创动脉压及 CVP 监测，还应当严格观察尿量，末梢颜色及体温。

知识点 26：口腔颌面外科手术麻醉后的处理

气管插管的患者应当严格掌握拔管指征：完全清醒、正确示意；安静状态下每分钟通气量正常；喉反射完全恢复，有正常的吞咽反射；停止吸氧后 10 分钟 SpO_2 维持在 95% 以上。在拔管前，应当吸净气管内、口鼻腔分泌物及血液。拔管后患者若出现呕吐，应当及时清除，以免误吸。对于某些患者估计术后可能发生气道梗阻者，作预防性气管造口仍值得考虑。

四、整形外科手术麻醉

知识点 27：整形外科手术麻醉特点

整形手术多为表浅部位手术，操作精细，通常时间较长。以年轻女性为主要群体，通常情况较好，但可能存在不同程度的心理问题。虽无需深麻醉和肌松要求，但过程要求平稳，绝对保证患者的安全。整形手术多数可以在局麻下进行，部分手术需要全身麻醉或区域阻滞。口腔颌面部的整形美容手术患者可能存在张口受限等困难气道的危险。包扎及固定是整形手术的重要步骤，不能过早终止麻醉，以防止患者躁动所导致伤口裂开等危险。

知识点 28：整形外科手术麻醉的选择

（1）区域阻滞麻醉：对于范围较局限的表浅手术，可由手术医师施行局部浸润麻醉，麻醉医生提供监护或适当的镇静、镇痛，但要注意呼吸抑制及局麻药用量过大导致的毒性反应。涉及范围较大、时间较长的手术，可施行区域阻滞麻醉。下肢血管外科手术可以在椎管内麻醉、神经阻滞麻醉下进行。尽量保持患者清醒合作，如使用辅助药，以不使患者失去合作能力为度。注意穿刺和拔管的时机。

（2）全身麻醉：①对于不适于或拒绝区域阻滞麻醉的患者，可选择气管插管静吸复合全身麻醉或全凭静脉麻醉，也可以插入喉罩；②麻醉勿需太深，但要求平稳，维持血流动力学的稳定，避免发生低血压；③对于年轻女性患者应当做好术后恶心呕吐的预防应对措施，包括选择全凭静脉麻醉、应用地塞米松、止吐剂等；④浅表手术对肌肉松弛无特殊要求，只需用适量肌松药便于机械控制呼吸，甚至可以不用肌松剂插入喉罩进行手术麻醉；⑤长时间的手术应当加强监测，特别是 $ETCO_2$、尿量、体温的监测。血管外科手术术中可以进行有创监测如中心静脉压、直接动脉测压，在必要时可以进行心排出量监测；⑥注意液体平衡。

知识点 29：颈动脉内膜剥脱术的特点

颈动脉内膜剥脱术的特点主要有：
（1）主要适用于治疗脑缺血，颈动脉粥样硬化为其主要病理改变。
（2）颈动脉粥样硬化常涉及其他动脉，例如主动脉、冠状动脉及脑内动脉。
（3）常有脏器缺血的症状，例如脑缺血、心绞痛等。
（4）患者常并存有高血压、糖尿病、肾病等。

知识点 30：颈动脉内膜剥脱术的麻醉处理

（1）术前治疗心脑血管疾病的药物应当持续至手术当天，如 β 受体阻滞药和控制血压的药物。
（2）术前要选用小量、短效的镇静药，以便术后早期能对中枢神经功能恢复进行判断。
（3）区域阻滞：①对于能合作并能耐受手术所采取的体位者，可以选用区域阻滞麻醉；②区域阻滞麻醉时患者清醒，便于连续观察中枢神经系统的改变；③通常行颈神经丛阻滞，包括浅丛和深丛，少数情况下可以选择颈段硬膜外阻滞，或由手术医生进行局部浸润麻醉。
（4）全身麻醉：①适用于不合作或无法耐受手术体位者及手术复杂者；②可控制呼吸，保证供氧，并能够降低脑代谢；③麻醉诱导应当平稳，避免血压波动太大，维持适当脑灌注压。常用丙泊酚、地氟烷或七氟烷、瑞芬太尼等药物，维持较浅麻醉利于维持循环稳定，也有利于快速苏醒拔管，还有利于在阻断颈动脉时监测和比较 EEG 变化。

（5）术中监测：ECG、尿量、血压、$P_{ET}CO_2$、脑电图（EEG）、血糖水平以及颈动脉阻断时间。

知识点 31：颈动脉内膜剥脱术中管理

（1）维持血压在正常偏高水平，以利于增加脑灌注。避免 $PaCO_2$ 过低或过高所引起的脑血管收缩或扩张。

（2）当手术牵拉或刺激颈动脉窦时，可能引起迷走神经反射，导致心动过缓和血压突然降低。一旦发生，应当立即停止手术刺激，并静脉注射阿托品。在颈动脉窦周围以局麻药封闭可预防其发生。

（3）阻断颈动脉：①在阻断前，静脉注射肝素 5000U；②阻断期间应当将血压维持在偏高水平，以增加脑灌注；③监测 EEG，如有改变表明需要旁路分流或放置血管内支架。

（4）在开放颈动脉时，可能引起反射性血管扩张和心动过缓，在必要时应用血管活性药物。

知识点 32：颈动脉内膜剥脱术的麻醉术后注意事项

术后应当维持血流动力学稳定，拔气管导管时应当避免躁动或挣扎，并立即检查中枢神经系统功能。术后神经系统功能障碍可由低灌流或栓塞引起，轻者可自行缓解，严重者应当立即再次手术。转运期间应当监测血压和 SpO_2，并在监护室观察 24 小时。定期检查并比较中枢神经功能的变化，维持循环稳定，避免术后出血。

第二节　普通外科手术麻醉

一、颈部手术麻醉

知识点 1：颈部手术麻醉前准备

（1）对全身性并发症应当予以治疗。
（2）要加强营养，提高对麻醉及手术的耐受力。
（3）维持正常的呼吸循环功能，纠正水及电解质紊乱。

知识点 2：颈部手术麻醉方法

通常颈部手术采用颈丛阻滞药物或硬膜外麻醉下进行。但是对于颈前巨大肿物，有压迫气道或已形成呼吸道梗阻者，或者施行广泛的颈深部手术时，则需要在全身麻醉插管下进行。

知识点3：颈部手术麻醉注意事项

在麻醉前，应当做好抢救用具、药品及输血的准备，保持两条静脉通路。麻醉管理的重点是保持呼吸道的通畅。颈部重大手术，可能造成胸膜破裂，出现大出血或是迷走神经反射性血压下降、心律不齐或心脏骤停，必须暂停手术，积极抢救和处理。全身麻醉深度通常不必过深。

知识点4：甲状腺功能亢进症手术术后并发症的处理

（1）甲状腺切除术后可能出现的喉返神经麻痹：拔管后应用喉镜观察声带活动，如单侧或双侧声带不活动并影响呼吸可以再次行气管插管。

（2）手术部位形成血肿：需要紧急打开手术切口清除血块，然后视呼吸道的畅通程度决定是否需再行气管插管或气管切开。

（3）术中误切除甲状旁腺：静脉滴注氯化钙补充血钙。

（4）甲状腺功能亢进危象的抢救：当术前准备不足时，如果术中出现心动过速、精神激动、躁动不安、恐惧，以致甲状腺功能亢进危象征象发生时，应当补充水分（生理盐水为主）、降温；静脉滴入艾司洛尔控制心率，先静脉注射0.5mg，然后每次0.5mg直到心率低于100次/分。使用丙基硫氧嘧啶，随后每12小时静脉给予碘化钠1g。尽快去除各种诱因，为了防止出现肾上腺抑制并发症，可每8小时给予氢化可的松100～200mg或地塞米松10～20mg。

知识点5：颈部外伤的手术麻醉注意事项

（1）保持呼吸道通畅：采取一切有效办法，挽救生命；吸氧及注意加压包扎对呼吸的影响，在必要时辅助呼吸。

（2）止血：颈部血运丰富，外伤后出血多，止血要进行的彻底，以输血等措施预防和治疗休克，开放静脉。

（3）脱水：合并有肺、脑损伤者，在确认无活动性出血之后，应用甘露醇等脱水药。

二、腹部手术麻醉

知识点6：腹部外科手术的特点

腹部疾病患者病理生理变化较大，腹腔内脏器深藏于腹腔内，手术部位深，区域阻滞麻醉下牵拉内脏容易发生腹肌紧张、肠管积气、恶心、呕吐、膈肌抽动等。腹腔、盆腔巨大肿瘤、严重腹胀、大量腹水患者，不仅因腹压过高，膈肌运动受限而影响呼吸功能，且当剖腹减压时腹内压骤降，而发生血流动力学的骤然变化。误吸胃内容物是腹部手术麻醉的重要并发症和死亡原因，在麻醉时应当仔细评估，采取积极预防措施，大多数腹部手术前应放置胃管，使胃排空。腹部手术常有内脏的牵拉反应，这种牵拉反应受控于支配腹腔的交感神经及副交感神经。

知识点7：腹部外科手术麻醉前准备

在麻醉前，要积极适当地处理和纠正生理紊乱，改善全身营养不良，提高患者对麻醉的耐受性。

知识点8：腹部外科手术麻醉方法的选择原则

腹部外科手术麻醉方法的选择应尽量满足以下要求：
（1）不加重原有疾病。
（2）患者安全无痛。
（3）肌肉松弛能够满足手术需要。
（4）能够维持稳定的呼吸、循环状态。
（5）能够及时而顺利苏醒。
（6）术后很少或无并发症。
（7）麻醉方法中局麻、椎管内麻醉和全麻均可用于腹部外科手术。

知识点9：腹部外科手术的局部麻醉方法

局麻方法简单、方便，对患者血流动力学干扰较小，适用于腹壁、肛瘘、疝气、痔核等短小手术，还可以用于腹腔内的简单手术，如输卵管结扎术、阑尾切除术，但此时需要施行肠系膜根部及腹腔神经丛封闭。此外，可用于重度休克，高度黄疸患者进行胆囊造瘘等急诊手术。但局麻镇痛效果常不够满意，无肌肉松弛效果，术野显露差，使用受到限制。

知识点10：腹部外科手术的椎管内麻醉方法

（1）蛛网膜下腔麻醉（腰麻）：腰麻适用于上腹部及肛门会阴手术。镇痛效果好，肌松满意，肠管塌陷，手术野显露清楚。但维持的时间有限，术后患者偶有头痛及尿潴留等并发症发生，且禁忌证多，逐渐被硬膜外麻醉所取代。

（2）硬膜外麻醉：以往选用硬膜外麻醉较多。其优点包括：痛觉阻滞完善。肌松满意。对生理干扰小，呈节段性麻醉，麻醉范围局限在手术野，对呼吸、循环、肝、肾功能影响小。因能够阻滞部分交感神经，可以使肠管收缩、塌陷，手术野显露好。术后并发症较少、恢复快，还可以用于术后镇痛等，非常适用于下腹部、盆腔手术及范围不大的胃、肠、胆道手术，还可用于无低血容量的急腹症患者。但上腹部手术用高平面硬膜外麻醉对血流动力学及肺部通气的影响较全麻明显，尤其是对低血容量的患者常引起明显的血压下降，甚至出现心脏骤停，同时硬膜外麻醉不能阻滞迷走神经引起的内脏牵拉反应，术中常使用静脉麻醉药，而这些药物又会干扰呼吸、循环功能。

知识点 11：腹部外科手术的全身麻醉方法

全身麻醉适用于范围大或时间长的手术，也适用于伴有低血容量的急腹症患者。全麻患者意识消失，镇痛完全，虽无法完全抑制内脏牵拉反应但患者不感到痛苦，辅助肌松药也可以使腹肌弛弛满意，气管内插管还可以充分管理呼吸。麻醉深度容易控制，麻药用量少，安全范围大，术后苏醒快，所以已成为目前主流麻醉方式。但全麻苏醒时间长，术后仍需密切观察。由于患者情况不同，重要器官损害程度及代偿能力的差异，麻醉药物选择与组合因人而异。合理选用以上麻醉药物和麻醉方式，例如全身麻醉中联合硬膜外阻滞，不仅对患者生理干扰小，保证患者安全，更使手术操作顺利，患者术后苏醒快。

知识点 12：腹部手术术中处理

（1）维持术中呼吸道通畅：对于慢性缺氧及术中头低位的患者，应当施行辅助或控制呼吸，改善肺泡通气量。防止缺氧和二氧化碳蓄积。

（2）重视胆道外科麻醉：胆道疾病是腹部外科最多的手术之一。常常伴有反复的感染、梗阻性黄疸和肝功能损害。麻醉中要注意肾功能的保护、纠正凝血机制的紊乱、肝功能的维护及术中胆-心反射，或迷走-迷走神经反射的防治。

知识点 13：腹股沟疝修补术的麻醉

通常选用椎管内麻醉，腰麻和硬膜外麻醉均可，硬膜外麻醉穿刺部位多选 $T_{12} \sim L_1$ 或 $T_{11 \sim 12}$ 椎间隙，也可选用局麻。当手术分离疝囊颈和精索时，如患者不适，可行局部封闭。绞窄性疝多伴有腹胀及脱水，可以考虑选用全麻，为了防止胃内容物反流误吸，在麻醉前应行胃肠减压，并且注意纠正脱水和酸中毒。

知识点 14：胃肠道手术麻醉前的准备

患者多存在营养不良、贫血、低蛋白血症、电解质异常脱水、低血钾、代谢性酸中毒等，术前应尽量纠正。除急性出血为抢救生命须边输血边手术外，择期手术患者应小量多次输血宜常规施行胃肠减压，对幽门梗阻患者术前应常规洗胃。

知识点 15：胃肠道手术的麻醉方法

（1）胃十二指肠手术：目前国内多采用全身麻醉，以确保足够的肌肉松弛。

（2）结肠手术：可以首选连续硬膜外麻醉，术中辅以适量镇静镇痛药，以控制内脏牵拉反应。

（3）直肠癌根治术：麻醉可以选双管连续硬膜外麻醉，辅以适量镇静镇痛药，但应当注意局部麻醉药物的用量。

知识点 16：胃肠道手术麻醉注意事项

急、慢性失血、营养不良、慢性消耗容易导致贫血。可以根据具体情况术中输血。慢性肠梗阻、胃肠手术术前应行胃肠减压。

知识点 17：肝脾疾病麻醉前准备

肝脾疾病手术术前应纠正贫血和低蛋白血症，加强护肝治疗，如凝血功能异常，应当针对性补充凝血因子，血浆或浓缩血小板，并适当与辅以维生素 K 治疗，门脉高压伴腹腔积液、电解质紊乱者术前应当予以纠正，以提高对麻醉、手术及失血的耐受性及降低术后感染发生率。在术前应当做好输血和抗休克治疗的准备。

知识点 18：肝脾疾病的麻醉方法

无明显出血倾向及凝血功能障碍的左肝叶切除和脾切除可以选用硬膜外麻醉。伴有凝血功能障碍的肝叶切除，估计周围有粘连的脾切除、门脉高压患者的分流手术及肝、脾破裂手术，宜选用全麻。

知识点 19：肝脾疾病麻醉注意事项

在麻醉中应当注意肝、肾功能的维护，及时纠正水、电解质、酸碱平衡失调。

知识点 20：胆道疾病的病理生理

急性梗阻性化脓性胆管炎时，胆管内压升高，胆管扩张，细菌和毒素进入循环，使机体出现一系列中毒症状，例如皮肤瘙痒、心动过缓。胆汁淤积还会使肝脏受累，导致低蛋白血症、凝血功能障碍等肝功能受损表现，极易引起严重的感染性休克。胆囊或胆道穿孔或损伤会引起化学性或感染性腹膜炎，血容量减少，血液浓缩（大量体液渗入腹腔内）。胆道出血常由感染、肿瘤或是损伤所致，极容易引起低血容量性休克。

知识点 21：胆道手术麻醉前的准备

（1）病情估计：在麻醉前要给予抗炎、利胆、护肝治疗。维生素 K 缺乏者应当给予治疗，使凝血功能恢复正常。阻塞性黄疸患者迷走神经张力增高，应当防治其引起的心律失常和低血压。术前伴有水、电解质、酸碱平衡失调、贫血、营养不良、低蛋白血症等，应当予以纠正，提高其对手术、麻醉的耐受力。

（2）麻醉前用药：有肝功能障碍者避免使用经肝脏代谢药物。有胆绞痛者避免使用芬太尼、吗啡等，以免使 Oddi 括约肌痉挛。胆道疾病，尤其是并发黄疸者，迷走神经极度兴奋，在麻醉前必须给予足量阿托品以抑制其兴奋性，防止麻醉中迷走神经反射的发生所引起的意外。

知识点 22：胆道手术麻醉处理

硬膜外麻醉、全麻及硬膜外麻醉复合全麻均可选用。硬膜外穿刺部位在 $T_{8~9}$ 或 $T_{9~10}$ 间隙，向头侧置管，阻滞平面在 $T_{4~12}$ 间，术中应当防治迷走神经反射，在必要时给予阿托品对抗。胆囊周围粘连严重，手术范围较广的手术宜选用全麻。麻醉药物中禁用对肝、肾功能有损害的药物，吸入麻醉药氟烷禁用，七氟烷、恩氟烷、地氟烷亦有一过性肝损害的报道。肌松药中苄基异喹啉类不经肝肾代谢，比甾体类更适用于阻塞性黄疸患者。对急性胆囊炎、坏疽性胆囊炎、坏死性梗阻性胆管炎合并感染性休克等急症患者以选用全身麻醉为佳。全麻药中对循环有抑制的药物应当结合麻醉深度监测调整剂量，在必要时加用血管活性药物，避免为维持血压造成术中知晓。在术前应用激素对治疗感染性休克存在一定争议，术中通过充分抗休克治疗及给予小剂量的激素和纠酸治疗，血压应当保证维持重要器官（心、脑）灌注的水平（平均动脉压高于 60mmHg）。对有出血倾向的患者应给予针对性药物治疗，适量输血浆。

知识点 23：胆道手术麻醉管理

防治迷走神经反射所引起的心血管系统变化，加强呼吸、循环功能监测。

知识点 24：胰腺疾病的病理生理

胰头癌和十二指肠壶腹癌患者伴有严重的梗阻性黄疸、体质衰弱、营养不良、并伴有肝功能障碍。急性坏死型胰腺炎患者可能出现呕吐、胰腺出血、肠麻痹、腹腔内大量渗出物，而导致低血容量性休克，水、电解质紊乱，酸碱平衡失调。脂肪组织分解形成的脂肪酸与血中钙离子起皂化作用引起血钙偏低，另外脂肪组织分解还可以释放一种低分子肽类物质（心肌抑制因子，MDF），有抑制心肌收缩力作用，使休克加重。因腹膜炎限制膈肌运动，及血浆蛋白丢失使血浆胶体渗透压降低，容易导致间质性肺水肿，均使呼吸功能减退，甚至出现呼吸窘迫综合征。肾功能障碍也是常见合并症。胰腺内分泌肿瘤会导致相应的病理生理改变，如胰岛素瘤患者可以出现严重的低血糖等。

知识点 25：胰腺手术麻醉前准备

（1）病情估计：胰头癌患者在术前应当改善全身情况和营养不良，纠正水、电解质失衡；对于有出血倾向者，给予维生素 K 及其他止血药。急性坏死性胰腺炎患者应行对症治疗，减轻肠麻痹引起的腹胀，预防呕吐、反流所致的误吸；如伴有休克者应当积极纠正。

（2）麻醉前用药：地西泮、镇痛药在有肝功能损害的患者应个体化使用。

知识点 26：胰腺手术麻醉处理

简单的胰腺手术如胰腺囊肿可以选用硬膜外麻醉，穿刺的部位选 $T_{8\sim9}$ 或 $T_{9\sim10}$ 间隙，向头侧置管，但由于胰腺特别是胰头位置较深，周围毗邻复杂，且胰腺疾病病理生理改变相对较大，目前多选用全麻。急性坏死性胰腺炎伴休克者以及胰腺癌根治术的患者，由于手术复杂，创伤大，麻醉中选用对呼吸，循环和肝、肾功能无损害的麻醉药。

知识点 27：胰腺手术麻醉管理

急性坏死性胰腺炎患者术中注意补充血容量，纠正水、电解质紊乱，注意补钙，注意气道压力的变化，预防间质性肺水肿，甚至急性呼吸窘迫综合征的发生，注意心肌抑制或循环衰竭的发生；胰腺癌手术患者因手术创面大，注意补充血容量，宜进行中心静脉压监测，纠正水、电解质紊乱，还要注意保护肾功能，在少尿时可用少量呋塞米预防急性肾功能衰竭；全胰腺切除还应当根据血糖的变化给予胰岛素。

三、颅脑手术麻醉

知识点 28：颅脑生理及颅内高压

（1）颅脑生理：颅腔内脑组织、脑脊液、血液三者的体积与颅腔容积相适应，使颅内保持着稳定的压力。

（2）颅内高压：①症状：恶心、头痛、视乳头水肿、嗜睡、意识丧失和行为改变。动眼神经麻痹引起同侧瞳孔的散大及无对光反应。展神经麻痹引起对侧偏瘫或轻偏瘫。颅后窝压力增高引起血压、呼吸改变、强迫体位；②处理：应用过度通气、脑脊液引流和使用高渗药物、皮质激素、利尿药及巴比妥类药等。

知识点 29：颅脑手术麻醉前准备

在麻醉前酌情用药。颅脑因手术时间长，出血量大，在麻醉前应准备足够的同型全血。有中枢性疾患的患者，常有体温突然升高的现象，术前、术中要将体温控制在常温以下为妥。有呼吸困难、通气不足所致低氧血症，需要尽快建立有效通气，颅脑外伤已有大量误吸的患者，首先要气管插管清理呼吸道，并用生理盐水稀释冲洗呼吸道，及时使用有效抗生素和肾上腺皮质激素防治呼吸道感染，充分吸氧后行手术。在术前尽快纠正水和电解质紊乱及酸碱平衡失调。癫痫发作者术前应当用抗癫痫药和镇静药防止癫痫发作。注意避免和消除颅内压（ICP）增高的因素：①二氧化碳蓄积；②低氧血症；③静脉压升高；④脑组织创伤、水肿和肿瘤（颅内占位性病变）；⑤手术刺激；⑥药物，如用吗啡等。

知识点 30：颅脑手术体位要求

（1）仰卧头高位：促进脑静脉引流，利于降低 ICP。但扭转头部可使颈静脉回流受阻，ICP 升高。

（2）俯卧位：应当注意维持循环稳定和呼吸道通畅。术前低血容量可能引起严重的直立性低血压。在翻身前后，均应检查并固定好导管位置，维持良好的供氧和通气。

（3）坐位：便于某些手术的操作；脑静脉引流通畅，有利于降低 ICP，也可以减少失血；易于观察和维持呼吸道通畅，并可以增加胸肺顺应性；利于对面部、胸部和四肢的观察和处理。但有发生下列合并症的可能：①低血压和脑缺血：为了准确计算脑灌注压，应当将动脉压力换能器置于患者的前额水平；②气栓：空气由手术野开放的静脉进入。在发生气栓时，$ETCO_2$ 降低，CVP 和 PAP 升高，$P_{(A-a)}O_2$ 和 $PaCO_2$ 增加，血压降低。一旦发生，应当立即通告手术医师压迫开放的静脉并停吸 N_2O，将患者置于水平或左侧头低足高位，在必要时由 CVP 导管将气体抽出；③外周神经损伤。

知识点 31：颅脑手术呼吸管理

（1）避免发生呼吸道梗阻、CO_2 蓄积和低氧血症；吸入氧的浓度以 50%～60% 为佳。长时间吸入高浓度的氧可能会导致肺泡表面活性物质丧失活性，术后容易发生肺不张。

（2）维持足够的麻醉深度，避免发生呛咳及支气管痉挛。

（3）轻度过度通气，维持 $PaCO_2$ 在 30～35mmHg 时降低 ICP 最明显，而低于 25mmHg 时有可能导致脑缺氧。

（4）多主张机械通气，如保留自主呼吸，应当以同步间歇性指令通气（SIMV）或手法辅助呼吸，即可以避免气道压过高又能够达到适当过度通气的目的。

（5）PEEP 对 ICP 不利，但在合并肺部疾病而发生低氧血症时，则应当视低氧血症和 PEEP 对 CBF 及 ICP 影响的利弊。应当以最低 PEEP 达到最好氧合，以利于脑的氧供。

知识点 32：颅脑手术循环系统管理

术中应当维持正常血容量以确保循环功能的稳定，避免加重脑水肿。静脉输液选择上肢较好；输液的速度要匀速，避免输注含糖液。术中可以交替输注乳酸林格液和生理盐水来维持血清渗透压。但在需要大量输液的情况下（例如多发伤、脑静脉窦撕裂、动脉瘤破裂等）联合应用等张晶体液和胶体液可能更合适。对较大颅内肿瘤、脑膜瘤、颅内动静脉畸形应作控制性降压。

知识点 33：颅脑手术术中监测

（1）常规监测 ECG、SpO_2、血压、$ETCO_2$ 和尿量。

（2）取特殊体位，手术创伤大及需要控制性低血压者应当监测有创动脉压。

（3）合并心血管疾病、颅内高压者，应当监测 CVP，必要时放置 Swan-Ganz 漂浮导管监测 PCWP 及全套血流动力学参数。

（4）对于创伤大及脑严重外伤者，围术期应当监测 ICP 及体温，以指导治疗。

知识点 34：颅脑手术术后管理

（1）手术最后阶段可针对性地应用血管活性药，在手术中应用右旋美托咪定也可以减少紧急情况时高血压的发生。在开始头部包扎时静脉注射利多卡因 1.5mg/kg 可以减少包扎时因气管导管移动引起的呛咳、屏气。

（2）气管内导管拔出时，如果麻醉太浅，容易出现呛咳、憋气。应当趁麻醉维持一定的深度时吸引呼吸道分泌物，待呼吸功能恢复，如潮气量>300ml，有吞咽动作，可以拔管。

（3）在拔管后，患者的下颌下坠，可以放置通气道，或将下颌托起面罩给氧，如不改善，可以考虑重新气管内插管。

（4）拔管后观察 10~20 分钟，患者呼吸、循环稳定，唤之能睁眼，脉搏氧饱和度在95%以上方可以送回病房。

知识点 35：颅内动脉瘤

颅内动脉瘤指的是动脉管壁扩张，易发于大动脉分支或分叉部。动脉瘤破裂出血常表现为蛛网膜下腔出血。

知识点 36：颅内动静脉畸形

颅内动静脉畸形指的是脑血管发育障碍引起的脑局部血管数量和结构异常，并对正常的脑血流产生影响。两者的麻醉处理基本相同。

知识点 37：颅内动脉瘤和颅内动静脉畸形术前评估

（1）精神紧张或是焦虑不安者，应当防止再次出血，术前可以用地西泮来减轻患者恐惧，但应当注意患者的呼吸功能改变。

（2）术前应当防治呼吸道感染及便秘，防止再次出血。

（3）颅内动脉瘤分为五级：Ⅰ级（无症状，或轻微头痛及轻度颈强直）；Ⅱ级（中度及重度头痛，颈强直，有神经麻痹，没有其他神经功能缺失）；Ⅲ级（嗜睡、意识模糊，或轻微灶性神经功能的缺失）；Ⅳ级（木僵，中度至重度偏侧不全麻痹，可能存在早期去脑强直及自主神经系统功能障碍）；Ⅴ级（深昏迷，去脑强直，濒死状态）。如果伴有严重全身疾患如糖尿病、高血压、严重动脉硬化、慢性肺部疾患及动脉造影示严重血管痉挛者，其评级需要加一级。

知识点 38：颅内动脉瘤手术麻醉

麻醉选择及麻醉处理颅内动脉瘤都选全身麻醉，麻醉诱导期可因血压骤升和呛咳而并发动脉瘤破裂出血，发生率为 0.5%。

知识点 39：动静脉畸形（AVM）手术麻醉方法的选择

选择全身麻醉。但无需降温，不控制性降压。因畸形血管入口处的血压为 40～70mmHg，低于全身动脉压。

知识点 40：颅内动脉瘤和颅内动静脉畸形麻醉管理

（1）开放 2 条或以上静脉通路，以备必要时能够快速输血输液。

（2）麻醉诱导力求平稳，无呛咳，防止气管在插管时血压骤升而发生的动脉瘤破裂出血，或心血管功能紊乱。

（3）麻醉维持，用静脉复合或静吸复合麻醉，术中维持脑松弛，以便实施动脉瘤的手术。

（4）维持合适的平均动脉压，防止近期受损、目前灌注接近正常的区域或主要依靠侧支循环的区域 CBF 明显减少。

（5）控制性降压术中在分离、钳夹动脉瘤血管时，一定要使血管的张力降低，防止血管破裂，利于钳夹血管。降压药选用硝普钠、吸入异氟烷或硝酸甘油，或采用丙泊酚降压。

（6）控制性升压，在临时阻断动脉时，为了增加侧支 CBF，可能需要升高血压。此外在钳夹动脉瘤后，有些外科医师需要穿刺动脉瘤来确定合适的钳夹部位，此时可能需要暂时升高收缩压至 150mmHg。在上述两种情况当中，均可以使用去氧肾上腺素。

知识点 41：颅后窝手术术前评估

（1）颅后窝肿瘤可能引起颅神经麻痹及小脑功能障碍；第 IV 脑室阻塞可能致脑积水；舌咽神经和迷走神经周围肿瘤可能导致吞咽困难，易发生误吸而引起肺部感染；脑干周围的手术极易发生循环呼吸改变。

（2）术前进食困难、呕吐、利尿以及限制液体可引起低血容量，在麻醉前适当补充液体，避免诱导时发生低血压。

（3）患者一般情况尚可选坐位。在改变体位时应当缓慢。对老人、小儿及低血容量患者更应谨慎，气管导管应选择金属螺纹导管。

知识点 42：颅后窝手术麻醉选择

选择全身麻醉，诱导力求平稳，避免呛咳、ICP 增高。麻醉诱导可以选择硫喷妥钠或丙泊酚、咪达唑仑、芬太尼及非去极化肌松药。在诱导时禁忌头部过度后仰，以免延髓受压而呼吸停止。

知识点 43：颅后窝手术麻醉体位

颅后窝手术常采用坐位，不仅易于显露手术野，并且有利于静脉引流和脑脊液引流进而减少出血，降低颅内压。在坐位时，下肢应裹弹力绷带，在改变体位时应当缓慢，以防止直立性低血压。血容量不足的患者，应当及时输液或输血。

知识点 44：颅后窝手术麻醉管理

除了维持一定的麻醉深度外，应当预料到手术操作引起循环和呼吸的改变。在脑桥和脑干周围操作时，可能引起心动过缓，室性期前收缩；刺激三叉神经根可能致血压突然升高，心动过速；刺激迷走神经时，可能引起心动过缓和低血压。如果保持患者的自主呼吸，刺激迷走神经常有呼吸减弱或呼吸急促的表现，也可出现咳嗽。当呼吸停止，应当停止手术，辅助呼吸或控制呼吸，设法使呼吸恢复。当呼吸难以恢复时，可以行过度换气。另外可以用脱水药。呼吸仍不恢复时，说明第四脑室附近的生命中枢直接受到刺激或损害，后果严重。所以应当加强术中的监测。

知识点 45：颅后窝手术中空气栓塞的诊断与处理

坐位时手术的部位高于心脏平面，静脉压低于大气压，可能有静脉空气栓塞的危险。

静脉空气栓塞的诊断：①超声多普勒换能器置于心前区（胸骨右侧第三、六肋间）进行监测，当突然出现散在的隆隆声响代替了常规的瑟瑟声，表示静脉气栓发生；②呼气末 CO_2 分压突然下降低于正常值的 5%，反映无效腔的增加，因空气堵塞血管，肺泡没有血灌注，使排出 CO_2 的浓度突然降低；③经食管超声心动图（TEE）进行监测，因为它置于右房前，不但可以监测心脏功能，也有助于检测出气栓。

一旦出现气栓，早期听到空气在血液中的滚动声，晚期可能出现低血压，心动过速，心衰及发绀等。一旦怀疑空气栓塞应当立即停用 N_2O，告知手术医师填塞手术区以防止空气再度进入。可将患者置于水平或左侧位，同时从 CVP 导管迅速抽气，对症处理低血压及心律失常等。

知识点 46：颅后窝手术麻醉中的呼吸管理

术中应当保持患者绝对平稳，麻醉应有一定深度，在脑干附近操作时，有的术者要求保留自主呼吸，通过呼吸深度和频率来判断手术是否损伤脑干或缺血，因为呼吸改变早于心血管系统及诱发电位的变化。但一些作者认为，保留自主呼吸没有监测作用，反而增加手术的危险性。因吸入麻醉药均有呼吸抑制，呼吸抑制势必会引起 $PaCO_2$ 升高使脑血流量增加，颅内压升高。另外吸入麻醉药浓度过大使脑血管的扩张，也增加脑血流量，颅内压升高。是否保留呼吸主要取决于肿瘤的大小，还取决于术者操作方式即操作技巧。如保留呼吸，应当以 SIMV 或手法辅助呼吸，即可以避免气道压过高又有能达到适当过度通气的目的。

手术完毕，患者尚未完全清醒时，拔除气管导管，放置口咽通气道。如自主呼吸难以恢复，应当考虑到手术影响，可留置气管导管或者做气管切开。拔管后要警惕呼吸道梗阻致呼吸困难。

知识点 47：颅脑外伤手术麻醉方法

（1）昏迷患者：无须麻醉。表面麻醉下气管内插管，以维持有效的人工呼吸或自主呼吸。

（2）气管内全身麻醉：表面麻醉下或静脉注射 2.5% 硫喷妥钠 3~10ml 加琥珀胆碱 50~100mg 快速气管内插管。以神经安定镇痛术，或羟丁酸钠（γ-OH），或小量硫喷妥钠或丙泊酚与芬太尼维持。但要注意的是，在颅内高压时，一旦掀开颅骨瓣则可能发生严重低血压，要做好快速输血的准备。

（3）局部麻醉加强化麻醉：适用于中、小型的开颅术。

知识点 48：颅脑损伤手术麻醉的选择及管理

（1）一旦气道或者颈椎状况不明，应避免使用直接喉镜插管。

（2）一般情况尚可者，可以选全麻气管插管。注意压迫环状软骨和保持脊柱轴线稳定。虽然琥珀酰胆碱可能会增加 ICP，但在重症颅脑损伤患者并不增加 ICP，所以创伤性颅脑损伤患者并不禁用琥珀酰胆碱，

（3）预防颅内压升高，减轻脑水肿。不推荐预防性使用过度通气。

（4）补充血容量、纠正休克。

知识点 49：经鼻蝶窦肿瘤切除手术术前评估

术前重要的问题是对患者的内分泌功能进行评估，术前应纠正严重的肾上腺皮质功能低下及伴随的低钠血症。甲状腺功能减退比较少见，但如果发现术前甲状腺功能减退，应当引起重视并纠正，因为甲状腺功能减退的患者通常不能耐受麻醉药对心血管的抑制。分泌促肾上腺皮质激素（ACTH）的腺瘤（库欣综合征）一般伴随高血压、糖尿病和向心性肥胖。进行性肢端肥大的患者可出现舌体肥大和声门狭窄，应仔细评估气道。

知识点 50：经鼻蝶窦肿瘤切除手术麻醉管理

（1）肢端肥大：可能会出现气管插管困难，选用纤维光导喉镜帮助进行气管插管。

（2）选用金属螺旋气管导管：导管固定口腔左侧，在手术过程中需放牙垫。咽部填塞可以防止血液流入胃内，减少术后呕吐，术毕放置牙垫，清除填塞物。

（3）对二氧化碳的管理视情况而定，通常情况下，要求使用低二氧化碳血症来减少脑容积，进而最大限度减轻蛛网膜凸入蝶鞍的程度。

（4）尿崩症是此类手术一种可能的并发症，但一般发生在术后 4~12 小时。当确诊尿崩症后，合适的液体补充方案为，每小时的液体维持量加上前一个小时尿量的 2/3。

（5）手术完毕将口腔及气道充分吸引干净，患者完全清醒后才能拔管。

知识点 51：脑脊液分流手术麻醉管理

（1）通常不需要采用有创监测，应当选择避免进一步增加 ICP 的麻醉技术。常采用中度过度通气（25~30mmHg）。

（2）当脑室首次置管时，血压可能会出现突然下降（脑干压力减轻），有时会需用短效升压药。

（3）分流术后患者取仰卧位，以防止脑室系统过快塌陷。

第三节　妇科和产科麻醉

一、妇科麻醉

知识点 1：妇科手术麻醉前准备

（1）麻醉前访视：妇科病患者术前多有紧张和焦虑，访视时应酌情进行解释和安慰。根据访视结果，将病史、体格检查及实验室检查进行综合分析，对患者的全身情况和麻醉耐受力作出全面评估。

（2）改善营养状况：妇科病患者常继发贫血、低蛋白血症，在麻醉前应予以纠正。

（3）治疗并存疾病：对中、老年合并高血压、心脏病、糖尿病、慢性支气管炎等患者在麻醉前，应及时治疗。

知识点 2：妇科手术麻醉方法

小手术可以在局部麻醉下完成。较大的妇科手术主要采用连续硬膜外麻醉：

（1）一管法：穿刺点取 T_{12}~L_1 或 $L_{2~3}$ 间隙，向头侧置管，经腹手术阻滞平面应达 T_8~S_4，经阴道手术阻滞平面以达 T_{10}~S_4 为宜。

（2）两点穿刺法：取 T_{12}~L_1 及 L_5~S_1 两间隙分别穿刺，向头侧和向足侧各置一管，阻

滞平面控制在 $T_6 \sim S_4$，适用于宫颈癌的扩大根治术。麻醉药物浓度较高，采用2%利多卡因，麻醉后肌肉松弛满意，便于手术操作，麻醉效果可靠。

知识点3：腹腔镜手术麻醉方法

腹腔镜下手术，多选用全身麻醉或是硬膜外麻醉。腹腔镜手术选用气管内插管控制呼吸的全身麻醉最为常用和安全。腹膜牵张能够增加迷走神经张力，使心率减慢，术前应当给予阿托品，在短小手术中可以用喉罩辅助通气。但腹内压增高后气道压通常也超过2.7kPa（20mmHg）。喉罩可以有漏气问题，只限于较瘦的人使用。人工气腹期间通气量通常应当增加15%~25%以保持呼气末二氧化碳在4.7kPa（35mmHg）以下。老年性慢性支气管炎以增加呼吸频率为主。

知识点4：宫腔镜手术麻醉方法

宫腔镜下手术，依患者的情况可选用全身麻醉或硬膜外麻醉、腰-硬联合阻滞麻醉。

知识点5：人工流产等小手术的麻醉方法

（1）麻醉方法：目前常用静脉全身麻醉，通常应用丙泊酚，也可以采用依托咪酯、咪达唑仑。可以单独使用，也可以与镇痛药芬太尼、瑞芬太尼联合应用以增强麻醉的效果、减少用药剂量和减轻不良反应。

知识点6：人工流产等小手术的麻醉注意事项

妇科手术后妇科医师通常给患者使用缩宫素等子宫肌兴奋药，但应当注意缩宫素可引起一过性低血压。麦角新碱因有强烈的催吐作用，麻醉浅时可能引起呕吐，截石位的患者使用时容易引起吸入性窒息。麦角新碱升高血压，禁用于心血管疾病者。

知识点7：子宫及附件切除术麻醉注意事项

此类手术患者常有贫血，应当重视术前纠正。通常均可首选硬膜外阻滞或腰-硬联合麻醉。老年患者、合并严重心、肺疾病者可以选择全身麻醉，并选择对呼吸、循环影响较轻的药物进行麻醉诱导和维持，术中常规予以血压、心电图、脉搏血氧饱和度和呼气末二氧化碳分压监测，保持循环稳定。此类手术多数无需输血，除非手术前有中度以上贫血或术中出血较多。

知识点8：卵巢良性肿瘤切除术的麻醉特点

（1）中等大以下的卵巢肿瘤：手术切口在脐以下者，可以选用硬膜外麻醉。注意事项同其他妇科手术。

（2）巨大卵巢肿瘤：其特点包括：①膈肌上抬，胸廓容积明显缩小，呼吸活动受限，患者常难以平卧；②肿瘤压迫下腔静脉，使回心血量减少，下肢淤血水肿；③巨大肿瘤压迫胃肠道，患者常有营养不良、严重贫血、消瘦、低蛋白血症。在麻醉前除了常规检查以外还应做长程心电图、超声心动图，肺功能及血气分析，了解患者心、肺功能代偿能力。对贫血及低蛋白血症应尽量予以纠正。宜选择全身麻醉。常规监测血压、脉搏血氧饱和度、心电图、呼气末二氧化碳分压、尿量、中心静脉压、体温等，有条件时可行直接动脉压监测。术中探查、搬动或切除肿瘤等操作过程中，要严密观察，搬出肿瘤后应当立即作腹部加压，防止因下腔静脉压迫解除，回心血量突然增加，导致心脏前负荷增高引发急性肺水肿，也可能因腹主动脉的压迫解除，后负荷降低而导致血压骤降。所以术中应根据血压、心率及中心静脉压的变化，及时调整输液速度，维持血容量动态平衡。

> **知识点9：膀胱、直肠阴道瘘修补的麻醉特点**

膀胱、直肠阴道瘘修补，阴道成形，阴式子宫切除术：此类手术需要用截石位，术中应当注意体位对呼吸、循环的影响，可以选用连续硬膜外阻滞，$L_{2\sim3}$ 或 $L_{1\sim2}$ 穿刺，向尾侧置管，或腰-硬联合麻醉，也可选用骶管阻滞麻醉。

> **知识点10：宫外孕、黄体破裂手术注意事项**

此类手术常见急诊手术。术前应当迅速对患者的失血量和全身状态进行判断。麻醉选择主要取决于失血程度和手术方式。休克前期或轻度休克经过输血、输液治疗，血压、心率基本正常的患者，可以选用硬膜外阻滞。中、重度休克或需行腹腔镜手术的患者应当选择全身麻醉。如系饱胃患者，在诱导前应当放置粗大胃管以利吸引或诱吐，亦可以采用清醒气管插管。术中根据失血量及时补充血容量，并注意纠正代谢性酸中毒，保护肾脏功能。

二、产科麻醉

> **知识点11：产科手术术前准备**

（1）麻醉医师应当详细了解产程经过，对母胎情况做出全面的估计。

（2）了解本次妊娠过程，既往病史：例如糖尿病、心脏病等及药物过敏史。

（3）了解术前的进食情况。非紧急手术，在麻醉前禁食、禁饮至少4小时。

（4）因妊娠期间凝血因子发生改变，在麻醉前应当常规检查出血时间、凝血时间，凝血酶原时间、部分凝血活酶时间及血小板计数。

（5）在麻醉前做好新生儿急救准备，检查麻醉机、氧气、吸引器及各种抢救设备等。

知识点 12：产科手术术中麻醉处理

在麻醉时，必须充分供氧，并尽力维持循环稳定。注意并纠正仰卧位低血压综合征。在应用升压药时注意升压药与麦角碱之间的相互协同的升压作用。

知识点 13：剖宫产手术的麻醉选择

（1）局部浸润麻醉：此法适用于饱胃、脐带脱垂、严重胎儿宫内窒息、凝血功能异常需要紧急手术的产妇。

（2）蛛网膜下腔阻滞：此法为目前最为简单的麻醉方式，它起效快、阻滞效果好。具体操作方法为在蛛网膜下腔穿刺成功注药后即拔出穿刺针。

（3）硬膜外阻滞：此法是施行剖宫产术的常用麻醉方法。

（4）腰-硬联合麻醉：此法能够通过硬膜外导管注药延长阻滞时间，并在术后可为患者提供良好的硬膜外镇痛。

（5）全身麻醉：此法仅适用于：①硬膜外阻滞有禁忌证的产妇；②妊娠合并严重心脏病、心力衰竭；③子痫昏迷患者；④妊娠合并精神病；⑤产前大出血。

知识点 14：分娩镇痛的常用方法

（1）非药物控制焦虑和疼痛：此镇痛法包括：①产前教育；②经皮电神经刺激仪镇痛；③针灸镇痛。

（2）全身性药物镇痛：阿片类药物是适用于减轻分娩痛的主要药物。

（3）吸入麻醉药物用于分娩镇痛：一般采用氧气中混入 40%~50% 的氧化亚氮或亚麻醉量的吸入麻醉药物。

（4）区域阻滞镇痛：可供选用的方法包括：硬膜外、双管硬膜外、脊麻、硬膜外联合阻滞、连续硬膜外、骶管阻滞和双侧宫颈旁阻滞等。

（5）微导管连续脊麻镇痛（CSA）：用 28G 导管置入蛛网膜下腔，经导管分次注入脂溶性阿片类药舒芬太尼和（或）布比卡因，初步结果显示此方法用于分娩镇痛是安全有效的。

（6）脊髓-硬膜外镇痛（CSEA）：主要优点是镇痛起效快，用药量更少，运动阻滞较轻，镇痛效果佳。

知识点 15：妊娠期先兆子痫和子痫患者麻醉处理

子痫可以分为轻度和重度，此类患者麻醉应当注意：仔细评估各系统受到的影响，包括：液体状态、气道水肿、血压控制情况；肝肾功能及全血检查等。

（1）此类患者多在手术前可能已大量使用硫酸镁、安定类药、吩噻嗪类药、β 受体阻滞药、麻醉性镇痛药等。

（2）在麻醉时，孕产妇的各重要器官功能多已处于代偿或失代偿状态并因此而危及胎儿、新生儿。

（3）多行急诊剖宫产结束妊娠特点。麻醉选择：在无禁忌证时，区域阻滞麻醉（脊麻、硬膜外、腰–硬联合阻滞）可列为首选，即使是严重先兆子痫的患者，要加强管理确保循环功能相对稳定。全麻适用于子痫患者处于抽搐的状态时、不合作的产妇，先兆子痫的患者通气及插管的失败率高，因此在麻醉选择时要权衡气管插管失败和低血压的风险。患者可以使用肼屈嗪、硝酸甘油、硝普钠等行控制性降压。倘已使用硫酸镁的患者肌松药的量可酌减。除应当注意一般管理原则之外，防治低血压和乏氧最为重要。娩出的新生儿，均为高危儿，需要复苏送至儿科重症监护病房（PICU）监测的治疗概率大。

知识点 16：妊娠合并糖尿病

孕产妇糖尿病酮性酸中毒，胎盘功能不全对胎儿的影响是本病麻醉中需要注意的主要问题。硬膜外麻醉不但可以消除疼痛，减少内源性儿茶酚胺的分泌，利于维持胎盘的血流灌注量，并且可以改善母体与胎儿的酸碱状态。胎儿娩出前母体血糖值应控制在正常水平，若母体血糖>7.21mmol/L，则新生儿发生反应性低血糖率可以增加至40%以上。

知识点 17：妊娠期高血压疾病合并心力衰竭的麻醉前准备

在麻醉前应当积极治疗急性左心衰竭与肺水肿，快速洋地黄化，脱水利尿，酌情使用吗啡和降压，心力衰竭控制24~48小时后，待机选择剖宫产。

知识点 18：前置胎盘与胎盘早剥的麻醉前准备

此类患者麻醉前应当注意评估循环功能状态和贫血程度，除血、尿常规外，应当重视血小板计数，纤维蛋白原定量、凝血酶原时间及凝血酶原激活时间的检查，并做 DIC 过筛试验，警惕 DIC 和急性肾衰竭的预防和治疗。

知识点 19：前置胎盘与胎盘早剥的麻醉方法

（1）凡母体有活动性出血、低血容量休克，有明确凝血功能异常或 DIC，全身麻醉是唯一安全的选择。

（2）如果母体情况尚好，而胎儿宫内窘迫时，应当将产妇迅速送入手术室，经吸纯氧行胎儿监护，如胎心恢复稳定，可以选用椎管内阻滞麻醉。如胎儿更加恶化应当选择全身麻醉。

第四节　泌尿外科手术麻醉

知识点 1：泌尿外科手术的麻醉特点

泌尿外科疾病常伴肾功能损害，导致水、电解质和酸碱平衡紊乱，常存在有血压升高或代谢紊乱。泌尿外科手术在小儿和老年患者中占相当比例。泌尿外科手术常需特殊体位，因此需加强对呼吸循环的管理，注意预防颅内和下肢肌力变化带来的体位损伤。泌尿外科手术时，并发症较多。肾上腺手术对机体干扰大，特别是嗜铬细胞瘤手术以阵发性或持续性高血压及剧烈的循环波动为病理生理特征，大多因精神激动、过量活动或瘤体受挤压而发作。

知识点 2：泌尿外科手术麻醉前准备

泌尿外科患者特别伴肾功能不全者可有高血压、贫血、低蛋白血症、水肿、高钾血症、酸血症及凝血功能紊乱等病理改变，麻醉前应当作适当治疗。给予外源性促红细胞生成素纠正贫血；已经存在肾功能衰竭出现如高血钾、代谢性酸中毒、钠水潴留的患者术前应先作血液透析；血清钾离子若超过 6.5mmol/L，可以静脉滴注 20% 葡萄糖 100ml+15U 胰岛素、静脉注射 10% 葡萄糖酸钙 10ml（起效快，作用时间短）或 50mmol 碳酸氢钠（尤其是酸中毒时），使之降至 5.0mmol/L 以下；低钾者应当口服补钾，必要时静脉补钾；3 个月内接受过激素治疗者或需做肾上腺手术的患者，术前应当给予激素；嗜铬细胞瘤伴高血压者术前应当进行相应的处理，如阻滞交感神经控制血压 24 小时波动在 140/90mmHg 以内，心率控制在 100 次/分以内，并选择适当的术前用药。

知识点 3：泌尿外科手术的麻醉选择

肾、输尿管、膀胱和前列腺手术可以选用连续硬膜外麻醉；尿道、阴囊、睾丸、会阴手术可以用腰麻或骶管阻滞；小儿先天性泌尿系畸形手术可以在基础麻醉下作硬膜外阻滞；需阻断腹主动脉的肾血管手术，需作全身麻醉，慎重选择体外循环和降温至 33℃ 以下；巨大肾肿瘤手术或复杂的肾切除术需作气管内插管全身麻醉，必要时准备体外循环；肾上腺及嗜铬细胞瘤手术原则上以选用全身麻醉为安全。

知识点 4：泌尿外科手术麻醉注意事项

（1）泌尿外科手术常需特殊体位，肾脏、上段输尿管手术常需侧卧位，膀胱、前列腺手术需用截石位，从而给循环、呼吸和麻醉带来一些不利影响。

（2）全膀胱切除行回肠代膀胱成形术，肾巨大肿瘤手术、前列腺手术等可造成术中大出血，应当及时补充血容量，防止休克发生。

（3）肾脏手术可能造成胸膜损伤而致气胸，一旦发生应当及时修补，修补时应做正压人工呼吸以膨胀肺。

（4）经尿道前列腺电切术中易发生电解质紊乱和肺水肿、脑水肿。

知识点 5：膀胱镜检查和输尿管逆行造影的麻醉

膀胱镜检查与输尿管逆行造影可以诊断和治疗患者的肾、输尿管、膀胱、前列腺与尿道等上下泌尿道的各种疾患，包括血尿、反复的泌尿系感染、尿路结石、尿路梗阻与泌尿系的肿瘤等。

麻醉方式应当根据患者的年龄、性别与手术种类来选择。小儿常常使用全身麻醉；女性由于尿道短，在一些短时间诊断性操作时可以使用利多卡因凝胶表面麻醉，或者表麻复合镇静，在活检、烧灼及输尿管置管等较长时间手术操作时，多使用区域阻滞麻醉或全身麻醉。男性患者即使仅通过膀胱镜行诊断性操作，虽然有一些医院对年轻男性患者使用表面麻醉，但原则上仍以区域阻滞麻醉或全身麻醉为宜。

（1）全身麻醉：由于手术时间短（15~25 分钟），大多数膀胱镜手术安排在门诊，适合于门诊手术的任何麻醉方式都可以使用。在使用全身麻醉时，对药物宜选择起效及苏醒快，作用时间短的药物，静脉麻醉药可选丙泊酚、芬太尼、瑞芬太尼等，短效肌松药例如罗库溴铵、维库溴铵、顺阿曲库铵等，吸入麻醉药可选用七氟烷、地氟烷等；可使用喉罩；对肥胖、高龄与肺功能储备不良者在采用截石位与屈氏位时应当严密监测氧饱和度与血压。

（2）区域阻滞麻醉：硬膜外麻醉或蛛网膜下隙阻滞麻醉均可，但是蛛网膜下隙麻醉起效快，阻滞完善，大多数麻醉医生选择蛛网膜下隙麻醉。区域阻滞麻醉感觉阻滞平面达到 T_{10} 可以满足大部分膀胱镜手术的麻醉。对手术时间超过 30 分钟，以及高龄高危患者，蛛网膜下腔麻醉均适宜。0.5%重比重或等比重布比卡因 3ml（或 0.75%布比卡因 2ml）通常阻滞平面可以达到 T_{10}，可满足多数手术。除非阻滞平面不够，否则不需要将患者倾斜为头低脚高位。单次布比卡因或者罗哌卡因（0.25%~0.5%）骶管内阻滞麻醉，对循环影响小，术后恢复快，对手术时间短，手术操作小的患者，尤其是老年患者常常采用。

知识点 6：经腹前列腺手术的麻醉方法

（1）腹腔镜手术：通常使用气管内插管全身麻醉。该手术通常用来行根治性前列腺切除，与其他腹腔镜手术的区别主要在于：①手术中，为了充分暴露，采用更低的头低脚高屈氏位（>30°）；②腹膜后腔镜入路，二氧化碳的吸收更明显；③因手术时间长，术中采用屈氏位，内脏牵拉操作多，要随时调节患者的呼吸参数；④为了防止肠胀气，应当尽量不使用氧化亚氮。

（2）经耻骨后与经下腹切开直视手术：可以使用全身麻醉，也可以使用区域阻滞麻醉，或者二者同时采用，区域阻滞的感觉阻滞平面达到 T_6 就可以满足手术的需要，区域阻滞的硬膜外置管可行术后硬膜外镇痛。

知识点 7：经腹前列腺手术麻醉注意事项

（1）术中要适量补充全血：术中止血要适当和彻底。有报道称用过氧化氢溶液在前列腺摘除后倒入膀胱内，止血效果较好。

（2）手术出血严重：前列腺癌手术后，容易出血，大多是由于此病纤维蛋白溶酶原的生成增多，使纤维蛋白溶酶活性增强的缘故。应当予以重视。

（3）防治经尿道前列腺电切的并发症：经尿道做前列腺电切，需要大量灌注液。现用灌注液是山梨醇及甘露醇合剂（山梨醇 2.7g 或甘露醇 0.54g/100ml 溶液），或 1.5%甘氨酸液。但是膀胱内的吸收量较大，有报道称对灌注液吸收达 0~30ml/min。大量吸收人血，使血液稀释、低钠血症、血浆蛋白渗透压下降及间质水肿。甘氨酸及其代谢产物氨，可以引起中枢神经症状，如神志不清，一过性失明及昏迷，应当予以注意。静脉输液量应当适当限量；有水中毒时，特别大量灌注、手术时间过久时，易致水中毒时，须做相关处理；伴有重症肝病者禁用甘氨酸灌注。

知识点 8：经尿道前列腺切除术的麻醉

经尿道前列腺切除术（TURP）是一种在膀胱镜明视下使用环状电极切除前列腺组织的术式。通常用来切除增生在 40~50g 的前列腺组织。

麻醉通常采用硬膜外麻醉或蛛网膜下腔阻滞麻醉，只要平面达到 T_{10} 即可提供满意的手术条件。骶管阻滞麻醉由于血流动力学稳定，常常应用于高危的前列腺手术患者。与全麻方式相比，区域阻滞麻醉的交感神经阻滞能够减少术后深静脉血栓的发生风险，最近的研究表明区域阻滞麻醉能降低术后高凝状态，维持正常的凝血与血小板功能。区域阻滞麻醉还具有不易掩盖 TURP 综合征和膀胱穿孔的症状和体征，以及降低术后即刻对镇痛的要求的优点。但是，对于前列腺癌患者伴背痛的，由于有椎骨转移的可能，禁忌行椎管内麻醉。由于行 TURP 手术者常常年龄较大，手术时可能意识不清或耳聋，没有办法配合，这时也不能选用椎管内麻醉。气管内麻醉是上述椎管内麻醉不宜时的良好选择，尤其是对很胖与有反流病史的患者。目前，尚无研究表明这两种麻醉方法在手术失血、术后认知功能和死亡率上存在差别。

TURP 手术的患者，由于有时可能需要快速输血输液，所以需要留置较粗（16G）的静脉套管针，且可能需要加温输血输液。

知识点 9：回肠膀胱成形术的麻醉

（1）手术特点：手术时间长（6~8 小时）、渗血多、体液丢失多、（阻滞）麻醉范围广。体质差者宜分期手术（可在硬膜外麻醉下完成）。

（2）麻醉方法：①双管硬膜外麻醉：$T_{11~12}$ 向头侧、$L_{3~4}$ 向骶侧置管，手术在盆腔内操作时经下管注药，在腹部损伤时经上管注药；②不适于用硬膜外阻滞的患者，可以选用全身麻醉。

（3）麻醉注意事项：手术时间较长，体液丢失较多，故术中应当注意补充血容量。

知识点 10：体外冲击波碎石术（ESWL）的麻醉

（1）术前准备：①肝功能及凝血机制检查；②术前 10 ~ 14 日要停服阿司匹林等抗凝药物；③术前不必停止抗高血压治疗；④严重高血压、心律不齐、冠心病、心力衰竭者，应当经治疗改善病情后方宜施行 ESWL 治疗。

（2）麻醉方法：碎石机品牌不同，致痛程度亦不同。较好的 ESWL 机致痛并不显著，只需给予适量的镇痛与镇静药即可。儿童、精神极度紧张的患者可以采用全身麻醉。全身麻醉下行高频通气可以减少肺叶覆盖肾脏的程度，故可以减少肺泡受损的可能。

（3）麻醉注意事项：氯胺酮全身麻醉能满足 ESWL 要求，小儿治疗电压、冲击波次数均明显低于成人，术后排石快而顺利，没有严重并发症。

知识点 11：肾切除术的麻醉

（1）麻醉前准备：大多采用侧卧位，注意搬动时监测循环功能，尤其是老年人。

（2）麻醉方法：①腰麻：主要适用于粘连不多、手术较简单、时间不长的手术。体位是侧卧折刀式，宜用轻密度腰麻；②硬膜外麻醉：主要适用于时间较长的手术，于 $T_{9 ~ 10}$ 或 $T_{10 ~ 11}$ 穿刺；③全身麻醉：主要适用于半肾切除术及其他较复杂的手术。

（3）麻醉管理：①辅助药：阻滞麻醉时，探查及牵拉肾脏前 10 ~ 15 分钟给予；②血压下降：易发生于阻滞麻醉时，可以适量静脉注射血管活性药；③粘连严重者有发生撕破胸膜的危险：术中及时发现者，可用面罩加压辅助呼吸，待撕破胸膜缝好，无漏气后，再停止辅助呼吸。高平面阻滞或全身麻醉时，术中不易发现手术气胸，宜术后加强观察，对于有术后呼吸困难者，应当及时摄胸片；④输血输液：宜开放上肢静脉，以免手术意外损伤腔静脉时输血困难。

（4）麻醉注意事项：老年和伴有严重心肺疾患的患者，宜选用气管内插管全身麻醉。

第五节 创伤患者麻醉

知识点 1：严重创伤的紧急处理

（1）气道梗阻：处理时，首先应头低位偏向一侧，同时托起下颌，清除分泌物及口腔内脱落的组织、异物、碎骨片、牙齿等，应争取经口插入喉罩、食管联合导管或经口、鼻行气管内插管。必要时，还可行气管造口术以解除气道梗阻，当情况紧急时也可行环甲膜穿刺。

（2）误吸：治疗上最重要的是气管插管，以 50%氧+50%空气辅助或者控制呼吸加压通气，如果 PaO_2 不能维持在 70 ~ 80mmHg，则可以增加氧的浓度，以间歇正压通气（IPPV）或 PEEP 效果更佳。

（3）心包填塞：首先应当保持气道通畅及充分供氧，气管插管全麻后及时手术，切开心包、修补缺损；如果心动过缓，可以再静脉注射阿托品 1 ~ 2mg。并适当扩充血容量及提高静脉压，低血压时应用多巴胺可以使循环功能得到改善。

（4）张力性气胸：应当立即使胸内气体迅速排出，如在胸骨旁第 2 肋间穿刺放气或行胸腔闭式引流等。

（5）急性出血的控制：控制明显外出血最有效的急救办法就是加压于出血点，并抬高损伤部位。四肢血管裂伤也可以用止血带。快速补充血容量，同时做好开腹止血的准备。

知识点 2：创伤患者术前病情评估

（1）受伤史与既往史：先了解受伤的基本情况以确定是否存在威胁生命的损伤，对清醒患者应当进一步了解既往有无慢性心、肺、肾、内分泌等疾病史。长期服用什么药物。

（2）呼吸道评估：创伤患者呼吸困难有以下几个原因：①呼吸道梗阻；②颅脑损伤、颅内压升高可以导致呼吸困难；③延髓部位损伤影响中枢；④胸部直接暴力造成多发性肋骨的骨折；⑤外伤性膈疝造成腹部脏器进入胸腔；⑥肺实质损伤及肺充血水肿。

（3）失血量评估：伤后的失血量一般无法精确估计，大多与损伤的性质、程度与部位有关。开放损伤较闭合损伤容易估计，一个手掌面积的开放损伤失血量约为 500ml。对创伤程度及失血量的估计，不能单以血压数值作为唯一的依据，必须结合患者的临床表现与检查，进行全面分析及估计。

知识点 3：创伤患者麻醉前准备

（1）呕吐的预防：一般术前应当放置胃管且应当抽吸胃内容，另外可应用抗酸药，必要时应用带食管阻塞器的导管插管可减少误吸的危险。

（2）镇痛药的应用：镇痛药物通常不应常规使用，但剧烈疼痛的成年患者在无休克及诊断明确情况下，可以给予适量镇痛药。

知识点 4：创伤患者麻醉前用药

对严重创伤的患者要重视术前镇痛，但镇痛药的应用不能影响患者的循环与呼吸功能，特别在呼吸循环已受损的患者。危重患者、神志不清或昏迷患者的术前镇静、镇痛药可以省略；抗胆碱药物不可以省略，其除具有减少分泌的作用外，尚有抗不良反应的作用。

知识点 5：创伤患者的区域神经阻滞麻醉方法

单纯肢体损伤可以选择神经阻滞麻醉。

（1）下肢选腰麻或硬膜外麻醉，凡是有休克或有低血容量者禁忌时，可应用股神经、坐骨神经麻醉。

（2）上肢手术选用臂丛麻醉。

（3）脊髓或外周神经有损伤时，禁用腰麻和硬膜外麻醉。

知识点6：创伤患者的局部麻醉麻醉方法

局部麻醉只适用于小的创伤手术，对患者的生理影响轻微。注意患者要合作，要避免药物过量，必要时给予辅助镇静、镇痛药。垂危患者可以在呼吸、循环辅助的同时，辅助局部麻醉完成开胸、开腹与开颅探查等手术。

知识点7：创伤患者的全身麻醉麻醉方法

全身麻醉以气管内插管全身麻醉为首选。严重复合伤；休克；头颈、躯干部损伤；合并脊髓损伤；胸腹、颅脑同时合并肢体损伤等，均须选全身麻醉。创伤休克的患者在扩容和吸氧下，以气管内插管浅全身麻醉加肌肉松弛剂，控制呼吸为原则。

（1）诱导清醒插管或静脉诱导插管，静脉诱导插管按饱胃麻醉原则处理。复苏已经施行气管导管插管者，需要检查导管的位置，有无漏气，导管通畅情况。

（2）根据具体情况选择不同的插管方法：①颈椎骨折脱位：不宜活动头颈，经鼻插管不成功，可以在纤维支气管镜引导下插管；②昏迷患者：气管内插管；③严重颌面部损伤：颌骨骨折造成插管困难；颈椎骨折脱位插管时易造成脊髓的损伤，选用经鼻插管；④气管造口术：严重颌面、咽喉、颈、气管的损伤，重度呼吸道烧伤等，需做气管造口术；⑤机械呼吸：呼吸机支持呼吸。

知识点8：创伤患者麻醉维持

氧化亚氮、氧气、镇痛药、肌肉松弛剂的麻醉方法对循环无影响，麻醉维持应为首选。

（1）恩氟烷与异氟烷：恩氟烷与异氟烷间断吸入，对于循环影响小，体内代谢破坏少，肝脏的影响轻微，对于创伤后肝功能已受损者更有利；异氟烷可使心率加快，心排血量增加，外周阻力降低，一般适用于创伤休克患者。

（2）氯胺酮：氯胺酮镇痛作用强，中枢抑制轻，兴奋神经系统，呼吸易于维持通畅，使得上呼吸道及咽喉部肌肉保持一定的张力，保留反射容易维持呼吸道通畅，使血压升高，一般可用于严重创伤性休克患者，以氯胺酮、镇痛药及肌肉松弛剂维持麻醉。氯胺酮可与琥珀胆碱合用作为麻醉诱导。但是，氯胺酮可增高颅内压，脑外伤者禁用。

（3）神经安定镇痛麻醉：氟芬合剂（50:1）不会影响心脏收缩力，使周围血管阻力降低，末梢血容量增加，心排血量增加。应用氟芬合剂后，心血管维持稳定，只偶尔出现低血压，而心脏指数无改变，氟芬合剂、泮库溴铵，必要时辅助吸入氧化亚氮、氧气，是常用麻醉维持方法之一。应当分次少量给药，有低血容量时须先予纠正。氟芬合剂也可以用于清醒气管插管。肌肉松弛剂中的琥珀胆碱引起高血钾，在伤后1~2日应用时应当警惕。预防方法是静脉注射维库溴铵0.005~0.01mg/kg后，然后静脉注射琥珀胆碱。泮库溴铵无组胺释放作用，对于心率、血压、心排血量均无明显影响，用于严重创伤而无低血压者，常与氯胺酮合用于创伤失血患者。

知识点 9：严重创伤患者的监测

临床常用监测除了血压、脉搏、末梢循环、中心静脉压、直接动脉压、尿量之外，还应当注意心电图、体温监测、呼吸功能的监测。术中出血量的评估对于进一步正确处理患者有着很大的参考意义。置入肺动脉导管，监测 PCWP、心排血量等血流动力学参数及氧供、氧耗等指标。

知识点 10：严重烧伤患者手术麻醉选择与管理

麻醉医生除应当充分了解严重烧伤患者本身及复合性损伤病理生理变化的基础知识外，还应当了解其手术侵袭大，渗血多，反复手术等特点来选择最佳麻醉方法及麻醉用药。常用方法主要有以下几方面。

（1）小手术及点状植皮的患者，可以采用局部麻醉，但应用时要注意剂量，严防局麻药中毒。

（2）采用氯胺酮麻醉时，能够保持各种生理反射存在，可以不需气管插管。小儿也可肌注氯胺酮，效果良好。麻醉过程中心血管系统功能较稳定。但可以使血压升高及脉搏增快，能够增加心肌耗氧量。

（3）七氟烷吸入麻醉易于控制，也可以用氧化亚氮-七氟烷或异氟烷。

（4）在烧伤后 18~60 天应用琥珀胆碱时要慎重，因为期间患者血浆假性胆碱酯酶浓度下降，对该药比较敏感，或者诱导时钾离子从细胞内转移至细胞外使血清中钾离子浓度增高及直接对心肌的抑制作用，可能发生心脏骤停意外。应用非去极化肌松药较为安全。

（5）气管插管可以用带钢丝气管导管，套囊充气压力不可过高，面部有二度以上烧伤时，不能用面罩给氧，可以采用黏膜表面麻醉后经鼻或口腔明视插管，也可以在面部垫以纱布，加压吸氧后插管。对张口困难及瘢痕挛缩颏-胸粘连患者，可以采用经口或鼻盲探插管，也可以采用纤维支气管镜引导插管。

知识点 11：严重烧伤患者手术麻醉监测

肢体烧伤患者测定血压及脉搏均比较困难，在麻醉时，可以凭借心电图观察心率、心律，听心音、测中心静脉压、观察创面渗血与尿量来判断循环情况，在有条件时可以利用食管或气道超声监测心排出量、心脏指数与周围血管阻力等血流动力学参数。

知识点 12：脑外伤患者的麻醉

脑外伤是一个动态的可变过程，病情进展取决于损伤本身的程度以及继发性脑损害，治疗目的主要在于预防继发性脑损害，创造良好的生理条件从而增加存活机会。具体急救措施如下：

（1）提高脑组织氧合：脑外伤有许多影响呼吸功能的因素，如呼吸中枢的损伤，继发性脑水肿，胃内容物反流误吸以及神经性肺内分流增加。神志消失的患者或估计有可能发生呼吸衰竭的患者，尽早进行气管插管，既能避免误吸，又能控制呼吸以增加氧供，提高全身及脑组织氧合条件，而且可调节 $PaCO_2$ 与控制颅内高压。脑外伤且有昏迷的患者宜行气管切开。

（2）维持循环功能：由于脑灌注压＝平均动脉压－颅内压，为了避免缺氧，必须维持合适的脑灌注压（65～105mmHg）。单纯脑外伤本身很少产生低血压，但脑干的损伤或同时伴发其他复合伤者可以产生严重的低血压甚至危及生命，必须积极处理。高血压与心动过速是脑外伤后最常见的循环功能紊乱，心率超过 120 次/分占 1/3，收缩压超过 160mmHg 占 1/4。脑外伤后引起中枢性血管运动麻痹或自身调节功能障碍，这种异常情况下的高血压可以导致颅内压的增高，加重脑损害，所以当收缩压超过正常的 30% 时即应治疗。

当心电图出现高 P 波、P-R 间期与 Q-T 间期延长，以及深 U 波与 ST 段及 T 波改变，或严重的室性期前收缩，传导阻滞及其他心律失常均提示预后不良，死亡率增高。

（3）控制颅内压：正常颅内压在患者取平卧位时为 8～12mmHg（105～165mmH$_2$O）。严重颅内压增高可以明显降低脑灌注导致继发性脑损害。治疗颅内高压的方法主要包括过度通气、使用利尿脱水药、激素、静脉注射巴比妥类药物。

（4）麻醉处理：吸入全麻一般可以增加脑血流、脑血容量与颅内压，其中以氟烷最为明显，其次为恩氟烷与异氟烷。静脉麻醉药除氯胺酮外均可以使颅内压不同程度下降，其中硫喷妥钠可以显著降低颅内压，丙泊酚对颅内压的影响类似硫喷妥钠。依托咪酯、苯二氮䓬类以及阿片类镇痛药也具有降低颅内压的作用。术中应当注意输入体内的液体量，保持血压平稳，提高 PaO_2，适度有利于脑组织的氧合。

知识点 13：胸部创伤患者的麻醉

胸部损伤无论是开放型还是闭合型，通气功能均将受到影响，即使单纯肋骨骨折，也因疼痛而妨碍呼吸功能。多发性肋骨骨折，可以出现明显的反常呼吸。气胸是胸部创伤常见的并发症，可由于纵隔移位而严重干扰呼吸与循环，如系张力性气胸则影响更大。麻醉前，必须先行胸腔穿刺作闭式引流，否则可因正压通气而加剧胸腔积气与纵隔移位，甚至猝死。对于有颈部皮下气肿与纵隔增宽者，应当怀疑气管破裂。胸内大血管破裂，往往因为失血急剧而病情危重，必须立即手术，不能延误。

肺实质损伤大多伴有咯血，诱导插管时要避免呛咳，要警惕大量血液涌出造成窒息。对于疑有心包压塞者，术前应当先在局麻下行心包穿刺减压，然后麻醉诱导，否则会因麻醉诱导出现严重低血压或心脏骤停。

胸部创伤常常需在气管内插管静脉复合或静吸复合全麻下急症开胸手术，麻醉处理的一般原则是浅麻醉，辅助肌松药，控制呼吸，改善呼吸功能。对于有肺挫伤者，应当严格控制术中输血输液，充分估计失血量，谨防过量引起肺水肿。术中监测脉氧饱和度、呼气末二氧化碳分压（P$_{ET}CO_2$）、心电图与中心静脉压。

知识点14：腹部创伤患者的麻醉

对于腹部创伤伴有出血者，治疗应当越早越好。脉压变窄，脉搏增快，提示失血量已达 1000~2000ml。出血未止住前，宜尽量输注平衡盐液与血浆代用品；出血止住后再输全血，以节省血液。当休克初步改善后，立即在气管内麻醉下手术，以静脉复合或静吸复合并用肌松药维持麻醉。切开腹膜后，应当防止腹腔积血大量涌出，导致血压骤降，应当缓慢放出并作好快速输血的准备。

对于单纯胃肠损伤，无明显失血症状，情况较好者，可选用连续硬膜外阻滞麻醉。

知识点15：脊柱损伤患者的麻醉

脊柱骨折脱位导致脊髓损伤较为常见。C_5 以上颈椎骨折脱位常合并高位截瘫，应当注意下列处理：①因肋间肌、膈肌麻痹可出现呼吸困难，为了保证通气量和维持呼吸道的通畅，必要时应当进行气管切开，连接呼吸机作辅助通气治疗；②合并颜面软组织损伤者，应当防止血块、异物堵塞呼吸道；③高位截瘫患者的咳嗽、排痰能力已丧失，可由于分泌物堆积造成呼吸道梗阻，也可因胃内容物反流导致误吸，应当随时吸引；④脊柱损伤急性期，由于椎管腔出血或水肿，可使病变上、下蔓延而致循环衰竭；⑤高位截瘫致呼吸功能障碍时，容易出现输液相对过量致肺水肿；⑥高位截瘫引起的心血管功能减退而不能耐受失血或体位改变，易出现低血压；⑦高位脊髓损伤患者可出现气管反射异常，表现刺激气管易出现心动过缓，若并存缺氧，可以导致心脏骤停。因此对高位截瘫患者吸引气管时须特别慎重。

单纯椎板切除减压可以在局麻下施行。颈椎骨折脱位需切开复位减压时，须应用全麻。麻醉实施中应当注意保持脊柱的稳定性，防止脊髓损伤加重。当气管插管有时较困难时，宜用经鼻清醒直探插管，或者借助纤维光导支气管镜插管，避免用琥珀胆碱快速诱导插管，以防止血钾升高性心脏骤停。术后拔管，要避免咳嗽、躁动，可以在拔管前静脉注射 1~1.5mg/kg 利多卡因作预防。

知识点16：挤压综合征患者的麻醉

四肢或躯干严重创伤常常合并挤压综合征，系肌肉长时间受压致大批肌肉缺血坏死所致，死亡率很高；临床上除了表现皮肤肿胀、变硬、张力增加、水疱形成、皮下淤血、小血管阻塞与肢体缺血外，还可出现严重全身中毒症状、高钾血症与肾功能不全。

为了防止挤压综合征继续发展和促进受伤肢体功能恢复，需手术治疗。由于常合并肾功能不全，麻醉选择及术中处理均应以不影响肾功能为前提。避免用琥珀胆碱，以防止高钾血症。要避免大量输液；尽量不予输血，必需时应当输新鲜血。通过血气分析发现有高钾血症者，可以输高渗葡萄糖液加胰岛素（按 3~4g 加 1U 计算）；10% 葡萄糖酸钙 40~80ml 静脉滴注；当有酸中毒时，用 5% 碳酸氢钠纠正，同时可碱化尿液，防止肌红蛋白阻塞肾小管；必要时采用利尿药，保护肾脏功能。

知识点 17：创伤外科手术术中处理

（1）严重创伤多为复合伤，处理比较困难。术中处理可遵循的原则为：①病情紧急需要手术治疗者，应当及时进行；②判断伤情，经过初步处理后，立即送往条件较好的医院进行抢救；③严重损伤，早期只须重点初步检查，待病情稳定后再进行详细、全面检查。

（2）肺泡血流灌注不足时缺氧，除了呼吸原因外，亦须考虑循环的原因，低血流量时肺泡血流灌注不足也无法解决缺氧问题，因此必须补充血容量。

（3）临床观察不能忽视，创伤患者的监测有许多现代的先进仪器，但是临床的观察无法被代替，仍无法忽视，只有全面的综合分析，才能得出正确的诊断。

第六节　内镜手术麻醉

知识点 1：内镜手术的特点及生理影响

手术在窥镜观察下切除病变部位，无需进行常规的切开手术，因此对组织、肌肉损伤小，恢复快，住院时间短。必须通过窥镜清楚地观察病变，并使用长钳通过套管到体腔内进行分离、剥脱、套扎及切除等操作。为了将手术野显露清晰，便于操作，必须在腹腔或盆腔内注入大量 CO_2 气体。妇科手术除了需要气腹外还需患者采用头低、臀高的特殊体位，胸腔镜手术则需要使患者患侧肺塌陷。因 CO_2 气腹使腹腔内压力升高，及所要求的特殊体位，皆对患者的生理功能有影响，因此麻醉管理应当以此为重点。

知识点 2：内镜手术禁忌证

不是所有的患者皆适于内镜手术。年老，体弱，心肺功能不全者难以耐受手术时的特殊要求所引起的生理影响。以下患者应当禁用或慎用内镜方式的手术：

（1）慢性阻塞肺疾病及肺功能障碍的患者。

（2）合并心律失常患者。

（3）瓣膜疾病、冠心病及心功能不全患者。

一、腹腔镜手术麻醉

知识点 3：腹腔镜手术的优缺点

（1）腹腔镜手术的优点：对机体内环境影响小、减轻创伤、降低手术并发症的发生率与死亡率，临床应用日益广泛。

（2）腹腔镜手术的缺点：须在气腹状态下实施，并将患者置于特殊体位，导致机体病理生理改变。一些腹腔镜手术还可能造成不易发现的内脏损伤，以及失血量难以估计，使得麻醉处理更加复杂，麻醉风险增加。

知识点4：腹腔镜麻醉前准备

（1）术前检查及麻醉前用药要求同一般腹部手术。

（2）禁食、禁水要求，同一般腹部手术。

（3）术前应用抗酸药和 H_2 受体阻滞药可提高胃液 pH，减轻一旦发生误吸时的严重性，留置胃管，并减压引流，预防胃反流与误吸。

（4）留置导尿管，预防误伤膀胱。

（5）腹腔镜手术无绝对禁忌证，但要结合前述生理影响，对于心、肺、肾功能不全等合并症患者需慎重考虑腹腔镜和开腹手术的获益和风险，做出个体化选择。

知识点5：气腹对血流动力学的影响

腹腔镜手术首先要建立气腹，气腹可以使心排血量降低 10%~30%。当气腹压力低于 10mmHg 时，可以压迫腹腔脏器使静脉回流量先短暂增加，随着腹内压地进一步升高下腔静脉受压，则静脉回流受阻，血液潴留于下肢，每搏量与心脏指数则明显降低。这种现象在头低位时不太明显，但在头高位时则出现明显的低血压。当气腹压力达 15mmHg 时，周围血管阻力增高，左心室后负荷增加致使心肌耗氧量增高，有发生心肌缺血、心肌梗死或者充血性心力衰竭的潜在危险。此外，腹内压升高还可以引起迷走神经反射使心率减慢。因此，气腹压力不应超过 20mmHg。还应当注意的是向腹腔充气时可引起心律失常，比如房室分离、结性心律、心动过缓与心脏骤停，大多发生于开始充气使腹膜快速张开时，这可能与刺激腹膜牵张感受器，兴奋迷走反射有关。

知识点6：气腹对肾脏功能的影响

CO_2 气腹可以使尿量、肾血流减少和肾小球滤过率降至基础值的 50% 以下，明显低于开腹手术患者，可能引起肾脏功能的损害。气腹终止后，尿量即迅速增加。

知识点7：腹腔镜手术麻醉选择

（1）全身麻醉：气管内插管全麻可以控制呼吸，维持恰当的麻醉深度与肌肉松弛，增加肺顺应性有利于通气，又有利于控制膈肌活动，便于手术操作和胆道造影时的呼吸配合，并且在连续监测 $P_{ET}CO_2$ 下及时调节分钟通气量，在不增加潮气量的前提下，增加呼吸频率，维持 $PaCO_2$ 在正常范围内，并且有利于迅速识别 CO_2 栓塞，及早作处理。但是控制呼吸也有其缺点：①气道压升高，可进一步减少回心血量，使心搏量进一步下降，从而给循环系统带来更大的影响；②加重 V_A/Q 比例失调，加重缺氧；③膈肌和隆突向头侧移位易引起气管导管移位或进入支气管内。

全麻时，药物选择对患者预后并无重要影响，但目前多选用短效麻醉药物以加快手术周转，诱导时应当避免胃充气，以防胃液反流及误吸。喉罩不能防止误吸的发生，慎用于腹腔镜手术麻醉。

（2）硬膜外麻醉：硬膜外麻醉的优点在于患者保持清醒，不致引起误吸，且呼吸可靠，患者代偿性增加分钟通气量来维持。但腹部腹腔镜手术控制平面比较广（$T_4 \sim L_5$），加重对循环系统的影响；腹腔内大量 CO_2 使膈肌过度抬升和 CO_2 对膈肌表面的直接刺激均会引起肩臂放射性疼痛，需减慢充气速度（控制在 $1.0 \sim 1.5L/min$）、维持较低压力（$<10mmHg$）；同时，交感神经阻滞也增加了迷走神经反射性心律失常的发生率和严重程度及患者的不适感，需辅以强效麻醉性镇痛药，但这些药物又影响清醒患者对呼吸的代偿。

（3）局部麻醉：局部麻醉辅以小剂量镇静镇痛药也用于腹腔镜检查等。

知识点8：腹腔镜手术术中监测

（1）腹腔镜手术常用监测包括无创血压、心电图、脉搏、血氧饱和度、气道压力、呼气末 CO_2 分压、TOF 与体温等。

（2）在必要时，放置导尿管，减少手术损伤膀胱的机会，改善术野显露，监测尿量。

（3）心肺功能障碍者监测直接动脉压，可动态观察血压变化与方便血气分析。

（4）腹腔镜手术术中必须监测 $PetCO_2$，并及时调整呼吸，维持正常血气状态。

（5）监测气道压，及早发现腹内压过高。

（6）腹腔镜手术虽然比开腹创伤小，术后恢复快，但术中对机体生理的影响却比开腹更为严重，故需要予以重视与妥善处理，以确保其安全性。

二、胸腔镜手术麻醉

知识点9：胸腔镜手术的特点

胸腔镜手术麻醉具有其独特性，腔镜手术应当在单肺通气下进行，应用双腔支气管插管进行单肺通气使手术侧肺完全萎陷，是手术实施的关键。

知识点10：胸腔镜手术麻醉选择

现代胸腔镜手术大多需在全麻下完成。全麻无论采用纯吸入麻醉还是静吸复合麻醉亦或是全凭静脉麻醉，均以浅麻醉-肌松剂-控制呼吸为管理原则。可控制呼吸，预防纵隔摆动及反常呼吸引起的呼吸循环改变。准确地插入双腔管，确保术侧肺萎陷是手术实施的前提与成功的关键。

知识点11：胸腔镜手术术中监测

胸腔镜术中常规的监测手段包括血压、心电图、脉搏、血氧饱和度，呼气末二氧化碳分压监测及气道压变化的监测利于了解肺通气状态及气道阻力情况。

知识点 12：胸腔镜手术麻醉后处理

（1）术后苏醒：与普通胸科手术相比较，胸腔镜手术一般历时较短，麻醉医师如果对手术进程估计不足，常致过量应用麻醉药，导致术后苏醒延迟。

（2）术后肺不张：术后肺不张的预防是胸腔镜手术术后管理的关键。多种因素可促使术后肺不张的发生：①术后麻醉药残余作用，手术影响使功能残气量降低，部分肺泡通气不足或是萎陷；②术后疼痛导致潮气量降低，抑制自发深吸气，加重肺泡通气不足；③疼痛抑制咳嗽反射使气道内分泌物不易排出。预防措施包括：手术结束拔管前吸净支气管内分泌物，将双肺吹张；术后鼓励早期活动、深吸气和咳嗽、吸入支气管扩张药与充分镇痛。

（3）术后镇痛：通常肌注止痛剂可使疼痛减轻或消失。对于少数伤口疼痛较剧者，可行肋间神经阻滞。

知识点 13：导致胸腔镜手术并发症的原因

（1）低氧血症：一般包括肺功能不全，健肺通气不良，气管导管位置不当，血流动力学不稳定所导致。

（2）复张性肺水肿：肺组织长期受压、萎陷，缺氧，血管通透性增加，肺复张时液体外渗。胸腔镜手术术中持续的胸腔内吸引使胸内负压增大，回心血量增加，肺循环血量增加，漏出增多。

（3）心律失常：一般包括：低氧血症，纵隔下移，二氧化碳潴留，手术刺激，游离肺门、心脏周围操作时。

第七节　小儿麻醉

知识点 1：与麻醉有关的小儿生理特点

（1）呼吸系统：婴幼儿的舌体相对较大、声门位置也相对较高。6岁以下小儿气管最狭窄处在环状软骨水平，呈漏斗形。按照单位体重而言，婴儿有效肺泡面积是成人的1/2，耗氧量是成人的2倍。

（2）循环系统：小儿心血管系统功能良好，血管富有弹性。新生儿每搏量相对固定，心排出量主要靠心率的变化调节。小儿心率较快，心动过缓通常是缺氧的表现，必须引起重视。不同年龄间接测压所需要的袖带规格也不同。

（3）中枢神经系统与体温调节：新生儿及婴幼儿的自主神经系统占有一定优势，特别是迷走神经张力较高，术中容易发生心率的变化。婴幼儿的神经髓鞘发育未成熟，因此应用呼吸抑制药应当慎重。

新生儿体温调节机制发育尚不健全，常借环境温度而维持体温。1岁以上小儿麻醉期间体温有升高的倾向。新生儿缺乏皮下脂肪，婴儿体表面积相对较大，因此易引起体温下降，使术后苏醒延迟，呼吸抑制。

（4）代谢功能：出生后 1 小时的新生儿会有轻度代谢性酸中毒，若新生儿出生时窒息，阿普加（Apgar）评分在 6 分以下，表示体内氧不足，其代谢性酸中毒将更加明显。小儿术前禁食时间长有引起代谢性酸中毒倾向，因此小儿手术时应静脉输注 5% 葡萄糖液。婴儿期间，肾脏的碳酸氢盐重吸收功能差。

知识点 2：小儿麻醉前体格检查

既要顾及全身又要突出重要方面，应当重点检查与麻醉有关的脏器和部位。

（1）呼吸系统：是否存在呼吸困难、咳嗽、咳痰、鼻塞、咽喉红肿充血扁桃体肿大、腺样体增生等，听诊两肺呼吸音是否对称、有无干湿性啰音，肺不张等情况。

（2）心血管系统：脉搏强弱、频率和节律；听诊心音是否存在杂音，明确其性质、部位、音调及分级。结合心电图、心功能及彩色超声波检查确定诊断。对有心血管疾病、择期手术的患儿应当请儿科会诊。

（3）仔细检查口腔：了解其张口的程度，牙齿有无松动、有无扁桃体肥大、腺样体增生以及其他可能妨碍气管插管的形态学异常改变。

知识点 3：小儿麻醉前实验室检查

应当常规行血、尿常规检查，胸透，心电图检查。择期大手术应当常规行肝肾功能检查。消耗性疾病且伴高热、频繁呕吐及腹泻的患儿应当查二氧化碳结合力、血浆蛋白及电解质等。

知识点 4：小儿麻醉前病情估计

根据麻醉前访视的结果，即所得的病史、体格检查及实验室检查资料，结合麻醉手术的安危，进行综合性分析，可以对患儿的全身情况和麻醉耐受力做出比较全面的估计。参照美国麻醉医师协会（ASA）的分级标准，将患者全身体格健康情况进行分级。

知识点 5：小儿麻醉前准备

（1）麻醉前禁食：小儿在麻醉前既要保持胃排空，又要尽量缩短禁食禁水时间，因此必须取得患儿双亲的理解与合作，在规定时限内按时禁食与禁水。

（2）称体重：麻醉前，一定要称体重，用药按千克体重计算。

（3）纠正脱水：急症手术的患儿麻醉前，应当纠正明显脱水，补充液体，从而提高患儿对手术和麻醉的耐受力。

（4）麻醉前用药：基本目的与成人类似。因小儿心理发育不成熟，0~6 个月尚不知恐惧，在麻醉前无需镇静。6 个月~6 岁因怕与父母分开，及对手术室环境的生疏、恐惧，从而导致哭闹挣扎，在麻醉前必须给予镇静或催眠。学龄以后虽然能理解和沟通，但大部仍心存恐惧和不安，应当耐心解释麻醉过程，手术室环境和可能存在的不适或疼痛（如注射），亲切交流，以获得患儿的信任，必要时仍需给予镇静、催眠。使家长安心常是消除儿童恐惧和焦虑的另一个重要途径，应当予以重视。

知识点6：婴幼儿麻醉前禁食禁水时间

婴幼儿麻醉前禁食禁水时间见表3-1-1。

表 3-1-1　婴幼儿麻醉前禁食禁水时间

年龄	麻醉前禁食禁水时间（h）	
	牛奶与食物	糖水或清液
新生儿	4	2
1~6个月	4	2
6个月~3岁	6	3
3岁以上	8	3

知识点7：小儿麻醉前用药与剂量

小儿麻醉前用药与剂量见表3-1-2。

表 3-1-2　小儿麻醉前用药与剂量

药名	用法	剂量（mg/kg）
阿托品	肌注	0.02（最小0.1）
东莨菪碱	肌注	0.006~0.01
长托宁	肌注	0.01~0.02
地西泮	口服	0.1~0.3
	肌注	0.1~0.3
咪达唑仑	口服	0.5（新生儿不用）
	肌注	0.2（新生儿不用）
异丙嗪	肌注	0.5~1.0
氯丙嗪	肌注	0.5~1.0
吗啡	肌注	0.1~0.2
哌替啶	肌注	1.0~2.0
芬太尼	肌注	0.001~0.002

药名	用法	剂量（mg/kg）
氯胺酮	口服	6.0~10.0
	肌注	3.0~6.0
可乐定	口服	0.004
氟哌利多	肌注	0.075

知识点 8：小儿麻醉方法

（1）局部麻醉：通常中等和短小手术选择基础麻醉加局部麻醉。

（2）氯胺酮：广泛适用于小儿麻醉，短小手术也多选用氯胺酮麻醉。

（3）全身麻醉：较大手术以选气管内插管全身麻醉为安全，较为常用。气管内插管后，可以用"T"形管吹入法，或来回式紧闭法麻醉。>6 岁小儿，长时间大手术气管内插管全身麻醉仍为首选，用成人紧闭式麻醉机。全身麻醉药用恩氟烷、异氟烷或氟烷，或静脉复合（包括东莨菪碱）麻醉，或静脉吸入复合麻醉。

（4）基础麻醉加椎管麻醉：较大儿童的下腹部、会阴部及下肢手术，也可以选用硬膜外麻醉、腰-硬联合、腰麻或骶麻。①硬膜外麻醉：适应证较成人要严，除了学龄前儿童能合作外，均先应用基础麻醉，以确保穿刺的顺利进行及患儿的安全。利多卡因用药，按照 7~8mg/kg 计算，浓度为 0.7%~1.5%。罗哌卡因 1~4mg/kg，浓度为 0.5%~1%。丁卡因 1.5~2.0mg/kg，浓度为 0.1%~0.2% 浓度，布比卡因浓度为 0.25%~0.5%，用量为 0.75 ml/kg；②骶管麻醉：基础麻醉后，用侧位法穿刺后，用药同硬膜外麻醉。单次的针刺深度 <0.5cm；连续法可能造成局部麻醉药物蓄积，应当慎重。骶管麻醉是一种广泛适用于小儿的部位麻醉，安全且操作方便，常用于泌尿外科、骨科及横膈以下手术，也用于治疗继发于强烈血管收缩的血管功能不全。即使阻滞平面高达胸部，也很少发生血压下降；③腰麻：宜用于 8 岁以上的合作患儿，或先用基础麻醉，然后进行穿刺；④辅助用药：手术时间长、手术大，需辅助哌替啶+异丙嗪合剂做肌内注射，或静脉注射芬太尼+氟哌利多。

知识点 9：小儿区域阻滞

小儿区域阻滞应当在基础麻醉后进行，术中常给以辅助麻醉。临床小儿麻醉多采用以区域阻滞为主的复合麻醉。超声引导穿刺技术可以用于大多数类型的小儿神经阻滞，有助于避免传统方法所引起的严重不良反应。

知识点 10：小儿局麻药硬膜外腔允许最大剂量

小儿局麻药硬膜外腔允许最大剂量见表 3-1-3。

表 3-1-3　小儿局麻药硬膜外腔允许最大剂量

局麻药	单次剂量（mg/kg）	连续硬外速度 [mg/(kg·h)]	年龄<6个月连续硬外速度 [mg/(kg·h)]
布比卡因	3	0.4~0.5	0.2~0.25
左旋布比卡因	3	0.4~0.5	0.2~0.25
罗哌卡因	3	0.4~0.5	0.2~0.25
利多卡因	5	1.6	0.8
利多卡因加肾上腺素 *	7	不用	不用
地卡因	1	不用	不用

　*：局麻药中加肾上腺素 5μg/ml 或 1∶200000。

知识点 11：小儿喉罩的适应证

喉罩是小儿麻醉中新开发的一种保持呼吸道的工具，小儿上呼吸道狭窄更适合应用喉罩以保证其通畅，临床应用日益增加。其适应证主要有：

（1）替代口咽通气道。

（2）替代气管导管，如日间手术、镇静，及其他短小手术麻醉。

（3）困难气道的维持或引导气管插管。

（4）总气管狭窄，正常气管导管无法通过。

知识点 12：小儿喉罩的禁忌证

小儿喉罩的禁忌证主要有：

（1）胃饱满反流误吸危险大。

（2）咽喉部存在感染或其他病变，如脓肿、肿瘤、血肿等。

（3）必须持续正压通气的手术，胸肺顺应性小，通气压力需要>25cmH$_2$O 和开胸手术。

（4）呼吸道出血。

（5）扁桃体异常肥大。

（6）存在潜在的呼吸道梗阻，如气管受压、气管软化。

（7）术中须频繁变换头部的位置。

知识点 13：小儿喉罩置入方法——标准（正中）置入法

全麻至眼睑反射消失，嚼肌松弛，咽反射抑制（也可辅用于表面麻醉），头轻度后仰，插前完全抽瘪气囊，罩口朝向下颌，沿口腔中线向下插入，贴咽后壁下插直至无法推进，气囊注气。

知识点14：小儿喉罩置入方法——逆转法

先将喉罩口朝向硬腭置入至咽喉部后，旋转180°（喉罩口对向喉头），再继续往下插直至无法推进。

知识点15：小儿喉罩置入方法——部分充气侧入法

插前气囊按半量充气，按照正中法插入至气囊全部进入口内，向外旋转45°罩口向舌，将舌推向一侧，以拇、示指持喉罩管深插至受阻，然后向回旋转45°转回到中线，套囊充气，固定于右口角。接麻醉机验证喉罩位置，通气顺畅，无漏气，置入成功。

知识点16：小儿喉罩置入方法——喉镜直视下置入法

喉镜直视下（用或不用探条引导；充气或不充气）置入法，如非困难呼吸道，均易顺利成功。喉罩置入最佳的位置是喉罩进入咽腔，罩的下端进入食管上口，罩的上端紧贴会厌腹面的底部，罩内的通气口正对声门。罩套囊充气之后，即在喉头部形成封闭圈，确保通气效果，<10岁的患儿置入喉罩的平均深度=10cm+0.3×年龄（岁）。置入喉罩后正压通气，观察胸廓起伏，听诊两侧呼吸音，听诊颈前区是否有漏气音，纤维光导喉镜检查可以看到会厌和声门。因过高的气囊内压可能造成咽喉部疼痛、吞咽困难等并发症。因此临床应试注用最小充气量达到密封呼吸道和消化道即可，实际只需最大量的1/3~2/3已完全可达到要求，以减少并发症的发生。倘能监测气囊内压（40cmH$_2$O）最为合适。

知识点17：小儿喉罩的型号和规格

表3-1-4为小儿喉罩的型号和规格。

表3-1-4　小儿喉罩的型号和规格

型号	体重（kg）	内径（cm）	长度（cm）	套囊最大空气容量（ml）	最大ETT*
1	<5	5.25	11.5	4	3.5
1.5	5~10	6.1	13.5	7	4.0
2	10~20	7.0	15.5	10	4.5
2.5	20~30	8.4	17.5	14	5.0
3	30~50	10	22	20	6.0（套囊）
4	50~70	10	22	30	6.5（套囊）
5	成人	11.5	23.5	40	7.0（套囊）

＊：喉罩导管可以通过的最大气管导管号数。

知识点 18：肌肉松弛药在小儿麻醉中的应用

在婴幼儿时期神经肌肉接头发育尚未成熟，物理的、生化的均在发育，肌肉收缩性在变化，肌肉量在身体的比例在增加，因此神经肌肉接头对肌松药的敏感性也随之在不断地变化。因小儿体液分布特点细胞外液比例相对较大，也随年龄增长变化，而肌松药是水溶性的致使其表观分布容积、再分布、清除和代谢速度均在变化，影响作用部位的药物浓度，进而影响肌松药的药效（ED_{50}，ED_{95}）和阻滞时间。生后早期因体内分布容积较大，临床上需要更大的负荷量才能够达到预期的血药浓度。但因神经系统的发育，肌松药受体和乙酰胆碱的释放逐渐增加，对肌松药的敏感性也在逐渐增加。反映在 ED_{95} 的变化上。应用于成人的肌松药基本均可用于小儿，基于上述特点不同年龄剂量也有所不同。

氯琥珀胆碱是目前临床唯一应用的去极化肌松药。因潜在的肌病，FDA 曾经提出警告"小儿应用氯琥珀胆碱限于紧急插管或立即维持下呼吸道安全所必需"和恶性高热的潜在危险，人们不得不有所顾忌，再加短效非去极化新肌松药的不断出现，临床应用有所减少，但因其速效短效的优点，至今仍在应用。氯琥珀胆碱是水溶性，婴儿和儿童所需剂量较成人为大，通常 2mg/kg 静注。在建立静脉通路之前，紧急需要插管时，也可肌内注射，起效时间需要 3~4 分钟，剂量需增至 3~4mg/kg。最为常见的副作用是房室结性或窦性心动过缓，也有心脏骤停的报道，因此术前药中须给阿托品。

知识点 19：小儿肌松药插管剂量

小儿肌松药插管剂量见表 3-1-5。

表 3-1-5　小儿肌松药插管剂量

药物	剂量（mg/kg）	ED_{95} 倍数	静注插管时间（min）	T_{25} 时间（min）[*]
美维松	0.2~0.3	2~3	1.5	5~15
罗库溴铵	0.6~1.0	2	1.0	10~30
顺阿曲库铵	0.15~10.2	5	1.5	45~75
阿曲库铵	0.5	2	3.0	20~45
维库溴铵	0.05~0.1	1~2	2.0	20~60
泮库溴铵	0.1	1~2	2.5	45~60
氯琥珀胆碱	2.0	6	1.0	3~5

[*]：给药后肌松恢复到 25%时间。

知识点 20：小儿肌松药术中维持剂量

小儿肌松药术中维持剂量见表 3-1-6。

表 3-1-6 小儿肌松药术中维持剂量

药 物	维 持		ED$_{95}$（mg/kg）	
	单次静注（mg/kg）	连续静注（mg/kg）	婴儿	儿童
美维松	0.1	10~20	0.1	0.1
顺阿曲库铵	0.1	1~5	0.05	0.05
维库溴铵	0.025	1	0.024	0.026
罗库溴铵	0.3~0.5	15	0.2	0.3
泮库溴铵	0.05	—	0.05	0.05

知识点 21：小儿围术期液体疗法

（1）量的确定：①生理维持需要量：患儿维持需要量的补充可通过 4:2:1 法则计算，第 1 个 10kg 需要 4ml/（kg·h），第 2 个 10kg 需要 2ml/（kg·h）液量，剩余体重按 1ml/（kg·h）计算；②术前禁食水欠缺量：术前禁食水欠缺量为生理维持量×禁食小时数，按照小时补充。一般在第一个小时给半量，第二小时和第三小时各给 25%；③手术创伤引起的第三间隙丢失量和失血量：第三间隙丢失量，浅表小手术按照 1ml/kg；中手术按照 2~5ml/kg；大手术按照 5~10ml/kg 输给。小儿输液安全界限又很窄，即液体最小必须量和最大允许量之比小，二者绝对值的差更小。

（2）质的确定：电解质的补充，理论上维持量可用低张电解质溶液。因创伤所引起的丢失，应当补细胞外液即以补给平衡盐液为合适。对术前已存在电解质、酸碱平衡紊乱应当参照电解质、血气等结果确定。

（3）葡萄糖：婴儿代谢速度、氧耗约为成人的 2 倍，糖需要量为 5g/（kg·d），因此维持量部分应当含有 5% 葡萄糖，以防止低血糖，满足代谢的需要，促进糖原的合成，减少蛋白质的消耗。通常给 0.3g/（kg·h），即用 2.5%~5% 葡萄糖平衡盐液。

总之，小儿输液的安全范围小，婴幼儿最为明显，最好采用输液泵调节滴速。休克、水电解质平衡紊乱患儿，其需要液体量、质可以根据血压、尿量、CVP、电解质、血气等生理监测参数来确定。

知识点 22：小儿围术期输血

术前血容量估计（EBV）：早产儿为 90~100ml/kg；足月新生儿为 80~90ml/kg；婴幼儿为 70~80ml/kg；年长儿童为 70ml/kg。判断小儿的血容量需要考虑小儿之间的个体差异。根据上述数值，结合小儿的血细胞的容量，可大概推测小儿允许丢失血液的最大值（MABL）。

$$MABL(ml) = \frac{估计血容量（EBV）（ml）\times[患儿\ HCT（\%）-25]}{患儿\ HCT（\%）}$$

知识点23：小儿麻醉手术的体位与姿势

全身麻醉后要做好体位的固定，并要注意手术体位及姿势是否正确，要避免体位扭曲和硬物压迫。由于小儿皮肤和组织娇嫩，术中要注意体位改变的影响，在俯卧位时，应当常变换患儿头部位置。患儿胸腹部不能被压迫。如发现消毒巾、手术器械或手术者压迫患儿胸腹部时，应当及时予以纠正，以防对呼吸的影响。用面罩吸氧时，不宜过紧，要每隔一段时间松开一次面罩，并按摩受压的部位。

知识点24：小儿围术期呼吸监测

（1）呼吸运动的观察：主要观察患儿的呼吸频率、幅度、节律、方式（胸或腹式）以及呼吸困难的征象，如鼻翼扇动、三凹征等。

（2）呼吸音的监听：小儿在麻醉时一般胸前固定听诊器，以便监听呼吸音的变化。

（3）黏膜、皮肤颜色的观察：主要观察口唇黏膜、指甲、耳垂及手术野出血的颜色。

（4）呼气末 CO_2 分压（$P_{ET}CO_2$）：与 $PaCO_2$ 的差正常值为 $2\sim5mmHg$，反映了肺泡无效腔的大小。

（5）脉搏血氧饱和度监测：反映组织氧合情况，脉氧仪连续监测不但提供 SpO_2 而且能够显示脉搏以及末梢动脉容积度，十分有价值。正常值为 $96\%\sim100\%$。

（6）动脉血气分析：儿童可以直接取动脉血，新生儿或小婴儿可以取经加温后末梢灌注较好的手指、耳垂或脚趾的毛细血管血。

知识点25：小儿麻醉手术中低氧血症的预防

术中低氧血症的发病率高，通气稍有不足，即发生低氧血症，威胁术中、术后安全。不论选哪种麻醉方法，麻醉中均要供给高浓度的氧气，以满足代谢的需要，避免二氧化碳的蓄积。预防低氧血症的方法包括：

（1）控制呼吸：全身麻醉患儿应当控制呼吸。可以用呼气末正压通气，呼气末的正压力为 $0.49kPa$（$5cmH_2O$）。

（2）手法控制呼吸：小儿做控制呼吸，用手法操作，能够了解胸廓及肺的弹性变化，也能够了解呼吸道阻力的改变，对小儿呼吸的掌握有帮助。

（3）控制呼吸量：新生儿潮气量以 $7\sim10ml/kg$ 为合适，如需过度换气，则用 $10ml/kg$。呼吸频率6岁以下每分钟为 $15\sim30$ 次，气道峰压（Pp）$\leq20cmH_2O$，终末潮气二氧化碳分压 $35\sim40mmHg$。控制呼吸是否适当，以血气、呼气末二氧化碳分压而决定。

（4）要保持呼吸道通畅：小儿的麻醉器械要求小，但气管导管内径要大，不带套囊，以减少呼吸的阻力。要防止气管导管插入过深而进入右侧支气管、导管堵痰、扭曲、压扁等故障的发生，而引起的换气不足。头后仰，肩下略垫高，及时有效的吸氧。

（5）处理通气不足：当出现气管牵拽现象，即下颌抽动或点头呼吸，常提示通气的不足，为深麻醉或二氧化碳蓄积或呼吸道阻塞的征象，需要注意处理。在出现时应当和浅麻醉、诱导时挣扎、哭闹的呼吸变化相区别。

知识点 26：小儿麻醉手术术后喉头水肿的预防

小儿的气管内插管，操作应当准确轻柔。导管大小要合适，忌导管过粗；导管要质软，管壁薄，避免损伤咽喉稚嫩的组织，严防术后喉头水肿的情况发生。预防术后喉头水肿的措施包括：

（1）维持一定的麻醉深度：控制呼吸，避免因浅麻醉而使患儿出现频繁的吞咽动作，导致导管来回摩擦损伤黏膜。

（2）减少头部过多移动：任何体位变动或头部的过多移动，使插入的导管在气管内滑动而产生的摩擦损伤，应当尽量减少。

（3）导管避免过粗：所选用的导管直径应当比所估计的导管号码小一号为合适。小儿气管导管号码按照年龄+（16~18）来估计，应备粗细不等的 3 根导管。新生儿导管内径（ID）为 3.0mm，早产儿导管内径为 2.0~2.5mm。

（4）静脉注射地塞米松：在术中、术后应当静脉注射地塞米松，每次 5~10mg。

（5）插管操作准确轻柔：小儿插管操作，务必轻柔。应由有经验者施行。

知识点 27：小儿围术期血流动力学监测

（1）一般监测：①心电图；②心脏听诊；③无创血压测定。

（2）特殊监测：①中心静脉压（CVP）：小儿 CVP 随着年龄的增长变化较大，正常值为 $3~10cmH_2O$。新生儿可以选脐静脉插管，婴幼儿选用颈内静脉和锁骨下静脉，也可以用颈外静脉穿刺置管测压；②有创动脉血压监测：由动脉内穿刺置管，经压力换能器和扩大器直接显示压力波形及数值。常用穿刺有桡动脉、股动脉、足背动脉、肱动脉、颞浅动脉，新生儿可以用脐动脉；③肌松监测：目前肌松药在小儿麻醉中的应用日益广泛，习惯于根据临床经验，如抬头、睁眼、握手、呼吸运动等指标，判断神经肌肉阻滞程度，这些指标有其局限性。肌松监测仪在临床使用，可以大大减少肌松药残余作用导致的呼吸功能不全，而且还可以指导麻醉医师合理、正确地使用肌松药。

知识点 28：小儿围术期体温监测

麻醉和手术期间经常会出现体温的变化，尤其是小儿体表面积相对较大，其对低温和高温的耐受性均很差，因此对小儿的体温监测作为一种常规监测加以重视。

体温监测的部位包括：腋下、鼻咽部、直肠、食管、鼓膜、体表。

在麻醉过程中，维持小儿体温方法有很多，可以使用恒温电热毯、红外线灯或加温毯、输血输液加温，呼吸通路安装湿化器有助于减少热量从呼吸道散失，腹腔热水冲洗。

知识点 29：小儿膈疝手术麻醉术前准备

（1）适当体位：如后外侧疝患儿向患侧半卧位，头抬高 30° 或直立位，以减轻肺部受压、肺不张和心脏移位；改善呼吸功能。

（2）呼吸困难者应给予高浓度氧吸入。

（3）纠正脱水和酸血症、贫血、低蛋白血症等。

（4）持续胃肠减压，使胸腔内膨胀的胃缩小，减轻对呼吸及循环的影响。

（5）术前用药：东莨菪碱，苯巴比妥钠。

知识点 30：小儿膈疝手术麻醉实施

不论经胸或经腹手术，都需气管内插管，静吸复合麻醉，避免应用或少用肌松药。麻醉药应当选择对呼吸和循环系统无明显抑制，经腹手术患儿可以加用连续硬膜外阻滞，它可以减少静脉、吸入麻醉药用量，并可以获得满意的肌肉松弛。麻醉诱导方法根据患儿情况及年龄大小可以选择慢诱导或快速诱导。重危病儿可以采用基础麻醉+喉部局麻下行气管插管。低氧症和肠腔胀气者不用氧化亚氮。

知识点 31：小儿膈疝手术麻醉术中管理

（1）监测血压、心电、呼吸、动脉血气、SpO_2、体温等。特别注意右侧胸腔有无出现气胸，在必要时应当放置水面下胸腔引流管。

（2）通气方式：<20kg 的患儿可以采用改良 Ayre 装置，或半开放回路，>20kg 的患儿可以采用紧闭循环装置。应当使用压力限制型通气模式，吸气峰压<30cmH_2O。一些医疗中心倾向于使用允许性高碳酸血症（导管前 $PaCO_2$<65mmHg）和轻度的低氧血症（导管前动脉 SpO_2>85%），以减轻气压性创伤。

（3）内脏在复位时，手术者忌挤压胃、避免胃液反流致误吸。术中需加强胃管吸引，因为此类患者腹腔容积小，脏器复位后会增加腹内压，影响呼吸及循环系统。

（4）手术麻醉结束，呼吸管理需加强。多因先天性膈疝病儿肺发育不良，萎缩的肺脏也并非因脏器复位后便立即膨胀；加之脏器复位后腹腔压力增加，影响呼吸。所以患儿完全清醒才能够拔管。继续持续胃肠减压和呼吸管理。

知识点 32：小儿气管、支气管异物取出麻醉术前准备

（1）如儿童有发绀或有吸气性和呼气性阻塞体征，应当在吸氧的条件下转送到手术室，进行异物取出术。

（2）并发症期需应当用大量抗生素进行抗炎治疗。

（3）术前用药：苯巴比妥钠 2mg/kg，阿托品 0.02mg/kg。术前 30~40 分钟肌内注射。

知识点 33：小儿气管、支气管异物取出麻醉选择

（1）无麻醉下直接喉镜取异物：喉和气管异物，可能引起严重呼吸窘迫；可导致完全阻塞而致死。为了争取时间，立即吸纯氧、局麻下直接喉镜下取异物。如不成功应当插入气管导管，辅助呼吸（切不可正压通气），待病儿缺氧得到改善后，再行支气管镜检查。

（2）静吸复合麻醉：基础麻醉下开放静脉通道，吸氧 5 分钟，麻醉多采用丙泊酚+七氟烷+芬太尼（瑞芬太尼）。置镜前以 2%丁卡因作喉及声门的局部表面麻醉，预防置镜时喉痉挛及缺氧。

知识点 34：小儿气管、支气管异物取出麻醉管理

（1）术中通气：经支气管侧管供氧。高频通气，60~100 次/分频率，0.8~1.2kg 驱动压。或安置半开放的装置给氧及辅助呼吸。

（2）监测：Bp、心电图、血压、SpO_2。

（3）注意事项：①X 线胸片提示肺气肿，应当避免使用 N_2O；②每次支气管镜检时间不宜过长，如果发现 SpO_2 下降至 80%，心律明显减慢，口唇与指端发绀，心律失常，均应暂停手术，将镜管退至主气管。辅助呼吸，使 SpO_2 恢复正常再继续检查；③异物直径大于支气管镜内径，应当同时将异物钳与支气管镜一起退出。若异物脱落，立即在咽喉部寻找；或再下支气管镜，在必要时行气管造口，可以由此处取出异物；④退出镜后，立即面罩加压吸氧，待病儿完全清醒后送至病房，继续吸氧；⑤为减少局部损伤继发术后喉水肿，术中及术后应当考虑用皮质醇如地塞米松 0.5~1.5mg/kg。

知识点 35：小儿湿肺手术麻醉准备

（1）纠正低蛋白血症及贫血，必须应用抗生素治疗及定时更换体位加强引流以利于减少分泌物。

（2）X 线胸片的复习，了解总气管和支气管的长度及直径，以供导管的选择及制作。

（3）术前用药：阿托品、地西泮或苯巴比妥手术前 30 分钟肌内注射。

知识点 36：小儿湿肺手术麻醉导管的选择

（1）单腔气管插管（SETT）：采用普通单腔气管导管插入健侧主支气管。

（2）气囊支气管堵塞导管（BB）：在普通气管导管置入 BB 也可以施行单肺通气。可以应用于任何年龄组。

（3）Univent 管：可以用于 6 岁以上的小儿。

（4）双腔气管导管（DLT）：可以用于 8 岁以上的小儿。

知识点 37：小儿湿肺手术麻醉实施与术中管理

（1）麻醉实施：多采用静吸复合全麻。

（2）术中管理：①监测血压、心电图、血气、脉搏氧饱和度、体温及 CVP 等；②输血输液量根据术中肺切除范围，出血量，循环状态等精细地进行调整输注速度和用量。总之，应当保持在等量或稍欠量补充为原则；③重视呼吸道管理，调整好通气各参数。如氧分压较低时可以采用 $5\sim6cmH_2O$ 的 PEEP 方式进行治疗；④随时注意体位改变及术中牵拉肺时使导管发生的移位，此种情况极为危险，决不能让其发生。当肺叶或肺切除时，术者应当将残端支气管分泌物吸净，防止术中更换气管导管或术后拔管时分泌物进入健肺。

知识点 38：小儿湿肺手术术后管理

复查呼吸、血气、循环及各项生理参数正常后，吸净气管内分泌物，呼之能睁眼，咳嗽反射强烈，停止吸氧后 SpO_2 保持 95% 以上，可拔除气管导管。

知识点 39：新生儿脐鼓出和腹裂麻醉

在麻醉前，应当注意检查有无合并其他脏器的畸形。因腹腔脏器大量暴露，应当特别注意保温及水电解质的补充。麻醉诱导及气管插管无特殊要求。在术前应当经颈内或锁骨下静脉置管，监测 CVP 及作为输液通路。内脏复位时因外露内脏多，腹腔容积小，复位当时及复位后，腹内压增高，限制膈肌运动，压迫血管血液向胸腔转移等，严重影响心肺功能及产生明显的血流动力学的改变，甚至因腹内压持续过高（正常 7mmHg±3mmHg）导致腹腔间隙综合征。因此应当根据呼吸功能和血流动力的耐受限度决定内脏还纳与关腹。有时采取腹壁减张措施，增加腹腔容积或分期修补腹壁。术中水电解质需要取决于外露内脏的多少，在内脏尚未还纳时一般需要 $15\sim25ml/(kg\cdot h)$。

知识点 40：新生儿麻醉选择

（1）局麻适用于短小手术，例如经会阴肛门成形等。

（2）骶管及脊麻镇痛确实，术后无呼吸抑制，适用于下腹及会阴部手术，骶管留置导管还可以用于术后镇痛。

（3）气管内全身麻醉适用于各部位较复杂手术，便于管理呼吸，最为常用。

第八节　老年人麻醉

知识点 1：高龄对机体生理的影响

老年人中枢神经系统、外周神经系统均呈退行性变化以及功能下降。肺实质弹性回缩力的下降，肺泡表面活性物质改变，使肺静态顺应性增加。呼吸肌萎缩，因此任何增加呼吸肌负担或者降低其能量供应的因素均使老年人更易发呼吸衰竭。在应激状态下，老年人心血管系统应激反应迟钝，对低血容量和低血压的代偿反应差。在药物作用、失血等情况下容易出现血压骤升、剧降、低血压或休克。老年人肝体积可缩小 20%~40%，肝脏血流每十年约减少 10%。肝脏代谢药物的能力下降。老年人肾脏体积及功能均逐渐下降：肾脏维持电解质平衡和尿液浓缩能力的下降，保钠和排钠能力下降，液体管理变得困难，老年人糖耐量降低。体热容易丧失，老年人体内肌肉成分减少而脂肪含量增加，机体含水量减少，对药物的药代动力学及药效动力学可产生影响。

知识点 2：老年人药动学特点

老年人药动学的特点主要表现包括：被动转运吸收的药物吸收不变、主动转运吸收药物的减少，药物代谢能力的减弱，排泄能力的降低，消除半衰期的延长，血药浓度的增高等。

知识点 3：高龄对硬膜外麻醉的影响

高龄对硬膜外麻醉的影响包括解剖学、生理学和局麻药物药理等方面。

（1）解剖学方面：与年龄相关的脊柱关节的退行性改变使椎间隙变窄甚至闭锁，注射局部麻醉药可能比年轻人扩散的平面更广；老年人蛛网膜的绒毛体积增加，硬脊膜的通透性增加，因此老年人硬膜外麻醉起效较快。所以超过 60 岁的患者应当适当减少局麻药物的用量。

（2）生理学方面：老年人硬膜外麻醉后交感神经阻滞，易发生血压降低；在处理低血压时应当注意老年人对肾上腺素能受体兴奋剂的敏感性降低。此外，硬膜外麻醉后血管扩张，老年人可能会发生体温降低，有可能诱导发生危险的心血管并发症。

（3）局部麻醉药物药理方面：正常老化过程中发生的生理反应及老年人并发疾病的严重程度，均对硬膜外麻醉时局麻药物药代动力学和药效动力学可有不同程度地影响。

局麻药物的吸收决定于注射部位的血液供应和药物在注射部位的组织溶解度、分解率、浓度及通透性。老年人的病理或生理造成的局部血液灌注的改变可显著影响局麻药物的吸收率和清除率，如血容量不足或其他疾病引起的组织灌注不足，可减缓局麻药物的吸收，而伴有酸中毒的老年人可增加局麻药吸收从而增加局麻药中毒的发生率。多数局麻药物主要通过肝微粒体酶代谢而排出体外，一些研究结果证明因年龄增加而引起的肝微粒体酶代谢减弱可显著减低部分局麻药物（如利多卡因等）的血浆清除率。同时因老年人血浆蛋白含量降低，与血浆蛋白结合药物的量相应减少，游离药物浓度升高，所以老年人使用蛋白结合率高的局麻药物时应当适当减少剂量。其他药物的相互作用也可影响局麻药物的药代动力学，例如 β 受体阻滞药可以减少肝血流、抑制肝细胞对药物代谢从而降低利多卡因等的清除率。

知识点4：老年人对局麻药物敏感性产生改变的原因

因老年人神经系统的生理功能变化，老年人对局麻药物敏感性可发生改变。产生敏感性改变的原因包括：药物感受器的数量变化；与细胞耦联的信号传导机制的变化；其他药物的相互作用。

知识点5：老年人手术麻醉术前评估

老年患者术前评估包括两个要点。第一要重点评估老龄过程中常见的合并疾病，这些合并疾病通常对麻醉管理提出特殊要求。心血管疾病和糖尿病在老年人群很常见。肺部疾患发生率约5.5%，是老年非心脏手术后排第三位的致死因素。第二要将患者看作有机整体来重点评估器官功能的储备能力。单凭老年患者实验室检查结果是否在正常值范围内，无法预测围术期不良反应。术前心电图异常较常见，但对术后心脏并发症无预测价值。ASA分级和心脏病患者非心脏手术指南中的外科手术风险分级对患者评估意义更为显著。

知识点6：增加老年患者围术期死亡率的危险因素

增加老年患者围术期死亡率的危险因素包括：
（1）急诊手术：急诊手术的死亡率远高于择期手术。
（2）手术部位：胸、腹部手术的死亡率和并发症的发生率明显高于其他类型的手术。
（3）老年患者合并的疾病也是预测围术期是否死亡的重要因素。
（4）评估人体营养状态的清蛋白水平，也可作为预测老龄患者手术预后的重要指标。

知识点7：老年人麻醉手术风险分级

（1）高风险（围术期心血管事件>5%）：主动脉和大血管手术。
（2）中等风险（围术期心血管事件1%～5%）：腹腔或胸腔开放手术、颈内动脉手术、骨科手术、头颈部手术、前列腺手术。
（3）低风险（围术期心血管事件<1%）：表浅手术、内镜手术、眼科手术、乳腺手术及门诊手术。

知识点8：老年人麻醉前准备

（1）完善各项检查：对老年心血管的检查和准备要详细。凡老年患者均要检查心电图、X线片、血压、眼底变化、肺功能和肝功能、肾功能、血常规等。
（2）治疗全身异常情况：对全身情况异常的老年患者，必须足够重视，慎重处理。老年人全身情况异常表现为：①心电图：心肌劳损、心房颤动、梗死、左束支传导阻滞、Ⅱ～Ⅲ度房室传导阻滞、频发室性期前收缩、肺性P波；②X线片：心胸比>50%；③眼底变化：Keith-Wagener Ⅱ度以上；④血压：160/100mmHg 以上，依世界卫生组织（WHO）标准属于Ⅱ～Ⅲ期高血压者；⑤贫血：血红蛋白<90g/L；血清总蛋白 59g/L，肝功能异常；清蛋白 29g/L 以下；⑥其他：既往有脑血管意外、心肌梗死、糖尿病及心肾衰竭病史者。

（3）无须处理的异常情况：在麻醉前可以不处理的异常或非绝对禁忌的并发症包括：①单纯高血压：单纯性高血压不合并脏器功能障碍；②单纯心室肥厚：单纯心室肥厚不合并脏器功能障碍；③心电图轻度改变：一般心律失常或是 ST 段、T 波改变等。

（4）心功能处在最佳状态：在麻醉前患者心功能要处于最佳状态时施行手术和麻醉。下列情况必须在术前和内科、外科进行协商处理，以提高手术的安全性：①心电图（ECG）改变：心电图多导联低电压；②室性期前收缩：频发的多源性室性期前收缩；③传导阻滞：完全性左束支传导阻滞；④心房颤动：心房颤动合并心室率增快；⑤房室传导阻滞：Ⅱ～Ⅲ度房室传导阻滞、有 Q 波并伴有明显的 ST 段降低及 T 波改变者；⑥心肌梗死：3～6 个月之内有心肌梗死者；近期梗死的择期手术，应当延期至 3～6 个月以后进行；⑦肺性 P 波：ECG 上可见肺性 P 波；⑧右心衰竭：右心负荷增加或右心衰竭；⑨微循环障碍：微循环淤血等；⑩急症：凡急症手术，手术不允许延迟时，应当在心血管内科医师协助下，共同维护心脏功能，以降低手术的病死率，特别是心肌梗死患者。

知识点 9：老年人麻醉方法中的局部麻醉

局部浸润、区域阻滞及神经阻滞麻醉，患者可以保持清醒，对全身的生理影响轻微，只要能够满足手术要求，应当尽量应用。因老年人对局麻药的清除能力减低及敏感性增加，应当适当减少剂量和延长重复给药的间隔时间。但麻醉效果要确保满意。如镇痛不全，可能导致高血压、心动过速等，并因此诱发心肌缺血带来并发症。

知识点 10：老年人麻醉方法中的椎管内麻醉

（1）蛛网膜下腔阻滞麻醉（又称为脊麻）：因老年人脊髓及周围神经退行性变，脑脊液分泌减少、压力降低、容量减少以及局麻药在蛛网膜下隙吸收减慢、浓度增高等，老年人脊麻起效快、扩散广、阻滞时间延长。加之老年人心血管调节能力差，容易发生明显低血压。但只要没有明显心功能不全和血容量不足，T_{12} 平面以下的阻滞对循环影响较轻。因脊麻效果确切，肌松良好，所以老年人下肢、会阴及肛区手术采用低平面脊麻是可取的，但用药量宜减，通常减量 1/3～1/2。如应用布比卡因 5mg 做鞍麻或 5～7.5mg 做低位脊麻。

（2）硬膜外阻滞麻醉：对于一般情况及心肺功能较好的老年患者，施行下腹部及其以下部位手术，硬膜外麻醉效果较好。因老年人的蛛网膜绒毛显著增大，使硬脊膜渗透性增高，硬膜外隙局麻药有可能弥散至硬膜下，以致 3ml 的试验剂量，有可能出现高平面的硬膜外阻滞效果。因此老年患者应用硬膜外阻滞时应当分次小剂量给药，并密切监测血流动力学变化和维持呼吸稳定。另外，老年人多有韧带纤维化和钙化，椎体肥大和骨质增生，硬膜外穿刺的难度有时较大。为确保患者在实施椎管内麻醉中的安全，患者进入手术室后先开放静脉，补充液体 300~500ml。在硬膜外麻醉效果满意的基础上，为减轻牵拉痛，可以适当以辅助用药。切忌于硬膜外麻醉效果不满意的情况下，带辅助药施行手术。区域麻醉对术后纤维蛋白溶解有抑制作用。研究显示区域阻滞麻醉可减少全髋关节置换术后深静脉血栓的形成，甚至减少手术的出血量。

知识点 11：老年人麻醉方法中的全身麻醉

阿片类镇痛剂建议选用短效或易于滴定的瑞芬太尼，与其他阿片类镇痛药相比，瑞芬太尼在老年患者的药代动力学变异较小。老年患者全身麻醉建议选用短效肌肉松弛剂。研究表明泮库溴铵维持全麻者，术后肌松残余和肺部并发症发生率高于阿曲库铵及维库溴铵。环糊精的上市可使罗库溴铵在老年患者全麻中更具优势。地氟烷用于老年麻醉具有苏醒迅速的优点。同时注意对术中体温的监测，以防止低体温的发生。

知识点 12：选择老年人麻醉方法的依据

选择麻醉方法的依据主要包括：
（1）患者的基本情况及并存疾病的状态。
（2）拟行手术的种类。
（3）麻醉医师个人经验及设备条件。
（4）麻醉方法及药物的优缺点。

知识点 13：老年人麻醉手术术前用药

老年人在麻醉前用药宜避免使用麻醉性镇痛药，镇静催眠药的应用也应当慎重，剂量要减少。老年患者多有心动过缓，全麻患者术前可给予阿托品。为了避免阿托品增加心率，有明显的心肌缺血患者宜改用东莨菪碱。

知识点 14：老年人麻醉手术术后注意事项

（1）术后监护：术前合并疾病对术后并发症的影响大于麻醉处理，围术期监护治疗主要针对合并疾病及手术类型进行。
（2）术后急性疼痛治疗：对有严重认知功能障碍的患者的疼痛评估很困难。老年患者处理疼痛时要遵循：①多模式镇痛方式很重要，可提高镇痛效果和减轻镇痛药物毒性；②使用局部镇痛是一个有效的辅助方法；③尽量使用非甾体类抗菌药减少麻醉性镇痛药物的剂量、增加镇痛效果并减少炎症介质的发生。
（3）术后认知功能障碍：术后谵妄是常见的不良事件。短期的术后认知障碍可能与多种病因相关，其中包括微栓塞、低灌注、麻醉、全身炎症反应、抑郁和遗传因素。远期认知功能障碍与麻醉的关系目前有争议。

知识点 15：对老年患者术后并发症的管理

（1）吸氧和加强生命体征监护：老年患者术后应当常规行鼻导管或面罩吸氧，同时应当常规监测 SpO_2 直到没有低氧血症发生的趋势为止，这样可以降低低氧血症的发生率。一般接受全身或椎管内麻醉的老年患者应当辅助吸氧 48 小时。必要时行机械通气支持治疗。

（2）镇痛：良好控制术后疼痛可减少老年患者心血管、呼吸和胃肠道系统的并发症，完善镇痛还可促进患者早期活动，从而早期出院。

老年患者术后使用对乙酰氨基酚等 NSAID 类药物镇痛时，应当考虑到老年患者易于发生肾功能损害、消化性溃疡等并发症。老年患者术后比较可取的镇痛方式应当为区域神经阻滞合并严密监测下的静脉阿片类药物应用，剂量可从青壮年的 25%~50% 开始，同时监测其镇静和呼吸。并根据镇痛评估的结果调整镇痛药物的剂量，这样既可以提高镇痛效果又可以减少与术后镇痛相关的并发症。

（3）输液管理：老年患者手术后易于发生液体输注不当，所以严格管理是非常必要的，建议详细记录出入量并能解释其变化的原因，这样可以大大降低手术后并发症的发生率及死亡率。

（4）处理恶心、呕吐。

（5）早期活动：早期、频繁的物理治疗和活动可促进术后恢复和减少住院日。若患者全身情况容许，手术后 24 小时应当进行活动和多种形式的康复治疗，同时也可容许伤腿负重（身体重量）行走。

（6）预防便秘：应当积极预防便秘，特别是髋部骨折的老年患者。手术后镇痛时阿片类药物（即使少量）的应用、脱水、食物中纤维减少和活动减少等都是导致便秘因素。可采取下列措施治疗便秘：轻泻药、增加液体摄入量、增加膳食中纤维和早期活动。

（7）其他应当考虑的因素：①将定时查看患者作为 PACU、ICU 的常规；②具有发生深静脉血栓危险的老年患者应当进行预防处理；③定期检查有无下列手术后并发症：感染（肺部、尿路、伤口）、深静脉血栓及肺栓塞、缺氧、败血症、水电解质失衡、乙醇或毒品戒断、认知功能障碍或痴呆及其引起的意识混乱；④及早进行肠道内或肠道外营养可促进康复；⑤推荐多科室合作使用多种手段促进恢复。

第九节　高血压患者麻醉

知识点 1：围术期高血压的风险

围术期高血压的风险在于可能出现严重的心血管不良事件，如心律失常、心肌缺血、左心衰竭、高血压脑病、颅内出血、主动脉撕裂、主动脉及大血管吻合口破裂、急性肾衰竭等。

知识点 2：高血压患者麻醉危险性评估

高血压患者的危险性评估，以是否合并重要脏器损害及损害的程度进行定夺：

（1）心脏有无心室肥厚或扩大、心律失常、冠心病与心功能不全。有心力衰竭和冠心病者，麻醉的危险性增加。

（2）有无高血压脑病及脑血管意外史。伴有者处理时危险性大。

（3）肾功能有异常者，麻醉的危险性大。

（4）有无血管痉挛、硬化、出血及渗出。

（5）应用利尿降压药后所导致的低血钾、低血钠等电解质紊乱时麻醉危险性大。

（6）收缩压<160mmHg，舒张压<100mmHg，眼底检查可见血管痉挛或硬化Ⅰ级，无心、脑、肾损害者，对麻醉的危险性较小；收缩压>160mmHg 或舒张压>100mmHg，眼底检查血管硬化Ⅱ级，心、肾功能有轻、中度损害者，对麻醉有一定的危险。

知识点 3：术前高血压的治疗原则

（1）除了血管紧张素转换酶抑制剂及血管紧张素受体阻断剂外的抗高血压药要持续用至手术前。

（2）因血管紧张素转换酶抑制剂及血管紧张素受体阻断剂可能引起麻醉诱导及术中严重低血压，所以在术前 10 小时以前停用或减量。

（3）2 级以上不伴终末器官损害的高血压，静脉使用 β 受体阻滞药降压时，不要使降幅超过 20%，可以选用美托洛尔、拉贝洛尔；如果心率较慢或 β 受体阻滞药有禁忌时，可以选用二氢吡啶类钙通道阻滞药（尼卡地平或丁酸氯维地平）；不应使用可能出现无法预料的低血压的降压药，比如硝苯地平和肼屈嗪。

知识点 4：高血压患者选择麻醉方法的依据

高血压患者的麻醉方法，根据高血压的严重程度和有无严重并发症来选择。对Ⅰ期高血压的患者，麻醉危险性不大，与一般患者麻醉无区别。对Ⅱ期高血压的患者，特别是Ⅲ期高血压患者，常合并其他脏器的器质性病变，具有一定危险性，或危险性较大，应予以重视，应当选择对心、脑和肾功能影响最小的麻醉药物和方法。

知识点 5：高血压患者麻醉方法

（1）局部麻醉：仅适用于小手术。麻醉的效果应力求全面，辅助镇静、镇痛药，以减少刺激。局部麻醉药物禁忌加入肾上腺素。神经阻滞与局部麻醉相同。

（2）腰麻：选低位手术较为安全。防止平面过高，以免对循环影响较大，禁用于阻滞 T_{10} 以上的手术。

（3）硬膜外麻醉或腰-硬联合麻醉：限于中腹部以下的手术，但平面不宜过宽，避免血压波动。应当分次小量给药。一旦血压降低，以输液和升压药等纠正。当麻醉效果不能满意时，要用辅助药，麻醉不宜过量、过快给药。上腹部手术应当予慎重。腰-硬联合阻滞麻醉具有两者优点，较多选用。

（4）全身麻醉：手术范围广、创伤大的复杂手术，或病情危重者，选全身麻醉较为安全。

知识点6：高血压患者麻醉管理的原则

麻醉管理的原则是维持血压接近术前的水平，防止血压剧烈波动（MAP波动大于20%），因为围术期心血管并发症与血压剧烈波动相关而不是与术中高血压本身相关。

知识点7：围术期麻醉及术后严重高血压的应激处理

（1）血压未到危急状态（通常收缩压>180mmHg、舒张压>120mmHg）的处理：①排除高血压诱发因素，如麻醉深度不够、二氧化碳潴留、缺氧、手术强烈刺激等；②应用氟哌利多3~5g静脉注射，吸入高浓度恩氟烷（4%~5%），持续5分钟。如血压不但不降，反而升高，应当立即改用0.01%硝酸甘油溶液静脉滴注，滴速据病情而定；③如经以上处理血压仍无法有效控制，可以应用乌拉地尔降压，初始剂量为5mg静脉注射，无效可重复追加，直至血压控制为止。通常用至10~25mg可见效，常用量为15~25mg，避免使用大剂量，极量为50mg；④艾司洛尔0.05~0.3mg/kg或维拉帕米1mg分次给药，控制心动过速；⑤对于心绞痛、心肌缺血、冠心病或其他心脏疾病患者，最好选用硝酸甘油控制降压。

（2）血压急剧上升处于危急状态（收缩压>200mmHg）的处理方法：①0.01%硝普钠溶液静脉滴注或2~6μg/(kg·min)泵入。非常紧急的状态时，应用1~3μg/(kg·min)持续静脉注射（应当边观察变化边给药）；②丙泊酚1~2mg/kg静脉注射加深麻醉；③乌拉地尔每次15~30mg静脉注射；④艾司洛尔0.3mg/kg或尼卡地平20~30μg/kg静脉注射。

第十节 心脏病患者非心脏手术麻醉

知识点1：围术期危险性的影响因素

麻醉和手术的危险性及结局，不仅取决于心脏病变本身的性质、程度及心功能状态，还取决于其他重要脏器和系统的功能状态，手术创伤的大小，麻醉和手术者的技术水平，术中、术后监测条件等因素。

知识点2：心脏病患者非心脏手术术前检查

（1）心脏疾病患者术前常规检查：心脏疾病患者术前常规检查计划应当包括：普通ECG、X线胸片及心脏超声检查。

（2）进一步特殊检查：24 小时心电图（Holter）或运动负荷心电图、心导管检查、24小时血压动态监测、心血管核医学检查等。

（1）洋地黄类药物：安全范围窄，通常情况下，术前 24~48 小时或手术当天停用，必须要用时（如用于控制房颤时快室率）改为静脉用药。

（2）β 受体阻滞药和钙通道阻滞药：可以降低围术期心血管意外风险，可持续使用至术晨。

（3）ACE 抑制剂：易导致术中低血压，术晨可以暂停，术后血容量正常后恢复服用。

（4）利血平：易导致难以纠正的低血压，术前 1~2 周停药改用其他降压药物。

（5）利尿药：术前停用 2~3 天或用至术晨，需要监测电解质变化。

（6）急诊入室抢救性血管活性药物：持续使用并适当调整以维持血流动力学的稳定。

（1）阿司匹林及 NSAID 类药物：区域麻醉和手术出血风险小，围术期无需停药。

（2）氯吡格雷（噻吩吡啶）：通常主张术前停药 7~10 天（血小板才能够恢复），但是停药 3~4 天后血小板估计可以恢复 50%，通常手术即可以实施；停氯吡格雷期间阿司匹林需要持续使用。

（3）肝素和低分子肝素：椎管内穿刺和导管拔出必须在末次使用低分子量肝素至少间隔 10~12 小时（大剂量使用要求停药至少 24 小时）后实施，且拔除硬膜外导管后至少 2 小时内不允许使用；普通肝素需停药 4~6 小时，并复查 APTT 正常后才能够行椎管内穿刺。

（4）华法林：必须在停用华法林 4~5 天之后，且凝血功能检查国际标准化比率正常时（INR<1.5）方可实施椎管内麻醉。

（5）出血风险小的手术（如浅表小手术）可以无需改变抗凝药物的治疗；浅表而易于压迫止血的外周神经阻滞也不影响抗凝治疗，而深部的外周神经阻滞（例如腰丛及椎旁神经阻滞等）则参考椎管内阻滞对抗凝药物调整的要求。

麻醉前用药的主要目的包括缓解术前紧张、焦虑、有利于血流动力学稳定。常用药物包括吗啡、咪达唑仑等镇痛镇静药物和东莨菪碱或阿托品等抗胆碱能药物。高血压及冠心病患者通常不用阿托品而用东莨菪碱代替。小儿患者在麻醉前用药可以通过口服、滴鼻及静脉注射等非肌内注射方式给予。急危重患者的麻醉前用药应当减量或不用。

（1）理想目标：维持血流动力学稳定及心肌氧供需平衡。

（2）具体要求：①控制高血压同时更应当避免低血压；②维持稳定而适当的心率；③合理的心脏前、后负荷；④维持电解质的正常及酸碱平衡；⑤避免缺氧及二氧化碳蓄积；⑥避免低灌注或分流加重。

（3）实施措施：①要求麻醉深浅适度，控制应激反应当在适当水平，术中不出现知晓，既达到良好镇痛又不至于影响血流动力学稳定；②麻醉药物和血管活性药物的结合使用，更有利于维持循环的稳定，降低心血管事件的风险。

知识点 7：心脏病患者非心脏手术麻醉方法选择

（1）局部麻醉：仅用于短小的表浅手术，合并心脏病患者的局麻药中避免加肾上腺素等缩血管药物。

（2）外周神经阻滞：能够提供良好的阻滞效果和稳定的血流动力学效应，适用于合并心脏疾病患者的肢端部位手术。

（3）骶麻：适用于肛门、会阴、膀胱镜检等，低平面腰麻适用于肛门、会阴、下肢手术以及下腹部手术，危重患者选择骶麻应慎重并注意控制阻滞平面。

（4）持续硬膜外麻醉：用于腹部手术及下肢手术，危重患者慎用或注意控制麻醉平面不宜过广。

（5）全身麻醉：适用范围广，但麻醉管理复杂，对麻醉医生综合水平要求相对较高。

（6）复合麻醉：如全麻复合椎管内阻滞或神经阻滞或局部麻醉，局部麻醉复合镇痛镇静，合理应用复合麻醉则能够提供更安全有效的麻醉和镇痛。

知识点 8：冠心病围术期麻醉术前风险评估

出现以下情况应当高度重视：①多次心肌梗死；②合并心衰；③左室舒张末期压力>18mmHg；④心脏指数<2.2L/（min·m^2）；⑤射血分数<40%；⑥左室造影显示多部位心室运动障碍；⑦左室舒张末直径>60mm；⑧体能差。

知识点 9：围术期冠心病患者的非药物治疗

（1）对稳定型心绞痛和无症状缺血性心脏病的患者没有证据支持术前需要预防性经皮冠状动脉介入治疗（PCI）或行冠状动脉搭桥（CABC）手术，除非患者发生急性冠状动脉综合征。

（2）术前已行 PCI 的患者应当仔细评估抗凝和术中出血的风险；PCI 进行后 4 周内不建议进行择期非心脏手术。

（3）可以推迟 12 个月的非心脏手术，可以安装药物洗脱支架（DES），双抗凝（阿司匹林+氯吡格雷）持续 12 个月以上。

（4）可以推迟到 1~12 个月的手术，可进行普通支架置入术，行双抗凝 4~6 周后，行单抗凝（阿司匹林）治疗。

（5）若 2~6 周内必须手术，行普通支架置入，单抗凝（阿司匹林）治疗。

知识点 10：围术期冠心病患者的药物治疗

围术期冠心病患者的药物治疗见表 3-1-7。

表 3-1-7　围术期冠心病患者的药物治疗

序号	项　　目	具体内容
1	β 受体阻滞药	可减少冠心病患者围术期缺血，降低心梗和死亡率，长效药物优于短效药物，目标心率控制在 70 次/分以内
2	他汀类药物（降脂药）	术前使用他汀类药物可降低死亡率（44%），而停药是心肌坏死的独立预测因子，累积的证据表明心脏病患者围术期使用他汀类药物有心脏保护作用
3	α_2 受体激动剂（可乐定）	对心脏病患者围术期血流动力学影响小，可降低心梗发生率和死亡率
4	钙通道阻滞药	可显著降低非心脏手术围术期心肌缺血和室上性心律失常发生率
5	硝酸酯类	高危患者，尤其是术前已经使用硝酸盐类控制心绞痛的患者非心脏术中预防使用硝酸甘油防止心肌缺血和心脏事件的益处不明确；预防性使用硝酸酯类必须考虑麻醉计划，患者的血流动力学状态，必须认识到术中经常发生低血压和低血容量
6	抗凝药物	噻吩吡啶类药物（氯吡格雷）在 PCI 后使用至少 4~6 周（普通支架）或 12 个月（药物洗脱支架），提前终止该药风险很大，出血风险大的手术尽可能推迟到药物结束后，无法推迟而需要停药物的，术后尽可能早期恢复，而阿司匹林必须持续使用

知识点 11：冠心病患者的麻醉管理

（1）在麻醉前适度使用镇痛镇静药物可以减轻患者紧张焦虑，对冠心病患者是有利的，而术前肌内注射阿托品增加心率和心肌氧耗，可以用东莨菪碱替代。

（2）气管插管和麻醉诱导：依托咪酯用于麻醉诱导较丙泊酚更能提供相对稳定的血流动力学；阿片类药物能抑制气管插管时的应激反应，也可以辅助表面麻醉，在必要时静脉注射 β 受体阻滞药或钙通道阻滞药等能更好地控制应激反应导致的血流动力学变化。

（3）术中通过适当的麻醉调节手段（麻醉方法、麻醉药物的选择及麻醉深度调节）和合理应用血管活性药物，以达到维持血流动力学的稳定，保持心肌氧供需平衡，顺利渡过围术期。

（4）麻醉复苏及拔管：①在呼吸恢复后，在麻醉较深条件下拔管吸引，继之以口咽通气道等气道装置可以减轻拔管时血流动力学波动，或在停麻醉药后避免任何不良刺激，待患者自然苏醒后拔管，也可以提供较稳定的血流动力学效应；②拔管期间的应激反应必要时可以通过血管活性药物来控制；③阿托品/新斯的明合剂可增加心肌氧耗，诱发冠脉痉挛，不建议常规用于高血压、冠心病或老年患者的肌松拮抗。

（5）对于合并冠心病的患者，良好的术后镇痛是非常必要的。

知识点 12：冠心病患者术中麻醉调节手段

（1）预防交感张力过高（如麻醉调节和 β 受体阻滞药，避免缺氧及二氧化碳蓄积等）。

（2）适当降低心率和抑制心肌收缩性（如麻醉调节、β 受体阻滞药和钙通道阻滞药）。

（3）确保必要的冠状动脉灌注压（如适度的容量和外周血管收缩药等维持血压稳定）。

（4）使用营养心肌和保护心肌的药物（1,6 二磷酸果糖、磷酸肌酸等）和手段（缺血预处理）。

（5）吸入麻醉药物（如异氟烷和七氟烷等）以及部分静脉麻醉药物（例如丙泊酚和右美托咪定等）证实有心肌保护作用。

知识点 13：瓣膜心脏病围术期麻醉术前风险评估

（1）根据心脏超声及心导管检查了解病变部位及性质（狭窄或关闭不全）以及严重程度。

（2）评估心脏受损程度：心功能不全、心律失常、心肌缺血、脑供血不足等。心脏扩大程度或心胸比。

（3）了解肺部的受累情况：肺部感染或纤维化、肺动脉高压。

知识点 14：瓣膜心脏病围术期麻醉管理

（1）主动脉瓣狭窄：①维持相对稳定的窦性心律及适当的容量，防止低血压的发生；②选择对心血管抑制较小的药物及麻醉方式；③可以选择缩血管药提高灌注压和正性肌力药改善心功能，扩血管药物使用应当谨慎。

（2）主动脉关闭不全：①维持必要的心肌收缩力；②维持充足的血容量；③轻度的血管扩张；④适当偏快的心率，应避免心动过缓。

（3）二尖瓣狭窄：①适当限制容量、维持循环稳定，避免心动过速；②在处理低血压时，可以选用带有正性肌力作用的药物（如麻黄碱、多巴胺及肾上腺素等）而并非纯血管收缩药和扩容。

（4）二尖瓣关闭不全：维持一定的心肌收缩力、血管扩张及增快的心率。

知识点 15：先天性心脏病围术期麻醉术前风险评估

对于先天性心脏病，术前需了解：左向右分流还是右向左分流，缺损大小或分流量大小，病变的复杂程度，心脏受损状况或发育状况，活动能力和有无心衰，有无发绀和肺动脉高压，以及是否出现艾森门格综合征，患儿或患者发育情况及有无其他合并症。并应了解近期有无严重心衰、严重心律失常和晕厥情况发生。

知识点 16：先天性心脏病围术期麻醉管理

（1）左向右分流（如房/室间隔缺损和动脉导管未闭等）：①在出现肺动脉高压和右心衰竭前，术中麻醉管理的重点是避免外周阻力增加导致左向右分流进一步加重，如避免过浅麻醉引起的应激反应引起外周阻力加重，在必要时适当降低外周阻力（如硬膜外阻滞或较深全麻，扩血管药物等）；②当疾病发展出现肺动脉压力增高或右心衰竭，则重点应当是降低肺动脉压力和心功能的支持等。

（2）右向左分流（如法洛四联症等）：①维持有效血容量及外周血管阻力（SVR），降低肺血管阻力（PVR）及预防缺氧发作；②机械通气时气道压力不宜过高，以免外周阻力和血压下降，谨慎使用椎管内麻醉，避免全麻过深，在必要时使用血管收缩药物提高外周血管的阻力；③负性肌力药物如吸入麻醉药、β 受体阻滞药有助于缓解法洛四联症患者漏斗部痉挛；④体重超过 20kg，HCT 超过 50%，可以放血 10~20ml/kg；⑤心功能不全时需使用多巴胺及肾上腺素和（或）米力农等正性肌力药。

（3）左向右分流型先天性心脏病在发展到一定程度（肺动脉压力≥外周血管阻力）时可能出现双向分流甚至有向左分流（即艾森门格综合征），是病情严重的表现，管理原则主要是维护心功能及降低肺动脉压力等措施，常用降低肺动脉压力的药物包括：硝酸甘油等血管扩张剂、吸入一氧化氮、静脉使用或雾化吸入前列腺素 E_1 等，选择具有降低肺动脉压的强心药物例如多巴酚丁胺及磷酸二酯酶抑制剂如米力农等。

知识点 17：肥厚梗阻型心肌病麻醉管理

（1）避免加重流出道梗阻和增加左室流出道压力阶差的因素包括：动脉压下降，前负荷降低，心肌收缩力增强和心率加快。

（2）需充分镇静，减少应激反应。

（3）维持较高的前后负荷，避免使用血管扩张药物。

（4）用钙通道阻滞药和 β 受体阻滞药适度抑制心肌收缩力和降低心率或血压。

（5）在出现低血压时可适当使用血管收缩药物而避免使用正性肌力药物。

（6）安置 ICD 的患者术中需要使用电刀时，需要提前暂时关闭 ICD。

知识点 18：心包疾病麻醉管理

心包疾病麻醉管理包括：有创血压及 CVP 监测；选择对循环抑制小的麻醉药物；利尿、强心、扩血管治疗改善心功能；维持适度偏快的心率；限制性的容量管理；严重的心包填塞应当在麻醉前行心包穿刺引流。

第十一节　呼吸系统疾病患者麻醉

知识点1：急性呼吸道炎症的麻醉要点

择期手术降低麻醉引发的呼吸道并发症的发生率的最佳方案是等呼吸道疾病临床痊愈1个月后，再接受麻醉。急诊手术时患者的外科疾病或外伤不允许选择麻醉时机，急诊手术麻醉前询问病史和查体需要更认真，准确判断与麻醉相关的病理变化，设计相应的麻醉方案，准备完善的应对措施和气管插管器材。

知识点2：慢性呼吸道炎症麻醉方法的选择

（1）局麻与神经阻滞：可保留自主呼吸，对呼吸影响较小，但应用范围有限。

（2）椎管内麻醉：①通常不选择腰麻，因其对循环干扰大；②不适用于严重呼吸功能障碍患者；③不适用于哮喘患者；④椎管内麻醉应用辅助药时，应当避免其呼吸抑制作用。

（3）气管内麻醉：适用于病情重、呼吸功能差或已有低氧血症的患者，也适合用于长时间的复杂手术。

知识点3：慢性呼吸道炎患者麻醉所用的吸入麻醉药

氟烷对于呼吸道无刺激，一般可以直接松弛支气管平滑肌，主要适用于慢性支气管炎及哮喘患者。低浓度异氟醚和七氟醚对呼吸道无刺激，并可以抑制迷走神经兴奋引起的支气管痉挛。

知识点4：慢性呼吸道炎患者麻醉所用的静脉麻醉药

硫喷妥钠禁用于哮喘患者。氯胺酮增加儿茶酚胺，通过兴奋β_2受体使支气管扩张，尤其适用于哮喘患者；但不适用于呼吸功能不全者；禁用于慢性支气管炎继发肺动脉高压者。氯琥珀胆碱及阿曲库铵具有一定组胺释放作用，而顺式阿曲库铵、泮库溴铵和维库溴铵无此作用。异丙酚可以用于静脉麻醉。

知识点5：哮喘患者的麻醉方法选择

麻醉方法选择可以根据患者情况及手术需要来决定。麻醉前，应给予10%钙剂和地塞米松，连续硬膜外利多卡因。全麻术前，给予哌替啶、东莨菪碱。麻醉诱导药：咪达唑仑、芬太尼、氟哌利多、维库溴铵、依托咪酯、安氟醚，最好不要清醒插管。

知识点6：哮喘患者的麻醉药物选择

凡是兴奋 β_2 受体使支气管扩张的药物均能够使用。如镇痛药：哌替啶、芬太尼适用，吗啡禁用。镇静安定药，如地西泮、咪达唑仑、氟哌利多、氯丙嗪、异丙嗪（抗组胺作用）；全麻药氯胺酮可以对抗组胺引起的支气管痉挛。它是一种非经直肠给药的苯环乙哌啶衍生物，对于肾上腺素能系统有兴奋作用，可以通过 β_2 受体使支气管扩张；依托咪酯、异丙酚无组胺释放作用；硫喷妥钠有组胺释放作用，禁用。

吸入麻醉药安氟醚、异氟醚、七氟醚具有解除支气管痉挛的作用；肌松药非去极化维库溴铵，无组胺释放作用；阿曲库铵，具有过敏反应，可引起哮喘；箭毒有组胺释放作用。去极化氯琥珀胆碱组胺释放少；局麻药利多卡因比较安全，且过敏反应少。

知识点 7：食管手术的麻醉处理

（1）麻醉诱导：由于食管患者容易发生反流误吸，因此清醒气管插管或快速诱导插管时均应压迫环状软骨。

（2）气管内导管选择：经过左胸腹切口进行下段食管切除术无需用双腔管萎陷左肺，应当用单腔气管导管及拉钩压迫左肺即可暴露满意的手术野。

（3）麻醉中注意：低血压可能发生，由于术中常因低血容量、失血、上腔静脉受压或手术操作牵拉心脏等刺激引起血流动力变化，应当及时通知术者。由于食管切除常把胃提至胸腔，所以应当禁用高浓度 N_2O，以免腹胀损害呼吸功能及干扰手术操作。

开胸进行食管穿孔或破裂修补术后，并发症较多，容易并发纵隔炎导致严重厌氧或 G^- 菌败血症，所以麻醉前即应开始用广谱抗生素。术终应当保留气管导管，有利于吸痰及呼吸管理，也可以防止喉返神经损伤后发生误吸。

知识点 8：纵隔肿块压迫气管及支气管的麻醉

麻醉前，应当查看 X 线片测定狭窄处管径（X 线片常放大 20%）准备导管，同时应当估计狭窄处至切牙的长度，必须应用足够长度及硬度，必要时可以采用带螺旋钢条的气管导管，通过气管压迫部位才能解除梗阻。为了防止梗阻，不宜采用肌松药，清醒插管或表面麻醉加羟丁酸钠静脉注射，保持自主呼吸下进行气管插管较为安全。往往需要试插不同管径的导管才能成功。气道梗阻时，有时可以变动体位而缓解，个别情况还应当用金属直达喉镜才能解除，均应当有所准备。术终拔管前先拔至声门下观察压迫部位气管（或支气管）有否萎陷，再决定拔管较为安全。由于解除梗阻，强烈吸气可能引起负压性肺水肿，应当及时给予正压高氧通气等措施。

知识点 9：纵隔肿块累及心血管的麻醉

上腔静脉（SVC）梗阻大多见于支气管癌、恶性淋巴瘤及肺动脉置测压管后导致 SVC 栓塞，病情险恶。由于外周静脉压剧升，上半身静脉怒张一般包括胸壁静脉扩张、发绀及头、颈、臂水肿。由于气道内静脉怒张出现呼吸困难、咳嗽与端坐呼吸。颅内静脉压增加影响神志改变。麻醉后减少静脉回流可能出现低血压，气管插管易产生气管内出血。纵隔肿瘤如压迫肺动脉还可能导致心排出量及肺灌注量降低，威胁生命。对于严重气管梗阻不能缓解或发绀不能减轻时应当立即采用股动静脉带氧合器的体外循环。严重 SVC 梗阻术前，可以先进行纵隔放射治疗以减轻症状，麻醉时应当取半坐位以减轻气道气肿，建议麻醉前先做桡动脉置管测压，中心静脉压应当从股静脉置管，因经 SVC 易发生穿孔出血危险及测压有误。静脉输液应当在下肢用粗针管置入。避免从上肢静脉输液给药。气管插管应当高度小心，避免插管损伤气管内怒张的静脉导致出血。为避免咳嗽，可以应用雾化局麻药吸入代替环甲膜穿刺。在麻醉过程中，应当竭力避免咳嗽、挣扎、仰卧甚至屈氏位等加剧 SVC 梗阻的症状，必要时应当给襻利尿药及地塞米松。如果 SVC 不能解除可能产生呼吸衰竭。术中还应当准备库血以备严重出血时应用。

知识点 10：肺叶切除术麻醉前评估及准备

肺手术的患者常见的为肺肿瘤，尤其是肺癌患者日渐增多，由于病肺功能常很少受损，因此术中进行单肺通气或全肺切除容易增加静脉血掺杂或缺氧血症。肺结核患者应当查痰结核菌。慢性肺脓肿患者痰量极多，如果每日在 100ml 以上，应当采用抗生素及位置排痰，麻醉前应当尽量控制痰量在最少量为宜，近年来因抗生素的进展，慢性肺脓肿已很少见。但支气管扩张症、肺囊肿及肺结核大咯血均在麻醉前或术中涌出大量脓痰、血液或分泌物也是麻醉中棘手的问题。麻醉前应当查阅 X 线胸片，有否囊肿液面或扩张支气管积液。

知识点 11：肺叶切除术麻醉处理要点

当体位变动、开胸操作常使支气管导管变位，造成部分气道梗阻，应当及时调整。湿肺患者更应当采用双腔导管进行单肺通气，及时吸净脓痰，并应当按照无菌原则准备足够量的吸痰管，避免交叉感染。切支气管时可能流入血液应当及时吸出，否则凝成凝块易堵塞肺叶支气管。麻醉中应当不断倾听螺纹管呼吸音，如有啰音，立即用吸痰管吸净痰液，务使气道通畅。避免缺氧及高 CO_2 血症，加强输血、输液管理。开胸手术除了常规监测血压、脉搏外，应有脉搏血氧仪监测血氧饱和度，出血较多的手术应置中心静脉测压管。有左心衰竭者如置肺动脉测压管者，在结扎一侧肺动脉前应将测压管退至肺动脉。还要有心电图监测。为了术后镇痛做准备可以在术终置连续硬膜外导管间断注射局麻药或阿片类镇痛药。也可以在全麻前置硬膜外导管，与全麻复合应用硬膜外阻滞以减少全麻药用量。也可以在闭胸前请术者用布比卡因阻滞肋间神经，或在插胸腔引流管时并行置入一硬膜外导管于胸腔内，以便注入布比卡因，暂时钳闭胸腔引流管 20 分钟，起到胸膜镇痛效应。

知识点 12：气管重建手术的麻醉前评估

麻醉前，应当评估及准备了解呼吸困难的程度，尤其应当要了解有否随体位变动出现气道梗阻现象，询问有否咯血史，分泌物排出有否困难及有否哮喘史。参照 X 线胸部正、侧及斜位片及 CT 等影像判断病变性质、气道梗阻部位、狭窄程度。麻醉前，争取用纤维支气管镜确定狭窄部位及性质，有利于准备合适的气管导管。除急性气道梗阻外，术前应当做肺功能检验，特别是 1 秒用力呼气量（FEV_1），如果呼气流量峰值与 FEV_1 之比等于或大于 10∶1，即显示有气道梗阻。

知识点 13：气管重建手术的麻醉前准备

（1）麻醉前用药：应当严格控制，如气道梗阻不明显，可以常规给予镇静、安定药及抗胆碱药抑制分泌。如有气道梗阻症状应当避免中枢性呼吸抑制药，只给予小量地西泮、催眠药即可。如果严重气道梗阻，呼吸时合并有哮喘及牵动副呼吸肌，应当避免给予阿托品及其他干燥药。

（2）麻醉监测：除血压外，应当监测心电图、脉搏血氧饱和度及经食管测听呼吸音、心音，后者也有助于术者在术野鉴别食管。插入中心静脉导管有助于静脉给药及指导输液。呼气末 CO_2 分压测定也有很大意义。

（3）气道用具的准备：气管重建手术的麻醉最主要的是维持术中的通气。一般需要准备多条无菌气管导管及 2 台麻醉机。

知识点 14：气管重建手术的麻醉关键

气管重建手术的麻醉关键就是诱导中解决气道梗阻，维持中要保证气管病变切除及重建过程中的适当氧合及排出 CO_2。

知识点 15：气管重建手术的麻醉诱导

诱导方法主要决定于气道梗阻程度，梗阻不明显也可以常规用静脉快速诱导。如气道高度梗阻应当选用强效吸入麻醉药如安氟醚、氟烷或异氟醚平顺地吸入诱导。避免应用肌松药。也可以静脉注入羟丁酸钠诱导，插管前首先用局麻药喷喉及气管内，使气管插管时从容不迫，选插合适导管，使气管导管插过狭窄口或肿瘤。同时，应当高度警惕肿瘤碎片脱落或出血，一旦发生，则需立即吸引或用气管镜及钳子钳出，也可以减浅麻醉自行咳出。如颈部气管病变发生严重窒息时，也可以先行气管造口，再行诱导较为安全。麻醉维持中，应当采用手法控制呼吸较为轻柔。

知识点 16：气管重建手术的术后处理要点

气管重建术的患者，由于气管部分切除而缩短，术终必须使患者保持头屈位，以减轻气管缝合处张力。术后应用多个枕头保持头屈位，胸部 X 片确诊无气胸。由于隆突或气管部分切除，分泌物排出功能障碍。需要很仔细地经鼻吸引分泌物及盲插管内吸痰。一旦通气不足，需要再次气管插管时，应用小儿纤维支气管镜协助插管，并应当注意尽量用较小气道压及较短时间。争取不超过 2~3 天。喉水肿很少发生，偶尔发生于高位气管缝合或有喉疾病史者。可以用地塞米松及肾上腺素稀释后每 4 小时喷雾预防。如果已有喉水肿及声嘶时，应当每 2 小时喷雾，持续 24 小时。

知识点 17：气道肿瘤激光手术的麻醉处理

采用激光治疗时，要求手术野绝对稳定，以免激光光束偏离方向损伤组织。对于易出血的病例，用纤维支气管镜不能同时用吸引器吸引及激光凝固止血，应当采用硬支气管镜为妥。直支气管镜或气管导管插管大多用全身麻醉并用喉表面麻醉。麻醉方法一般采用静吸复合麻醉。一般用直支气管镜可以直视下激光切割、吸引及回收碎片、烟灰，也减少着火，但金属支气管镜也可能折射激光而间接损伤组织。同时切割下炭化组织在 80% 氧助燃下也可能着火。一般用肌松药及控制呼吸减少激光损伤。直支气管镜侧臂可以连接麻醉机环路，可以用高频喷射（F_1O_2 0.3~0.4）维持通气。同时，用脉搏血氧饱和度仪监测。

第十二节　休克患者麻醉

知识点 1：休克

休克是一种临床综合征，是因人体有效循环血量减少、组织灌注不足所引起的代谢障碍、细胞受损的病理过程，是临床上常见的一种危重综合征。

知识点 2：休克的分类

（1）低血容量性休克：因血容量减少引起的休克称之为低血容量性休克。

（2）心源性休克：因心泵功能衰竭，心排出量急剧减少，使有效循环血量和微循环灌流量下降所引起的休克，称之为心源性休克。

（3）分布性休克：分布性休克包括感染性、过敏性、神经源性、内分泌性等，其中以感染性休克为最常见。

（4）阻塞性休克：阻塞性休克的基本原因是对正常循环血流的机械梗阻造成全身灌注减少。

知识点 3：休克的临床表现

休克的临床表现为组织灌注减低，低血压（收缩压<原值 2/3，正常血压<90mmHg），少尿［<0.5ml/（kg·h）］，导致缺氧、酸中毒及器官功能不全。

知识点4：休克的监测

（1）患者体征观察：休克时烦躁、冷汗、体温下降、神志淡漠、脉快等。

（2）血流动力学监测：包括动脉血压、心排出量（CO）、中心静脉压（CVP）、右房压（RAP）、肺毛细血管楔压（PCWP）、肺动脉压（PAP）、心脏指数（CI）、周围血管阻力、肺血管阻力等。

（3）组织灌注和氧合监测：动脉血乳酸的监测、胃肠道黏膜组织灌流与氧合作用、氧供监测、周围微循环监测。

知识点5：休克对麻醉的影响

（1）吸入麻醉药：休克患者对吸入麻醉药需要浓度减低，摄取率却较之正常人快。

（2）静脉麻醉药：休克患者用静脉麻醉药在同一剂量下也较之正常人更易抑制心肌功能。

（3）椎管内麻醉：脊椎麻醉或硬膜外麻醉阻滞交感神经可使血容量不足的患者产生严重低血压。

（4）局部浸润麻醉：局部浸润麻醉本身很少加剧休克的发展，适用于简单的止血操作，较小创伤处理等。

知识点6：休克患者的麻醉原则

（1）任何麻醉药都应采用较低浓度及较小的剂量，减量浸润，以免局麻药中毒。

（2）保持气道通畅和充分的给氧。急诊创伤患者应当清醒气管插管后诱导或快速诱导时按压环状软骨防止反流误吸。

（3）尽可能选用对心肌抑制较少的麻醉药及采用复合麻醉。

（4）原则上应禁用椎管内麻醉，如遇下肢创伤性复合骨折的休克患者，经术前补足血容量提升血压后，慎重选用低位连续硬膜外麻醉，剂量宜小，同时应当给面罩吸氧。

第十三节　肝肾功能不全患者麻醉

知识点1：肝肾综合征

肝肾综合征是指失代偿性肝硬化、严重性肝病时，因肾脏灌注压低下所导致的功能性肾前性急性肾功能衰竭。其定义的认证是以病理生理学为基础的，肾功能损害是发生于严重肝功能不全时所表现出来的可逆性急性、亚急性或进行性肾小球滤过率（GFR）的下降，肾前性肾功能不全或肾小管功能不全，而无急性肾小管坏死或其他特异性病理改变。

知识点 2：肝功能异常患者的麻醉前准备

加强营养，给予高蛋白、高糖、低脂饮食，口服多种维生素。改善凝血功能。贫血患者可少量多次输血，力争血红蛋白高于 120g/L，红细胞 $3×10^{12}$/L 以上，血清总蛋白 60g/L，清蛋白 35g/L 以上。对于腹腔积液患者，应当积极对症处理，使用利尿药，给予促进蛋白质合成药物。术前 24~48 小时可穿刺放腹腔积液，一般一次量不超过 3000ml。

知识点 3：肾功能不全患者麻醉前准备

在术前根据了解病史、检查结果及肾功能评估，对机体承受麻醉及手术刺激的反应潜力作出正确估价。尤其是对伴有高血压、心脏病以及水电、酸碱平衡失调的患者，应尽量予以纠正。控制好心律失常，矫正心容量不足及贫血，可使心功能得到最大限度的改善。严重肾功能障碍使水与钠的调节逐渐减退而最终丧失，只得依靠摄入来调整。有高血压、水肿和稀释性低钠时，则应当限制入水量。血钾可因使用利尿药、激素、呕吐或用含钾偏低的透析液而下降，补钾务必小心缓慢地进行。

知识点 4：肾功能与麻醉药物作用的相关性

肾脏是药物代谢和排泄的主要器官之一，其功能改变对药物作用的变化有着重要影响。药物的肾脏排泄与肾小球滤过、肾小管主动分泌和重吸收有密切关系。在临床麻醉中，肾功能不全对麻醉药物作用的影响因素包括：

（1）大多数麻醉药物为高脂溶性，这些药物如果无法通过代谢降解成为水溶性的，就会被肾小管重吸收而滞留于体内。

（2）当药物与血浆蛋白结合后，不容易通过肾小球血管膜孔而被滤过。蛋白结合率越大或是在脂肪内储积量多的药物，排泄速度转慢，作用时效就越长。

（3）肾功能障碍或伴有肝功能不全的患者，不仅药物排泄的速度显著减慢，还因蛋白质减少使血浆内游离药物分子浓度增加，极易出现药物过量所致的毒副作用。

知识点 5：肝功能异常患者的麻醉选择

局麻和神经阻滞对肝脏没有大的影响，只要此种麻醉能够满足手术要求，宜优先使用。椎管内麻醉如果能够维持循环、呼吸稳定，对肝脏无明显影响。如患者情况严重，不能耐受椎管内麻醉对血流动力学的干扰，或需开胸手术，应当选用气管内插管全麻。

知识点 6：肾功能异常患者麻醉药物的选择应用

对于术前已有肝肾功能障碍的患者，麻醉用药应权衡利弊，少用中枢抑制药，特别要警惕术后的残余作用。最好采取不依赖肝脏代谢和肾脏清除的药物。麻醉性镇痛药于肾功能不全时，有一部分虽然可以由胆汁经消化道排泄，但很难达到要求，常使耐量减低，时效延长。肾衰患者的血浆蛋白低，使未结合的药物游离分子增加，易发生过量的毒性反应。至于多脏器衰弱的垂危患者，药物再分布半衰期增长，耐药极差，只能慎选那些对循环、代谢影响最小及可控性较佳的短时效药，如芬太尼、氧化亚氮。肾功能障碍不伴其他脏器功能不全时，术中用药作用延迟的包括阿托品、一些抗生素、地高辛和非去极化肌松药。肾衰和肝硬化对单次注射后续输注瑞库溴铵药效动力学及神经肌肉作用单次注射的影响很小，后续肾衰者维持靶颤搐抑制的需要量减少 22%，药物血浆清除肾衰者小于 24%，且每增加 1 岁降低 0.5%。

第十四节　脊柱和四肢手术麻醉

知识点 1：脊柱和四肢手术的术前病情评估

（1）对于类风湿关节炎患者，要检查脊柱活动受限的程度，有无颈椎强直、张口障碍。对于颈椎结核患者，要检查有无咽后壁脓肿和颈部活动受限。颈椎的强直和活动受限有可能发生气管插管困难，术前应当选定插管方案。当估计气管内插管有困难时，应当采用表面麻醉清醒经鼻盲探插管，在必要时实施纤维光导支气管镜引导插管。

（2）类风湿关节炎、脊柱侧凸畸形、肌营养不良性疾患，均可影响呼吸功能。强直性脊柱炎因脊椎间和脊肋关节固定，胸廓活动受限，肺活量降低。严重胸廓活动受限，可能使胸式呼吸消失，此类患者应当避免肌间沟或锁骨上方臂丛阻滞。肌营养不良、肌强直、先天性肌无力患者，均可因呼吸肌无力而致肺活量降低。脊髓前角灰质炎后遗症多见于下肢，偶尔上肢也可累及，并有肺活量下降，易引发肺部的感染。对骨科患者做胸部 X 线摄片有着重要意义。

（3）骨科患者术前，还应了解肾上腺皮质功能。长期服用激素的患者，术前必须了解肾上腺皮质功能，并恢复激素用药，以防术中出现皮质功能不全。

知识点 2：脊柱和四肢手术麻醉体位要求

（1）脊柱、四肢手术常要求多种体位。体位不合适可能导致术后的多种问题。当手术区在心脏平面以上时，可能出现空气栓塞，这种手术包括坐位肩部手术、颈椎手术、侧卧位全髋置换术及俯卧位腰椎手术等。

（2）类风湿关节炎患者的手术体位是非常重要的，不能过度屈曲颈部。对此类患者应当选择区域阻滞，由于患者自己可以保持颈部的稳定，在俯卧位时更应当注意呼吸循环管理，防止并发症，例如防止神经过度伸展或受压引起的神经损伤以及眼部的保护等。

（3）全身麻醉下变动体位时，要注意气管导管有无滑脱、变位或扭曲。更要注意血流动力学变化引起心脏骤停意外。

知识点3：脊柱和四肢手术的麻醉选择

（1）脊柱手术常选用局部浸润麻醉或全身麻醉。腰段手术也可以用硬膜外麻醉。多数脊柱手术，颈椎骨折或脱位患者在意识清醒的状态下，因颈部肌肉痉挛强直的支持，病情较为稳定，一旦全麻诱导使意识消失或使用肌松药失去颈部肌肉支持或移动体位或使头后仰皆可因为颈椎变位压迫脊髓而损伤延髓导致呼吸肌麻痹，甚至突然死亡。所以宜采用局部黏膜表面麻醉、严禁头后仰情况下清醒气管插管。

（2）四肢手术常选用臂丛神经阻滞和连续硬膜外麻醉或硬膜外和蛛网膜下联合阻滞麻醉，阻滞下肢神经通常需要高浓度麻醉药，仅少数肩关节等手术或小儿无法配合者或有上述麻醉方法明确禁忌者选用全身麻醉。脊髓损伤或压迫致截瘫或神经干损伤引起肌肉麻痹者，全身麻醉诱导应当禁用琥珀胆碱，避免引起高钾血症而导致心律失常，甚至心脏骤停而死亡。经测定麻痹侧静脉血中钾离子浓度明显高于正常侧。另外，失用性肌肉萎缩的患者用琥珀胆碱时血清离子上升虽然不如前者明显，但还是选用非去极化肌松药为好。

知识点4：脊柱、四肢手术的出血控制

（1）四肢手术时，常使用止血带以求得术野无血，目前常用气囊止血带，上肢止血带应当放在中上1/3处，充气时间不应超过1小时；下肢止血带应当放在尽量靠近腹股沟部位，充气时间不应超过1.5小时，持续超过时间可能引起神经麻痹，所以上肢每1小时，下肢每1.5小时应当松开止血带10~15分钟，在需要时可再充气，以免引起神经并发症。另外，驱血时血压上升，而松开止血带时因驱血肢体血管床突然扩大及无氧代谢产物经静脉回流到心脏，抑制心肌收缩可出现血压下降。此时应当立即抬高肢体或再行驱血，同时扩充血容量，在必要时给予缩血管药，待血压平稳后再缓慢松开止血带。

（2）脊柱手术为了减少出血可行控制性低血压，对于那些出血量极大，而非恶性肿瘤的手术，可以利用红细胞回收器进行自体血回收，经处理后将洗涤红细胞输回。在手术过程中，至少开放2条以上的静脉通路，连续监测动脉血压、中心静脉压和尿量以指导输血输液。术前自体血储备可避免丢失20%~73%的自体血成分，通常可储备2~4单位。

知识点5：颈椎手术的麻醉

颈椎间盘突出症一般见于中年人，以神经根型常见，其次为脊髓型。手术分为前路、后路两种。麻醉选择主要以全身麻醉为主；低位颈前路手术可以在局麻或颈神经浅丛麻醉，高位颈前路手术选用气管内全身麻醉为妥。

手术过程为了方便暴露术野，常反复牵拉气管和食管，易引起气管黏膜、喉水肿，待拔管后出现即时的或迟发的呼吸困难，可暂缓拔管，待度过喉水肿的高峰期之后再拔管以确保安全。

知识点 6：脊柱侧弯畸形手术麻醉选择和术中脊髓功能的监测

按照手术需要，患者经常采用俯卧位或侧卧位甚至在手术过程中两种体位先后均应用，手术时间长、切口长、范围广，所以气管内全麻常用；对于胸椎段前路手术，行双腔气管插管则为必须。麻醉用药需考虑到术中清醒试验的顺利进行，通常认为氧化亚氮-氧麻醉性镇痛药-中短效肌松药复合麻醉较为适用。

为尽早发现手术对脊髓的损害，应当对脊髓功能进行监测，主要包括两种方法：即躯体感觉皮质诱发电位（SCEP）和唤醒试验。

知识点 7：脊柱侧弯畸形手术中控制性低血压的应用及体温监测

脊柱畸形矫正手术切口长，创伤大而出血多，为了减少出血可行控制性低血压，在确保补充足容量的情况下可以将平均动脉压控制在 60mmHg 左右，有创动脉压和中心静脉压监测是必要的。降压应当在脊柱侧弯矫正前停止，使血压维持至术前水平或稍高，防止脊髓缺血。行控制性低血压过程中要密切观察直接动脉压及中心静脉压变化。

因手术时间长、切口长、范围广，手术过程应监测患者体温变化；随着手术时间延长，另外失血量大需补充大量的液体或血液成分，患者体温通常呈下降趋势；体温过低不仅影响凝血功能增加出血，还可能会影响心血管功能。所以有条件的情况下可应用变温毯或输血输液加温装置来保持患者体温在合适水平。

知识点 8：脊柱侧弯畸形手术中呼吸功能的维持

术中应确保通气充足，避免发生缺氧及二氧化碳蓄积，更为重要的是在手术结束后还要注意保持足够的通气量，以防止因残余麻醉药物的影响使通气功能降低。对合并有神经肌肉疾病、先天性心脏病及严重肺功能不全的患者，术后可能需要 24 小时或者更长时间的机械通气支持，应当在 ICU 病房进行监测和镇痛。

知识点 9：椎体切除术的麻醉

由于肿瘤、骨折或退行性变使椎管容积变小，造成脊髓或马尾神经受压，出现不同程度上的神经功能障碍等症状，严重者可能出现截瘫，手术治疗需要切除椎体，因经常行胸腰段椎体切除，因此手术常取侧卧头高位，对呼吸、循环影响大；尤其是经胸行椎体切除，手术创伤很大、失血很多；椎体骨松质出血量大，尤其是椎管前静脉丛及切除椎体后壁时静脉窦破口的出血更难控制，为了减少出血可行控制性低血压。为了减少库血用量，在没有禁忌情况下可采用自体血回收，经处理后将洗涤红细胞输回。另外要注意切除椎体时发生的神经反射，有时会引起严重的低血压甚至心脏骤停。

知识点 10：四肢手术的麻醉选择

大多数上肢手术根据是否上止血带和手术部位，可以在不同径路的臂丛神经阻滞、外周神经阻滞麻醉下完成。绝大多数下肢手术可以在蛛网膜下腔阻滞、硬膜外阻滞或蛛网膜下腔-硬膜外联合阻滞下完成，也可以采用神经阻滞或神经阻滞与全身麻醉联合应用的方法。小儿及比较复杂的手术可以采用气管内全身麻醉。

知识点 11：关节手术的麻醉选择

全髋关节置换术的主要对象为老年人，硬膜外麻醉列为首选。麻醉处理因手术复杂程度和患者全身情况不同而不同。复杂手术如髋骨移植、长段股骨植入、拆除人工假体及有可能进入盆腔或损伤髂血管的手术，麻醉和术中管理要求高，风险大。

知识点 12：显微外科手术的麻醉注意事项

显微外科手术麻醉应当注意以下几点：

（1）麻醉作用完善，麻醉时间能够根据手术需要而延长。

（2）维持术中循环稳定，防止低血压，忌用血管收缩药物，保持良好的血管扩张，利于精确缝合以提高成功率。

（3）术后可有持续的镇痛效果。

第十五节　非住院患者手术麻醉

知识点 1：非住院患者手术麻醉

（1）术前访视：确认患者目前身心的健康状况是否需要进一步的诊治，需要特殊的麻醉准备或是麻醉风险大的患者均需要进行判断。术前评估的三项重要内容包括：病史、体检和实验室检查，其中病史最重要。

（2）误吸、恶心及呕吐的预防：术晨禁食、禁饮是防止麻醉期间误吸及术后恶心、呕吐并发症重要措施。

（3）上呼吸道感染的控制：有下列表现中的 2 项应延期手术：胸痛、打喷嚏、鼻炎或鼻充血、干咳、体温>38.3℃、喉炎及全身不适。

（4）麻醉前镇静：对非住院手术患者麻醉前应为患者提供舒适的辅助设备，如手术车或手轮椅；用药量要小，保持患者清醒以便与麻醉医师合作；除小儿或精神紧张成年患者必须应用外，可免用麻醉前镇静药。

知识点 2：非住院患者围术期监测

所有的监测设备、监测项目都按照择期手术标准施行，包括脉搏血氧饱和度、血压、心电图、胸前听诊、呼气末 CO_2 分压、麻醉气体监测、体温及肌松监测等。

知识点3：非住院患者围术期麻醉选择

（1）区域神经阻滞：四肢部位手术及诊断性检查，尤其手、足、上肢、腋部及锁骨下、下肢等部位手术多可选择神经阻滞麻醉。

（2）硬膜外腔阻滞：特别适用于妇科、泌尿外科等下腹部手术，血管外科等下肢手术及膝关节腔镜等检查技术的麻醉，但需要注意的是硬膜外腔阻滞和脊椎麻醉不适用于腹腔镜。

（3）脊椎麻醉：脊椎麻醉在非住院手术应用不多，只适用于下腹部，下肢及会阴部的一些手术。

（4）术中镇静：在局部浸润或区域神经阻滞麻醉下施行门诊手术，为了消除患者的恐惧，纠正体位及取得患者的合作，常需用一些轻型镇静药物辅助，即监测麻醉技术（MAC）。一旦出现并发症应当及时有效地处理。

（5）全身麻醉：非住院手术多采用局部区域阻滞麻醉辅助镇静技术完成，较少选用全身麻醉。但有些相对复杂手术或患者状况不同，尤其小儿需要全身麻醉才能够满足手术要求和确保患者术中安全。在施行全麻时，应当以选用起效迅速、作用时间短的麻醉药，缩短诱导和苏醒期为原则。维持呼吸道通畅是确保手术患者安全的关键，面罩，气管内插管及喉罩（LMA）都可以依据患者手术时间长短及患者呼吸状态进行选择，当然气管内插管仍是最为普遍应用的方法。

（6）全凭静脉麻醉（TIVA）：随着短效全麻药、短效镇痛药的发展，靶控技术及专用注射泵普及，麻醉深度监测的进步使得当今非住院手术全麻 TIVA 的应用非常普遍。

知识点4：非住院患者麻醉后恢复室观察及处理

（1）镇痛：疼痛治疗多强调在手术期即采用适宜的措施，如在手术结束前创口用局麻药浸润，关节镜检查结束前腔内局麻药注入或关节腔内注入吗啡（1mg），腹腔镜常伴有肩部疼痛，可以采用膈下神经封闭等神经阻滞措施，术后早期多无明显疼痛。但对多数患者在恢复期刀口创伤疼痛仍是主要的问题。应当予以适当处理，门诊手术后镇痛多用口服镇痛药物治疗。

（2）恶心、呕吐的处理：应当注重术前预防。另外，术后患者不要过早离床活动。一旦发生恶心呕吐可以采用抗呕吐药物进行治疗。

知识点5：非住院患者术后离院标准

主要生命体征恢复正常，无呼吸道及呼吸并发症，手术创口无渗出，生理功能恢复，能经口进流食或固体食物即可离院。另外还应当考虑回家途中所用交通工具及安全措施等。

如果患者仍有恶心呕吐、疼痛或心血管功能不稳定及麻醉并发症应当延迟离院。甚至需入院观察治疗。

第十六节 手术室外患者麻醉

一、门诊手术麻醉

知识点1：门诊手术术前评估

（1）病史采集：应当对心血管、呼吸系统、胃肠、肝、泌尿系统、凝血机制、神经内分泌系统、用药史、过敏史、生活习惯等，进行全面的询问，

（2）体格检查：应当对与麻醉安全有直接关系的器官进行有选择性的检查。

（3）实验室检查：对于平素健康、无症状、ASAⅠ～Ⅱ级，实施周围性且出血量不多的一般小手术患者，仅需要几项简单检查即可。如果血红蛋白低于100g/L却无明显原因者应进一步行术前检查。

知识点2：门诊手术麻醉前用药

门诊手术的特殊性，使麻醉前用药并没有一定模式，根据病情和麻醉方法而定。成人通常可不用药，镇静药偶用。对小儿可酌情使用药物，能合作的儿童不必用药。关于抗酸药，目前用于门诊手术的意义尚不确定。术后恶心呕吐令患者极为不适，目前倾向于预防性应用止吐药物，术前静脉注射少量氟哌利多50～70μg/kg（小儿）或10～30μg/kg（成人），可有效降低术后呕吐发生率，减轻恶心呕吐的程度。

知识点3：门诊手术麻醉选择

局部麻醉、全身麻醉及外周神经阻滞均可用于门诊患者，但应当根据患者具体情况和手术部位及方式选择最为合适的麻醉方式；可以联合使用不同麻醉方法及药物，但是总体要求尽量简单易操作，术后恢复快。

知识点4：门诊手术麻醉后离院标准

（1）全身麻醉：生命体征平稳，呼吸循环功能稳定；意识及定向力恢复正常；坐起与走动后无明显眩晕；没有明显的疼痛及恶心呕吐；手术区域无明显出血；应有家属陪同患者离院回家，且陪护人应获得术后指导，包括发生问题时如何联系。

（2）区域阻滞：应当达到与全身麻醉后相同的离院标准，同时还包括：下肢正常感觉、肌力及本体感觉的恢复；交感神经功能的恢复：包括肛周感觉恢复、足底反射正常及拇指本体感觉的恢复。

知识点 5：门诊手术术后疼痛处理

术后疼痛发生率为 10% ~ 20%。目前推荐多模式镇痛，术前可以给予环氧化酶-2（COX-2）抑制剂，手术结束前可以给予对乙酰氨基酚，手术区域局部浸润麻醉也可以提供良好的术后镇痛，术后可以口服非甾体类抗炎镇痛药物以缓解疼痛。

知识点 6：门诊手术的并发症

（1）无法控制的延迟发生的疼痛、大出血。
（2）手术意外事故。

二、无痛胃肠镜麻醉

知识点 7：无痛胃肠镜的优点

无痛胃肠镜是通过使用镇静和镇痛药物引起中枢抑制，从而使患者安静、不焦虑、遗忘、行动迟缓；它可提高患者的耐受力，降低应激反应，进而消除恐惧感和不适感，使内镜检查与治疗操作得以顺利的进行，具有并发症少、恢复快等优势。

知识点 8：无痛胃肠镜的麻醉方法

目前常用方法包括：单用咪达唑仑；单用丙泊酚；丙泊酚+咪达唑仑；丙泊酚+芬太尼或瑞芬太尼；丙泊酚+芬太尼或瑞芬太尼+咪达唑仑（目前较常用于肠镜检查）；丙泊酚+小剂量氯胺酮（目前较常用于小儿胃肠镜检查）；丙泊酚+曲马多；咪达唑仑+丙泊酚。

知识点 9：无痛胃肠镜的麻醉原则

应当在有经验麻醉医生指导下使用麻醉药物，注意药物之间的相互作用。密切注意呼吸、循环的变化。建立有效静脉通道。

知识点 10：无痛胃肠镜麻醉的适应证

适应证主要有：①有胃肠镜检查适应证，恐惧常规胃肠镜检查者；②剧烈呕吐或其他原因难以完成常规胃肠镜检查者；③伴有其他疾病且病情又需做胃肠镜检查者；④自愿要求做无痛性胃肠镜检查者。

知识点 11：无痛胃肠镜麻醉的禁忌证

禁忌证主要有：①原则上，同常规胃肠镜检查禁忌证；②有药物过敏史，特别是有镇静麻醉药物过敏史者；③孕妇及哺乳期妇女；④容易引起窒息的疾病；⑤严重鼾症或过度肥胖者宜慎重；⑥心动过缓者宜慎重。

知识点 12：无痛胃肠镜麻醉术前准备

对拟行无痛性胃肠镜诊疗术的患者进行病史采集和分析，了解体格检查和辅助检查结果，作好检查及准备工作。拟定具体的镇静麻醉实施方案。与其家属或患者签署镇静麻醉状态下无痛性胃肠镜诊疗术知情同意书。强调禁饮禁食，对没有胃潴留者，禁饮 4~6 小时，禁食最好 8 小时以上。咳嗽、咳痰者，须先行消炎、祛痰治疗。有呕吐怀疑胃潴留者，应当根据情况洗胃、胃肠减压。贲门失弛缓症者，应当先行禁食数天并进行解痉治疗。血容量不足者，应当先行补液治疗。频繁发生低血糖者，术前应当静脉给予高糖溶液。血压过高控制不佳者，术前应当服用降压药。疑有心脏疾病者，应当做心电图等相关检查。

知识点 13：无痛胃肠镜麻醉方法

患者常规麻醉前准备，包括检查麻醉机和维持气道通气的准备。麻醉医师监测患者生命体征，经面罩给氧，缓慢静脉推注麻醉药物。待患者进入镇静状态后开始进内镜检查。检查过程中视检查时间的长短及患者反应酌情追加丙泊酚，当结束检查开始退出内镜时即停止静脉注射。患者在复苏室直至清醒离院。对于高位食管 ESD 手术，为了预防食管穿孔和血气胸发生，以及时间较长的小肠镜检查，多采取气管插管，全凭静脉麻醉。

知识点 14：无痛胃肠镜麻醉监测

连续监测平均动脉压、呼吸频率、心率、脉搏、脉搏血氧饱和度的变化。观察患者对内镜插入刺激的耐受程度（是否有呛咳、屏气、肢动、自主拔管行为）；药物及检查的主要副作用（局部疼痛、呼吸不畅、短暂性呼吸暂停、反射性心率减慢、血压下降、呃逆、呕吐、喉痉挛、头昏体乏等）。

知识点 15：无痛胃肠镜麻醉术后注意事项

术后 3 小时内需要有人陪护，术后当天不能骑车、驾车，不能从事高空作业或操作重型机械，防止意外的发生。当天禁食辛辣食物，1~2 小时内禁饮含酒精饮料，进食不可以过饱。

知识点 16：无痛胃肠镜麻醉后离室标准

无痛胃肠镜麻醉后离室标准（指离开手术室进入恢复室的标准）是：
（1）意识恢复，定向力恢复。

（2）90/60mmHg≤血压≤150/100mmHg。

（3）60 次/分≤心率≤100 次/分。

（4）自主呼吸稳定，不吸氧状态下血氧饱和度大于 95%，胸廓的起伏有力。

（5）出血很少并且无活动性出血。

（6）无恶心呕吐。

知识点 17：无痛胃肠镜患者安全离院标准

无痛胃肠镜患者安全离院标准包括：生命体征平稳 1 小时以上；定向力恢复，意识清楚，可自行穿衣行走；基本无恶心、呕吐、剧痛，无大量出血；由负责的成年人陪护；离院后出现紧急情况时可双方联系；经麻醉医师及手术医师认可。

三、无痛人流麻醉

知识点 18：无痛人流麻醉术前准备

麻醉医师须在术前对受术者进行与麻醉相关的病史问诊及体检，进行麻醉前评估并提出麻醉计划。术前受术者须签署负压吸宫术及麻醉知情同意书。须查尿妊娠试验，阴道分泌物检查、血常规、做心电图检查和 B 超检查。必要时做乙肝表面抗原检查、凝血功能、肝肾功能检查。术前受术者须禁食固体食物 6 小时、禁饮液体 4 小时。术前受术者排空膀胱。

知识点 19：无痛人流麻醉的适应证

受术者应当同时符合下列 3 项，即为具有适应证：①妊娠 10 周以内自愿要求终止妊娠和（或）因其他医疗原因需要终止妊娠且无负压吸宫术禁忌证；②自愿要求麻醉镇痛，无麻醉药及全身麻醉禁忌证；③符合 ASA I～II 级。

知识点 20：无痛人流麻醉的禁忌证

受术者符合下列任 1 项，即为具有禁忌证：①各种疾病的急性阶段；②生殖器炎症，未经过治疗；③全身健康状况不良，不能耐受手术及麻醉；④有麻醉禁忌证（包括过敏体质、过敏性哮喘史、麻醉药过敏史）；⑤术前未禁食、禁水；⑥妊娠周数大于 10 周或估计手术困难；⑦术前两次（间隔 4 小时）测量体温，均为 37.5℃以上。

知识点 21：无痛人流麻醉步骤

无痛人流麻醉步骤为：

（1）患者常规麻醉前准备。

（2）由专业麻醉医师实施麻醉或镇痛。

（3）术中持续对受术者的血压、心电图、呼吸、血氧饱和度进行监测。严密观察受术者对麻醉药的反应，根据受术者的反应适量使用麻醉药物。术中使受术者持续面罩吸氧，保持上呼吸道通畅。须密切注意呼吸是否抑制，持续监测血氧饱和度，使其维持在93%以上，必要时置入人工气道和辅助呼吸。

知识点22：无痛人流麻醉用药

无痛人流推荐应用静脉全身麻醉，静脉麻醉用药：丙泊酚复合芬太尼或瑞芬太尼或舒芬太尼。其用法：①瑞芬太尼$0.5 \sim 1.0 \mu g/kg$缓慢静脉注射；②芬太尼$1 \sim 2 \mu g/kg$缓慢静脉注射，因该药起效较瑞芬太尼慢，要求尽量提前1分钟给药以发挥最大效能；③舒芬太尼$0.1 \sim 0.2 \mu g/kg$缓慢静脉注射，因该药起效较瑞芬太尼慢，要求尽量提前1分钟给药以发挥最大效能；④配伍瑞芬太尼时，丙泊酚静脉注射$1 \sim 2mg/kg$；配伍芬太尼或舒芬太尼时丙泊酚静脉注射$2 \sim 2.5mg/kg$。在必要时，根据受术者的意识状态、体动情况及手术时间长短每次可以追加丙泊酚$20 \sim 50mg$。

第二章 少见麻醉

第一节 神经外科手术麻醉

知识点1：神经外科手术术前评估与准备

术前需常规访视患者，了解全身情况及主要脏器功能，作出 ASA 评级。严格掌握手术麻醉适应证并选择手术时机。对以下情况应采取预防和治疗措施：

（1）颅内压（ICP）急剧增高与脑疝危象，需采取紧急脱水治疗。

（2）对呼吸困难严重缺氧者，要辨清病因，尽快建立有效通气。

（3）低血压和心律增快者，应查明原因。闭合性颅脑外伤或脑瘤患者，一般极少出现低血压和快心律，如果出现提示并存有其他合并症，必要时对颅脑和其他损伤部位同时手术止血。

（4）对于长期颅内高压、频繁呕吐、不能进食、有脱水及电解质紊乱者，术前应当尽量纠正，同时采取降颅压、高营养及纠正电解质紊乱。

（5）脑损伤、高血压脑出血等蛛网膜下腔出血（SAH）等患者常因血小板释放活性物质促成并发脑血管痉挛，应当予及时纠正。

（6）对癫痫状态应在术前使用抗癫痫药和镇静药以制止癫痫发作，常常用地西泮 10～20mg 静脉缓慢注射，也可以配合冬眠合剂。癫痫持续状态可用 2.5% 硫喷妥钠缓慢静脉注射以缓解发作，并推迟手术 1～2 日。

知识点2：神经外科手术患者术前用药

神经外科手术患者使用术前用药应当慎重，特别是已有颅内压增高的患者对中枢神经抑制药往往特别敏感，因此一般不必使用。但对某些特殊患者如颅内血管疾患、脑动脉瘤患者则需要镇静，可以给予地西泮 0.1～0.2mg/kg 口服，或咪达唑仑 0.05～0.1mg/kg 在手术室内静脉给予。麻醉性镇痛药有抑制呼吸中枢而导致高碳酸血症和脑血流、颅内压增加的危险，应当避免用作术前药。麻醉期间除常规监测 BP、ECG、HR、SpO_2 外，对开颅手术患者，特别是颅内血管疾病患者，在条件允许时应作动脉插管持续监测直接动脉压，并且施行血气分析，常规监测 $P_{ET}CO_2$、CVP 和尿量，同时开放 2 条静脉通路。

知识点3：神经外科手术麻醉药物——静脉麻醉药

（1）咪达唑仑：此药具有催眠、解痉挛、松弛肌肉及顺行性遗忘作用。

（2）硫喷妥钠：此药可使脑氧代谢率（$CMRO_2$）及 CBF 降低至清醒值的 50%，也可降低颅内压。

（3）依托咪酯：此药作用类似中枢性 γ-氨基丁酸（GABA）或非巴比妥类药。作用强度为戊炔巴比妥钠的 4 倍，硫喷妥钠的 12 倍。

（4）异丙酚：此药可能影响中枢神经元的钠离子通道，为高亲脂性，代谢极快，再分布半衰期短，尤其适用于神经外科手术的麻醉。

知识点 4：神经外科手术麻醉药物——吸入麻醉药

（1）异氟烷：随着吸入浓度增加，外周血管阻力降低，血压下降。

（2）安氟烷：随着吸入浓度增加，血压下降，主要是心输出量降低所致。

（3）七氟烷：吸入 0.5~1MAC 时，CBF 增加，ICP 增高，而 $CMRO_2$ 降低，脑血流自动调节功能受损。

（4）地氟烷：对中枢神经系统的抑制呈剂量相关性，EEG 表现也与剂量相关，其抑制活动与异氟烷的 EEG 活动类似，不引起异常的癫痫样改变和异常脑电活动。

知识点 5：神经外科手术麻醉药物——麻醉性镇痛药

（1）芬太尼：此药抑制 $CMRO_2$ 少而抑制 CBF 多，但尚不致造成脑缺血，相反可以降低 ICP。

（2）舒芬太尼：此药可使 CBF 及 ICP 快速升高，与氟哌利多配伍使用可以减轻或避免发生。

知识点 6：神经外科手术麻醉药物——肌肉松弛药

神经外科手术全麻中应用肌松药有利于呼吸管理、颅内压控制、降低代谢与消除应激反应。

知识点 7：脑血管疾病麻醉方法的选择

对于意识障碍不严重，患者尚能合作者，可以考虑局麻加神经安定镇痛麻醉，这对正在出血的病情有所帮助，不至于由于全麻诱导及术中呛咳屏气而加重出血。但是大多数患者入院后不能合作，于计算机断层成像（CT）检查过程中即需给予一定的镇静药，因此全身麻醉仍为常用的麻醉方法。

知识点 8：脑血管疾病麻醉注意事项

（1）急诊入院手术，麻醉前准备不充分，对过去病史通常不能全面了解。应着重了解主要脏器的功能及服药史，如果时间及病情允许，应立即查心、肺功能。对于 5 岁以上的患者要急查心电图。

（2）大多数患者有高血压病史，并且长期服用 α、β 受体阻滞药。麻醉诱导应当慎重用药。

（3）术中应当尽量避免血压波动过剧，特别对有高血压的病例，以免加重心脏负担。对于既往曾有过中枢性损害的患者，在颅压较高的情况下，应当防止血压下降过剧。

（4）对于病情较重的患者，术中应当做有创血压、体温及呼吸监测。控制血压下降不应低于麻醉前水平的 30%。目前亚低温要求体温下降至 34℃（鼻温）以下，特别是头部降温。

知识点 9：颅内动脉瘤的麻醉管理

颅内动脉瘤患者手术治疗时，麻醉管理的主要问题就是麻醉诱导及手术过程中动脉瘤有破裂的可能，其次为脑血管痉挛和颅内压增高。维持适当低值的 MAP 或收缩压，收缩压与动脉流速呈正比，流速快时可形成湍流损害瘤壁，如与动脉瘤发生共振则损害更大，因此适当低值的降压可以防止动脉瘤破裂。但要考虑脑血管自身调节的范围，MAP 低限应当维持在 50mmHg 以上，否则将使 CBF 降低，如果 CBF 长期低于正常值的 5%，则脑电图会出现脑功能障碍的迹象。对于已经存在脑血管痉挛和颅高压的患者，MAP 的低限应当再提高，以扩大"安全"范围。

知识点 10：颅内动静脉畸形麻醉处理

由于颅内动静脉畸形手术时间长及控制性降压时间较长的特点，因此需密切监测血流动力、血气与酸碱平衡；掌握出入量平衡；注意充分供氧；维持良好的灌注压；降低 ICP，以减少颅内窃血。

知识点 11：烟雾病麻醉处理

麻醉前，镇静药和镇痛药均应减少或不用。选用麻醉者最熟悉的麻醉方法，尽可能地减少对呼吸道的刺激，要求手术后快速清醒，且无恶心呕吐，反应小。维持适当的麻醉深度，确保患者安静，提供良好的术野。选用不增加颅内压的麻醉药物，既能够维持麻醉平稳，又能够具有脑组织保护作用。加强呼吸管理，术中可以采用机械通气，并应当加强监测和严密观察，防止缺氧和二氧化碳蓄积。

知识点 12：大脑半球手术的麻醉方法——局部麻醉

术前 30 分钟肌内注射苯巴比妥钠 0.1～0.2g，阿托品 0.3～0.5mg。麻醉操作要点：常常用局麻药是 0.5% 普鲁卡因。为减少头皮出血、延长麻醉作用时间、防止药物吸收过快产生中毒反应，每 150~250ml 药液内可加用 0.1% 肾上腺素 0.5ml。首先在皮瓣四角做皮丘，然后用长针头由皮丘刺入，对做切口的皮内、皮下神经末梢进行逐层浸润。为了减少出血和便于分离，然后沿帽状腱膜下浸润，至整个皮瓣呈隆起状。

知识点 13：大脑半球手术的麻醉方法——局部麻醉加神经安定镇痛术

氟哌利多与芬太尼按 50:1 配成合剂，为神经安定镇痛合剂（NLA），主要对皮质下中枢、边缘系统、锥体系统及下丘脑有抑制作用，具有较强的镇静作用，对于外界刺激只表现出淡漠，但意识存在，处于觉醒状态。能够降低脑血流量及脑耗氧量。配伍局部麻醉药适用于大脑半球颅内血肿的钻孔引流术、成人凹陷骨折复位术或头皮清创术等短小手术。

知识点 14：大脑半球手术的麻醉方法——全身麻醉

通常于麻醉前 30 分钟肌内注射苯巴比妥钠 0.1~0.2g，阿托品 0.3~0.5mg。可采用对心血管抑制较轻的依诺伐和依托咪酯或咪达唑仑加肌松药诱导插管，然后吸入低浓度异氟烷或七氟烷，并且经微量泵持续输注丙泊酚维持麻醉。

知识点 15：术中麻醉的主要问题

（1）颅内高压：术中如果出现血压下降，呼吸不均匀或暂停时，应当提醒术者及早停止操作，否则就会出现严重的下丘脑功能紊乱，导致高热、昏迷或死亡。术中应当监测体温，以及早发现体温改变，必要时予以降温，应用激素、氯丙嗪（冬眠灵）等药物，对中枢的保护比较理想。

（2）出血多的手术：脑膜瘤大多沿大静脉窦发展，血运丰富极易术中出血。

通常可在分离肿瘤前行控制性降压，麻醉力求平稳，无缺氧及 CO_2 潴留。术中如果出现低血压、心动过速、对降压药或吸入麻醉药异常敏感，或者停用降压药后血压不能回升，往往提示血容量不足，应当及时纠正。

（3）急性脑膨出：对于具体变化查明原因，果断处理，血气分析及 CO_2 监测仪对查明原因有重要意义。控制急性脑膨出的措施主要包括：①调整体位，以利静脉回流；②监测 $PaCO_2$、PaO_2，纠正缺 O_2 或 CO_2 潴留；③改变麻醉药物，可将 N_2O、恩氟烷、异氟烷改为阿片类静脉麻醉；④使用硫喷妥钠；⑤使用非去极化肌松药；⑥适量应用利尿药；⑦使用类固醇药物；⑧采取有效措施恢复脑顺应性，维持好血脑屏障功能；⑨必要时行 CSF 引流。

第二节 心血管手术麻醉

知识点 1：先心病的分类方法

（1）根据解剖病变与临床症状分类：①单纯交通型（在心房、心室、动脉或静脉间直接交通）；②心脏瓣膜畸形型；③血管异常型；④心腔位置异常型；⑤心律失常型等几个类型。

（2）根据血流动力学特点与缺氧原因进行分类：①心室压力超负荷；②心房、心室容量超负荷；③肺血流梗阻性低血氧；④共同心腔性低血氧；⑤体、肺循环隔离性低血氧等。

（3）根据有无发绀进行分类：发绀型与非发绀型先心病。发绀型者心内血流存在右向左分流，或以右向左分流占优势；非发绀型者仅为左向右分流或无分流，这种分类方法较为简单而且常用。

知识点 2：缩窄性心包炎的发病原因

心包主要由脏层与壁层纤维浆膜构成，两层浆膜之间的腔隙称为心包腔，内含 15～25ml 浆液。心包可由于细菌感染、毒性代谢产物、心肌坏死波及心外膜等原因而发生炎症，偶尔由于外伤而引起炎症。

知识点 3：心脏瓣膜病的发病原因

心脏瓣膜病的发病原因较多，主要包括风湿性、非风湿性、先天性、老年性退变以及冠状动脉硬化等，其中以风湿性瓣膜病最为常见。

知识点 4：心脏代谢的特点

心脏代谢的主要特点是：心肌耗氧量居全身之首；冠脉血流量大；毛细血管多；心肌富含肌红蛋白，从中摄取大量氧；心肌富含线粒体，对能量物质进行有氧氧化而产生三磷酸腺苷（ATP），当心肌耗氧量增加时，氧摄取率并不增加，而是靠增加冠脉血流量来补充氧，若后者未能相应增加，即可出现心肌缺氧；一旦心肌缺血，供应心脏的血流不能满足心肌代谢需要时，即可引起代谢紊乱而引起心肌损伤。

知识点 5：心血管外科手术麻醉分类

根据有无反流，将心血管外科手术麻醉分为三型：

（1）血流梗阻型：主要有冠心病、主动脉瓣狭窄、二尖瓣狭窄、法洛四联症的右室梗阻和肥厚性心肌病的左室梗阻等。

（2）血液反流型：主要有二尖瓣关闭不全、主动脉瓣关闭不全及三尖瓣关闭不全等。

（3）血液分流型：可发生在各种水平，比如房间隔缺损、室间隔缺损、动脉导管未闭及动静脉畸形等。

知识点6：心血管外科手术麻醉监测

（1）心电图：持续监测2个导联的心电图波形，通常是Ⅱ导联和V_5导联，与用纸描记记录的全导联基础图形对比。

（2）动脉血压：通常都应在麻醉诱导前进行动脉置管，通常选非优势手的桡动脉穿刺置管直接监测动脉血压。

（3）中心静脉压和肺动脉压：中心静脉置管的时间通常取决于患者的情况，中心静脉置管的最佳途径是颈内静脉。

（4）尿量：麻醉后留置导尿管监测每小时的尿量，通常借助带测温头的导尿管监测膀胱温度，但容易受尿量的影响，突然出现的红色尿液提示心肺转流（CPB）挤压或输血反应造成红细胞溶血。

（5）温度：麻醉后选择膀胱、直肠、咽腔、食管或肺动脉（血）之中2处监测体温，降温与复温期间各处的温度有一定差异。

（6）实验室参数：心脏手术期间必须进行实验室监测，应当随时检查血气、血细胞比容、血清钾离子浓度、游离钙离子和葡萄糖。

（7）手术野：手术野是一个最重要的术中监测，切开胸骨可以通过胸膜看到肺的扩张。当心包打开时，可见到心脏（先是右室），所以能直观判断心脏节律、容积和收缩力。因此必须严密观测失血和手术操作导致的血流动力学与心脏节律的变化。

知识点7：冠状动脉搭桥麻醉前准备

（1）消除焦虑和顾虑：麻醉前访视，按照全身麻醉常规要求做好心理治疗和解释，消除患者焦虑与思想顾虑。

（2）麻醉前用药：冠脉搭桥术（CABG）患者麻醉前用药应当结合患者心肌缺血情况及术前药物治疗效果来考虑。①术前治疗用药：除了抗凝药外，强心药、β受体阻断剂、钙通道阻滞剂、抗高血压药与强心药（正性肌力药）等，用药均持续到术前当日，可以降低围手术期心肌缺血发生率；②镇痛镇静药：吗啡0.2mg/kg+东莨菪碱0.3mg，术前30分钟肌内注射，用于左心功能正常者，焦虑者加服地西泮；③镇静颠茄类：地西泮10mg+东莨菪碱0.3~0.5mg，术前30分钟肌内注射。

知识点8：冠状动脉搭桥的麻醉方法及麻醉维持

麻醉方法一般选用气管内插管、全身静脉或静脉吸入复合全身麻醉。

以镇静药、麻醉性镇痛药、肌肉松弛剂与吸入全身麻醉药联合用药维持麻醉，相互取长补短，从而达到适宜麻醉深度和循环稳定。

（1）芬太尼 $20 \sim 60 \mu g/kg$，泮库溴铵 $0.1 \sim 0.2 mg/kg$ 或哌库溴铵 $0.1 \sim 0.15 mg/kg$，分次静脉注射，间断吸入 $0.5\% \sim 1\%$ 恩氟烷，或者异氟烷。

（2）芬太尼 $30 \sim 60 \mu g/kg$ 连续滴注，分次静脉注射地西泮 $0.2 \sim 0.4 mg/kg$，或者氟哌利多 $0.1 \sim 0.2 mg/kg$，必要时吸入恩氟烷，或者异氟烷，或者地氟烷。灌注压高时，连续滴注丙泊酚 $30 \sim 50 \mu g/(kg \cdot min)$，或者硫喷妥钠 $2 \sim 3.5 mg/kg$。

知识点 9：非体外循环下冠状动脉搭桥术术前准备

（1）术前心脏病用药：术前应根据患者心功能状况，给予营养心肌、扩张冠状动脉、降低血压及利尿等治疗。术前晚口服地西泮 5mg、雷尼替丁 150mg。术前 30 分钟肌内注射吗啡 5mg、东莨菪碱 0.3mg，年老体弱和心功能差的患者酌情减量。

（2）麻醉诱导入室后面罩吸氧，监测心电图、无创血压、脉搏血氧饱和度（SpO_2）。左桡动脉在局部麻醉下穿刺、置管监测有创动脉血压，颈内静脉穿刺置管用于抽血补液，监测中心静脉压。

知识点 10：非体外循环下冠状动脉搭桥术麻醉注意事项

（1）起搏器的应用：如果有持续严重心动过缓（HR<40 次/分），在吻合时应用心室临时起搏以防止心室过度膨胀甚至循环不稳。

（2）抗凝与拮抗问题：ACT 保持在 $250 \sim 300$ 秒即可。对于存在高凝状态的患者潜在桥血管内血栓形成和栓塞的危险，血管吻合后鱼精蛋白的拮抗及止血药的应用需要慎重。对于抗凝血酶Ⅲ（AT Ⅲ）缺乏者，术中及术后应补充新鲜冰冻血浆以免出现高凝状态。

（3）注意水和电解质的平衡、内环境稳定：常常将血清钾离子升到 4mmol/L 以上，从而使心脏不因低钾而增加应激，也不因高钾而受抑制。

知识点 11：非体外循环下冠状动脉搭桥术麻醉术前用药

非体外循环下冠状动脉搭桥术麻醉术前用药要达到保持患者安静、合作、麻醉诱导平稳、减少麻醉药用量的目的，要求不抑制呼吸与循环，青紫型患儿应给予足量术前药物以避免因诱导期哭闹、挣扎而加重缺氧；给予足量术前药物后，必须由护士严密观察，以防呼吸抑制或呼吸道梗阻时无法及时有效的处理。危重患儿镇静药应当减量或不用吗啡。

知识点 12：缩窄性心包炎手术术前准备

（1）术前纠正心力衰竭及心律失常：给予小剂量洋地黄制剂。

（2）改善全身状况：高蛋白饮食，或者静脉补充清蛋白或全血，或水解蛋白，尽可能地改善全身状况，增加血浆胶体渗透压。

（3）术前 1~2 日抽腹腔积液：减轻呼吸困难。

（4）术前用药：术前 1 小时肌内注射吗啡 0.2mg/kg、东莨菪碱 0.3mg；重症患者仅给予东莨菪碱。

知识点 13：缩窄性心包炎手术麻醉注意事项

（1）保持一定心率：心率不应过慢，应适当增快，有利于二氧化碳的增加，是缩窄性心包炎患者唯一的代偿途径。

（2）维持血压：应分析血压下降的原因，有针对性地进行处理。①升压药宜选药性弱的药物，比如麻黄碱等，不选药性强的去甲肾上腺素及去氧肾上腺素等药物；②等量及时补充失血。

（3）机械通气：应当避免过高增加胸内压，进一步减低心排出量。

（4）心律失常的处理：缺氧、二氧化碳蓄积及低血钾加上手术刺激易致心律失常，甚至室颤；术中如果连续出现室性心律，应暂停手术，静脉注射利多卡因（0.5~1.0mg/kg），并且维持血气和电解质正常。

（5）缺氧、低血压导致急性左心衰竭：应当纠正缺氧，给予呋塞米（速尿）和毛花苷 C。

（6）术后处理：根据呼吸与心脏功能，决定机械通气时间与拔除气管导管。

知识点 14：心脏瓣膜置换术前用药

（1）停服阿司匹林 10 日以上；洋地黄类药物持续至术前日；硝酸酯类、β 受体阻滞药和钙通道阻滞药持续至手术日；危重患者应持续静脉注射硝酸甘油至手术室；术前晚口服地西泮 10mg。

（2）吗啡 10mg、东莨菪碱 0.3mg，术前 1 小时肌内注射。

第三节　胸科手术麻醉

知识点 1：胸科手术临床体征评估

详细了解病史及体格检查，可以大致判断呼吸功能。例如吸烟多久，有无呼吸困难、端坐呼吸、有无口唇发绀或杵状指，有无运动（上楼等）后气短及大量咳痰等体征，有助于判断肺功能及是否需要治疗措施。X 线检查、断层 CT 检查更可显示肺及胸内病变，还可以判断气管狭窄程度及部位，有助于麻醉准备。如肺部听诊有哮鸣音，应当先给予支气管解痉治疗。

知识点 2：胸科手术呼吸道准备

（1）戒烟：至少 2 周以上。

（2）扩张气道：①β_2 受体激动剂，如沙丁胺醇；②异丙托溴铵：尤其是对于严重的慢性阻塞性肺疾病（COPD）患者；③吸入肾上腺皮质激素：当支气管痉挛严重时，需注射用药；④色甘酸钠：应当在支气管痉挛前使用。

（3）稀释分泌物：①呼吸道水化（湿化器/雾化器）；②充分补水；③黏液溶解剂和祛痰剂。

（4）排出分泌物：①体位排痰；②咳嗽训练；③胸部理疗（胸部拍打和振动）。

（5）其他治疗：①抗生素：应当在有脓痰或支气管炎时使用；②抗酸剂：若有症状性反流时使用 H_2 受体阻滞剂与质子泵抑制剂。

（6）加强教育，增加术后护理的依从性。

知识点 3：单肺麻醉的适应证

（1）绝对适应证：主要有①隔离一侧肺以避免污染：防止感染播散到健肺（肺脓肿）、大咯血（支气管扩张）；②控制通气：支气管胸膜瘘、单侧肺囊肿或肺大疱、气管、支气管断裂或重建术；③单肺灌洗：肺泡蛋白沉积症。

（2）相对适应证：主要有：①胸主动脉瘤手术；②全肺或肺叶切除术；③食管手术；④胸腔镜手术；⑤纵隔手术。

知识点 4：肺叶切除及全肺切除术麻醉方法

对于无肺内物质扩散或堵塞危险的病例，通常可在气管内插管全身麻醉下完成，选用双腔支气管导管插管可以防止肺内物质的扩散。

知识点 5：食管手术的麻醉方法

采用气管内插管全身麻醉或全身麻醉加硬膜外复合麻醉，后者对于患者呼吸循环扰乱小、镇痛和肌肉松弛好。术前患者行硬膜外麻醉置入硬膜外导管，术中注入局部麻醉药物浓度不宜过高，量不宜太大，以免影响术后患者的呼吸。术后首次镇痛药注入硬脊膜外间隙，宜待患者完全清醒且通气量恢复到正常后再注入，并接微量泵行硬膜外自控疼痛治疗。疼痛治疗前 8 小时患者需吸氧并监测 ECG、SpO_2，如果患者诉呼吸困难，应当停用疼痛治疗和给予辅助呼吸并循环支持。

知识点 6：纵隔肿瘤切除手术麻醉方法

（1）麻醉诱导时，体位须采取患者平时感觉呼吸受影响较小的体位。当肿瘤巨大时，特别是小儿纵隔肿瘤，麻醉诱导应为清醒状态下行气管插管，如果患者能用面罩加压给氧使胸廓抬起，可以行快速诱导气管插管，否则应当行小剂量麻醉剂加表面麻醉行气管内插管。如果气管插管后气道受压，通气阻力迅速增高，应尽快改变体位，如左或右侧卧或坐位，以减少气管受压影响通气。

（2）气管插管后，患者如果出现支气管痉挛，听诊时两肺呼吸音粗，并且可闻及干、湿性啰音。应用氨茶碱、氯胺酮、地塞米松静脉注射，尽快解除支气管痉挛。

知识点 7：气管内肿瘤切除与气管重建手术麻醉方法

（1）气道梗阻严重，保留自主呼吸，进行气管插管。

（2）导管应尽可能越过病变部位，在病变部位切除后应当将气管导管退至吻合口近端，套囊充气后加压测试吻合口有无漏气。

（3）预计支气管导管不能够越过狭窄处，在切断气管远端后将另一无菌气管导管插入支气管进行单肺通气。

第四节　内分泌疾病患者麻醉

知识点 1：糖尿病患者的麻醉前准备

（1）了解病情：麻醉前，要详细了解病情、并发症、有无代谢性酸中毒、是择期还是急症手术、是大手术还是小手术、尿糖与血糖控制的程度如何。

（2）术前治疗：主要是治疗糖尿病，控制病情，增加糖原贮备，防治并发症，改善身体情况，提高对麻醉手术的耐受力。

知识点 2：糖尿病术前用药

（1）镇静药：给予适量的镇静药可以减轻应激反应，减少患者的紧张情绪。对老年及久病者，宜使用小剂量，以防发生低血糖昏迷时不易鉴别。如异戊巴比妥钠、哌替啶或地西泮等。

（2）抗胆碱药：东莨菪碱 0.3mg，术前 1 小时肌内注射。

知识点 3：糖尿病术前治疗注意事项

（1）防止发生低血糖反应：对于有头晕、心悸、手抖、多汗、烦躁不安、谵语、昏迷，大多见于重型、不稳定型及幼年型糖尿病患者。通过进食、静脉注射 50% 葡萄糖液或胰高血糖素 1mg 等治疗。

（2）过敏反应：少数患者出现荨麻疹等，轻者一般自行缓解，重者一般注射肾上腺素和抗组胺药。

（3）胰岛素耐药性：少数患者拮抗胰岛素，主要是抗体反应。

知识点 4：糖尿病患者的麻醉方法

（1）局部麻醉：尽管局部麻醉药物对胰岛素分泌有部分影响，但能阻滞、阻断知觉神经和交感神经的作用、抑制手术刺激对机体的反应，可以尽量选用。局部麻醉药物中忌加肾上腺素，因其可以促进糖原和脂肪的分解。

（2）全身麻醉：全身麻醉对糖代谢影响较大。影响的因素比较多，如果必须采用全身麻醉，则选用对血糖影响小的全身麻醉。①气管内插管：应当充分评估插管的困难程度、防止误吸、缺氧、二氧化碳蓄积和低血压；②吸入全身麻醉药：全身麻醉选用恩氟烷及氧化亚氮药物，对血糖无明显影响；③静脉麻醉药：以硫喷妥钠对血糖影响最小，羟丁酸钠与神经安定麻醉药对血糖影响亦小。

（3）神经阻滞麻醉：神经阻滞可阻断手术时引起的末梢疼痛刺激。糖尿病患者常常选用。

知识点 5：嗜铬细胞瘤患者麻醉前准备

（1）α 肾上腺能受体阻滞药控制血压。

（2）补充血容量：术前补充足够的全血、血浆、血浆代用品和液体，改善嗜铬细胞瘤的低血容量状态。需注意防止心脏负荷过重而发生心力衰竭。

（3）镇静药：术前晚口服巴比妥或地西泮等镇静催眠药。

（4）颠茄药物东莨菪碱较好，不用阿托品，因为和肾上腺素、去甲肾上腺素协同有升压作用。

（5）β 肾上腺能受体阻滞药控制心率。

（6）冬眠药物：应当采用小量冬眠药物以达到镇静目的，防止血压过度升高。

（7）麻醉前给激素：术前应适量给予皮质激素，以预防引起的肾上腺皮质功能减退现象。

知识点 6：嗜铬细胞瘤患者麻醉方法

（1）全身麻醉：大多数选用全身麻醉，可以充分供氧，循环呼吸管理方便；可以避免患者的精神紧张而产生血压骤增；对于摘除肿瘤后的低血压控制很有利。

（2）持续硬膜外麻醉：用于腹部、肿瘤定位明确，对机体干扰较小，也是安全有效的方法之一。要求具有足够的麻醉平面，适当加用辅助药，能够消除反射性的儿茶酚胺增加。但也有可能在摘除肿瘤后血压下降。

知识点 7：垂体瘤手术麻醉要点

（1）泌乳素瘤：对全身影响较小，手术麻醉处理无特殊。但如肿瘤压迫引起垂体分泌功能障碍，应当针对病情给予补充激素治疗和对症治疗。

（2）肢端肥大症：患者麻醉中有可能会遇到上呼吸道梗阻、气管插管困难、心律失常等问题，应当给予重视。

（3）库欣综合征：患者麻醉诱导时容易发生呼吸困难，麻醉期间循环波动较明显。另外，还应当注意其高血压、高血糖、水电解质紊乱等病理改变。

（4）无功能腺瘤：当患者出现垂体功能减低时，应当及时补充激素。

知识点 8：甲状腺功能亢进症手术药物准备

（1）先用硫脲类药物，待甲亢症状被基本控制后，再改用碘剂 1~2 周，然后行手术。

（2）开始即服用碘剂，2~3 周后甲状腺功能亢进症状得到基本控制，便可以进行手术。

知识点 9：甲状腺功能亢进症手术麻醉前评估

麻醉前访视患者时，可以根据其症状、体征及实验室检查评估病情严重程度及术前准备是否充分。术前准备充分的指标：基础代谢率<+20%；脉率<90 次/分；脉压减小；患者一般情绪稳定，睡眠良好，体重增加等。

知识点 10：甲状腺功能亢进症手术麻醉前用药

一般来说，镇静药用量应加大。胆碱能受体阻滞药通常选用东莨菪碱。但对于有呼吸道压迫或梗阻症状的患者，麻醉前镇静或镇痛药应当减少用量或避免使用。

知识点 11：甲状腺功能亢进症手术的麻醉管理

（1）备好困难插管设备，预防困难气道发生，包括准备不同内径的气管导管、不同型号的喉镜，以及纤维支气管镜。对于有呼吸道压迫症状者，宜选择表面麻醉下清醒气管内插管。

（2）凡是具有拟交感活性或不能与肾上腺素配伍的全麻药，比如氟烷、氯胺酮均不宜用于甲状腺功能亢进患者。其他的吸入麻醉药、静脉麻醉药、镇痛药与肌松药等均可选用。

（3）手术结束后，待患者完全清醒，咽喉保护性反射恢复后方可考虑拔除气管导管。如果出现呼吸道梗阻，则应立即再施行气管插管术，以保证呼吸道通畅。

第五节　血液病患者麻醉

知识点 1：血液病患者麻醉的一般特点

麻醉前应尽量改善全身情况，纠正贫血，血液患者常因病情严重需长期应用激素，或者接受放疗和化疗，而致体质虚弱、营养不良和免疫功能降低，因此抵抗力极差，易并发各种感染。慢性贫血可以引起心脏代偿性扩大，容易并发心衰，不能耐受快速或者大量输血补液。因此应当采用分次小量输血或成分输血以防心衰。对血液病患者术前必须全面估计病情，并做好充分的术前准备。

知识点 2：血液病患者麻醉的注意事项

（1）仔细询问血液病的病史，以及日常生活中的异常出血史。注意血液病患者在疾病发展过程中的隐匿症状，不应遗漏。

（2）手术时的主要危险就是出血及广泛渗血，因此术前应当积极补充所缺损的凝血因子至最低需要量。

（3）慢性血液病曾采用皮质激素治疗者，术前应当用皮质激素准备。

知识点 3：血液病患者麻醉前病情估计

（1）麻醉前，应全面了解血液病患者的病史、职业史、家族史，并作必要的体格检查的化验，包括全血细胞计数、血红蛋白量测定、血细胞形态学观察等。

（2）估计发病原因，如造血不良、红细胞过度破坏或失血等。

（3）了解有关治疗用药或输血情况，血红蛋白回升正常的患者一般可以耐受麻醉。

（4）由于血液病伴有严重贫血、出血、恶性肿瘤等，并发心力衰竭、脑出血、肺水肿等严重并发症，增加麻醉的危险性，应妥善估计，并做好术前准备。

知识点 4：血液病患者麻醉前用药

术前，经过血液病治疗，一般情况尚佳的患者，在麻醉前可以按照常规用药。有脑出血征象，周身情况衰竭或者出血严重者，应当免用吗啡类麻醉性镇痛药物，可以口服地西泮 $10\sim15mg$，或者苯巴比妥钠 $0.1\sim0.2g$ 麻醉前 30 分钟给药。麻醉前用药应当尽量采用口服或静脉注射，避免肌肉或者皮下注射，以防皮下血肿。

知识点 5：血液病患者麻醉方法选择

有出凝血障碍者不宜选用局部麻醉或神经阻滞麻醉，椎管内麻醉虽然具有引起组织损伤出血的危险，但临床实践证明，经过术前充分准备，输入新鲜血液或者凝血因子，一般均可安全进行手术麻醉。小儿在基础麻醉下行硬膜外阻滞可以减少术后呼吸道合并症及口咽部黏膜出血的危险，但应严格控制无菌。如选用全身麻醉气管内插管时，应注意保护口咽部黏膜。血友病患者麻醉选择比较困难，一般以快速诱导气管内麻醉为宜。四肢关节手术，例如血友病膝关节血肿或指趾骨血肿，形成骨假瘤须截骨者，可以选用区域静脉麻醉。

知识点6：血液病患者麻醉药物的选择

某些血液病除了全血细胞减少之外，可有不同程度低血容量，由于贫血血浆假性胆碱酯酶浓度低，静脉大量快速用药后容易发生低血压影响心输出量。全身麻醉用药可以选用地西泮、氯胺酮、或羟丁酸钠诱导，间或小剂量非去极化肌松药阿曲库铵以助插管以及维持麻醉的稳定性。神经安定镇痛药、吩噻嗪类药对凝血机制有影响，应当防止过量。血液病脾切除术应当选用连续硬膜外小剂量分次注入局麻药，静脉内分次辅助少量哌替啶、异丙嗪合剂。对于成人体健者全身麻醉快速诱导，硫喷妥钠 4~8mg/kg 或异丙酚 1.5~2.5mg/kg、芬太尼 2~6μg/kg、琥珀胆碱 0.8~1.0mg/kg。对于气管内插管，术中应静注小剂量芬太尼、异丙酚或安氟醚、异氟醚吸入加非去极化肌松药维持麻醉。

知识点7：小儿血液病患者麻醉期间管理

血液病患儿血红蛋白量降低，携氧能力低下，凝血时间延长，易造成黏膜出血，从而增加了麻醉管理的困难。部分患儿有间歇热，肝脾肿大或黄疸，循环代谢功能差，心脏扩大且易缺氧，为了减轻患儿心脏负荷，预防术后出现高凝状态，麻醉期间可以输入平衡盐液或 5%~10% 葡萄糖盐水。血液病婴幼儿发育迟缓，且胸廓发育不全、胸腔狭小，肋间肌及呼吸肌发育不全，膈肌高、腹大，主要靠腹式呼吸，对肌松药及中枢抑制药耐量小，容易产生呼吸抑制。因此，术中应加强呼吸管理，保持呼吸次数 20~30 次/分。由于患儿肺容量小，潮气量约为 6.6ml/kg，应当注意通气量，减少无效腔，以弥补血红蛋白量过低及携氧不足，麻醉期间应当进行血流动力学、心电图、气道压力、血氧饱和度和呼气末 CO_2 监测，随时随地观察循环与呼吸变化。

知识点8：成人血液病患者麻醉期间管理

手术切皮前，应当输 200~300ml 血液，以保持稳定的血容量，为避免探查腹腔时的牵拉反应，可以在切腹膜时静脉给神经安定镇痛剂以减少反应。随着手术切口的改进，一般手术均无困难，且术后合并症少，镇痛效果好。四肢手术应选用神经阻滞或椎管内麻醉，无任何困难。胸部手术气管内全身麻醉应选用低压套囊一次性塑料导管，避免经环甲膜表面麻醉注药，避免多次粗暴性插管保护气管黏膜，防止造成呼吸道出血窒息的危险。由于血液病人抵抗力低，易感染，因此一切麻醉用具与操作均应在严格无菌条件下进行。麻醉勿过深，并应控制肌松药用量，术中应注意呼吸交换，合理选用呼吸机。

第六节　过度肥胖患者麻醉

知识点1：过度肥胖患者麻醉前病情评估

（1）常规进行插管困难的评估。

（2）了解患者有无夜间打鼾、呼吸暂停、睡眠中觉醒及日间嗜睡等病史，以明确患者是否伴有阻塞性睡眠呼吸暂停（OSA）及其严重程度。

（3）肺功能检查、动脉血气检查及屏气试验等，以判断患者的肺功能及其储备能力。

（4）有无高血压、肺动脉高压及心肌缺血等的病史或症状。

（5）常规询问患者入院前 6 个月内及住院期间的用药史，特别是是否服用减肥药物以及采用过的减肥治疗措施等。

知识点 2：过度肥胖患者术前用药

肥胖患者的术前用药主要包括抗焦虑药、镇痛药、抗胆碱能药物以及预防吸入性肺炎与深静脉血栓形成（DVT）的药物。

知识点 3：过度肥胖患者的麻醉问题

（1）对于肥胖患者，在麻醉诱导前建立并固定稳妥输血输液或静脉给药途径极为重要。开放静脉宜选择上肢静脉，以避免术中由于腹内压升高对静脉回流的影响。当外周静脉置管困难时，可以考虑中心静脉置管，以利于术中和术后的液体管理。

（2）对于病态肥胖患者以及上臂周径过大使无创测压不确切或无法选择合适的袖套时，可以考虑使用有创动脉压监测。

（3）为了便于术中呼吸管理，肥胖患者全身麻醉后最好均行气管插管，考虑到全身麻醉诱导中有可能发生呼吸道梗阻时，可以在表面麻醉下清醒气管插管。

（4）麻醉维持期间应当设法保持充足的气体交换，避免缺氧和二氧化碳蓄积等不利因素，保证呼吸功能与循环功能的相对稳定。

（5）如果选择椎管内麻醉，也应当加强对呼吸和循环功能的观察。

（6）长时间全身麻醉可能造成大量脂溶性麻醉药储积于脂肪组织内。应当尽量避免不必要的长时间头低位和过多的上腹部探查等对患者呼吸功能与循环功能影响较大的操作。

知识点 4：过度肥胖患者术后处理问题

所有具有中枢性抑制作用的药物均可能抑制咽部扩张肌群的运动，使咽部肥胖患者发生咽壁塌陷的可能性增加。对于肥胖患者，特别是伴有 OSA 的患者，在术后约 1 周的时间内，均存在出现长时间呼吸暂停的风险。术后剧烈的疼痛常常会使患者对镇痛药的需求增加，使药物引起致命性呼吸暂停与气道梗阻的可能性增加。肥胖患者拔管应当处于完全清醒的状态并排除残余肌松作用的可能。局部麻醉对拔管可能有益。采用反屈氏位或半卧位拔管，可以减轻由腹腔内容物对膈肌的压迫，利于患者的通气。拔管时，应当常规做好放置口咽或鼻咽通气道的准备，并准备好行双人面罩辅助通气。

知识点 5：过度肥胖患者术后并发症

肥胖患者全麻、腹部特别上腹部及胸部手术麻醉后容易发生呼吸系统的并发症，其中以肺不张较为多见，并且与肥胖程度有直接关系。其他比如术后切口感染、切口疝、深部静脉血栓形成的发生率也很高。长时间麻醉与手术，麻醉用药过多，术终肌松药的残余作用，术后切口疼痛抑制呼吸，呼吸管理不当等因素都为增加肺部并发症的原因。另外，肥胖患者术后血氧分压普遍降低，以术后第 2 天最为明显，可能持续到术后第 4 天，术后仰卧位比半卧位更容易引起动脉血氧分压的下降。

第三章　重症麻醉

第一节　器官移植手术麻醉

知识点 1：器官移植术的麻醉

（1）患者有长期器官疾病的损害，原脏器的功能已经基本消失。机体发生了一系列病理生理改变，并发症较多。有的甚至会威胁患者的生命。对各种麻醉方法、麻醉药物的耐受性较差，麻醉管理有着特殊要求。

（2）器官移植有时关系到供、受体两个机体生命的安全。保证供、受体移植器官的功能状态及成活率，是麻醉管理的中心内容之一。

（3）器官移植手术创伤较大，手术时间较长，术中需要麻醉解决的问题也较多。

（4）感染是器官移植患者术后死亡的主要原因之一。麻醉中对麻醉用具、器械、用药及输血输液等一切操作，应当严格无菌操作和处理。

（5）抗排异效果要确切：①抑制排异反应：首先需要抑制免疫反应、排异反应的发生；②维护移植器官功能：移植器官的特殊功能予以保护。

知识点 2：肾移植术麻醉前准备

（1）维持水、电解质和酸碱平衡：一般可以在术前 24～48 小时施行血液透析治疗，以纠正高钾血症、酸中毒以及容量超负荷等病理状态。

（2）加强对心脏功能的评估：终末期肾脏疾病（ESRD）患者常伴有高血压、动脉粥样硬化、心肌肥厚、心律失常等合并症，在术前应充分评估患者的心功能储备，调节心功能状况稳定并达到最佳。

（3）对合并糖尿病的患者，术前应停用口服降糖药，改用胰岛素控制血糖。

（4）纠正严重贫血、低蛋白血症，改善患者一般情况，必要时可少量多次输血，尽量使血红蛋白浓度达到 7g/L 以上。

（5）常规检测凝血功能，纠正凝血功能障碍。

（6）尿毒症可引起胃排空延迟，因此所有肾移植患者都应按饱胃患者处理。

知识点 3：肾移植术麻醉用药

（1）抗胆碱能药物宜选用东莨菪碱，要慎用阿托品。

（2）镇静药应选用地西泮或咪达唑仑，要慎用巴比妥类药。

（3）镇痛药物可选用阿片类药物，但应当避免对呼吸和循环的抑制。

（4）术前给予非颗粒性抗酸药及胃动力药治疗。

知识点4：肾脏移植手术麻醉处理

肾脏功能完全失去时，对麻醉药物排泄能力较差，移植肾的功能在早期也不佳。预防出血和血肿。硬膜外麻醉要用辅助药。肾衰竭时，影响洋地黄的排泄，术中用洋地黄时，要减量，以防洋地黄中毒。严格控制输血和输液速度。纠正低血压、酸中毒。全身麻醉中注意呼吸的管理。维护循环功能的稳定，加强移植肾成活的治疗，加强术中监测，避免感染。

知识点5：肝移植术麻醉前准备

适当补充营养，纠正酸血症，补充肝源性凝血因子以纠正凝血功能障碍及抗生素治疗。准备肝移植专用设备，准备充足的血液制品确保在术中可以随时取用。术前三日起口服硫唑嘌呤 5mg/kg，手术当日给环磷酰胺 200mg 和甲泼尼龙 200mg 静脉滴注。麻醉治疗药物包括去甲肾上腺素、肾上腺素、去氧肾上腺素、硝酸甘油、阿托品、多巴胺、呋塞米、甘露醇、胰岛素、碳酸氢钠、氯化钾、氯化钙等。奥美拉唑、西咪替丁、法莫替丁等的预防性应用可以明显减少肝移植围术期应激性溃疡和消化道出血。

知识点6：肝移植术麻醉处理的原则

（1）麻醉用药应当尽量选用对肝脏无毒性及不在肝内降解的药物。

（2）静脉通道一律采用上肢大静脉及中心静脉。上肢大静脉通道通常用于输液和输血，中心静脉通常放置三腔导管，用于各种麻醉药物和非麻醉药物的分别输注以及术中采血化验。

（3）加强监测，密切关注手术进程，根据不同手术阶段的不同病理生理特征及患者病情的变化，及时预防和处理麻醉中出现的生理紊乱。

知识点7：心脏移植术麻醉前准备

（1）心功能差及重要脏器功能受损：此类患者的病情均极重，大多为心脏病的晚期。

（2）全面评估病情：患者可有左、右心衰竭，合并肺动脉高压。心脏指数低下，术前常常需半卧位吸氧，麻醉诱导也需相同体位。并根据麻醉前心导管检查、冠状动脉造影、左室造影、超声心动图、心电图、血液生化检查的结果，全面估计麻醉的危险性与耐受性。

（3）做好抢救准备：麻醉风险高，免疫抑制药的使用降低了感染抵抗力，麻醉前应当做好处理意外的各项准备工作。

（4）供体选择：心脏移植是计划性手术，一切取决于供体脏器达到的最佳状态。供体者应当年轻，心肺无病变。

知识点 8：心脏移植术麻醉前用药

（1）镇静药：成人麻醉前 1 小时口服地西泮 5~15mg，或者肌内注射小剂量咪达唑仑。

（2）抗生素：预防性使用抗生素，从术前 3~4 日开始。

（3）镇痛药和颠茄药：必需时，可肌内注射适量的阿片类药和东莨菪碱。

知识点 9：肺移植术麻醉前准备

术前应重点评估心、肺功能，行病原学与免疫学检查等，积极治疗感染、支气管痉挛和心衰。术前准备与其他体外循环手术相似，但需准备双肺隔离通气的设施。一般不用麻醉前药。

知识点 10：肺移植术麻醉处理

麻醉诱导和维持用药与心脏移植麻醉类似，但以静脉麻醉为主，一般不使用氧化亚氮。应当采用渐进式静脉麻醉诱导，避免心肌移植与右室后负荷增加。当出现急性 PaO_2 下降伴肺通气困难与顽固性低血压时，应当高度怀疑张力性气胸，尤其是在有肺大疱或肺纤维化的患者。对于肺顺应性增加和呼出气流阻塞的患者，应当避免和识别肺过度充气，应使用小潮气量、低频率和低吸呼比通气。

知识点 11：胰腺手术麻醉前准备

患者常伴有糖尿病性肾病、心脏冠状动脉疾病、脑血管损害与神经损害等并发症，加之麻醉和手术的应激反应又会加重病情，甚至成为糖尿病性昏迷的诱因。所以麻醉前应当改善全身情况，控制血糖，特别是纠正酮症酸中毒和改善心血管与肾功能。

知识点 12：胰腺手术麻醉处理

麻醉应当尽量选用对代谢影响小的方法和药物。硬膜外阻滞时能部分抑制交感—肾上腺系统，肾上腺素分泌减少，对于控制高血糖有利，硬膜外用药量比正常要小。局麻药可以选择布比卡因和利多卡因，尽量不加肾上腺素，必要时加适量麻黄碱。

如不适合硬膜外阻滞，选用全身麻醉时，静脉诱导药、镇痛药和肌松药对血糖无影响。麻醉维持可以用恩氟烷或异氟烷、氧化亚氮、芬太尼和非去极化类肌松药。

第二节 神经肌肉疾病患者麻醉

知识点 1：癫痫患者麻醉前准备

癫痫患者常伴有精神和性格上的异常。术前恐慌、焦虑、激动、失眠或劳累均为癫痫发作的诱因，在麻醉前必须稳定患者的情绪，做好解释工作，术前数日应使患者有充分的休息和睡眠，避用烟酒等刺激物。抗癫痫药物应服药至术前一日晚，在必要时，加用镇静药。麻醉前应当全面了解治疗癫痫所用的药物及其用药效果。如果手术当日麻醉前有癫痫发作者，应当延期手术，除非为抢救性急诊手术。

为了防止围麻醉期癫痫大发作，麻醉前用药的镇静药剂量应适当加大，但要避免过量中毒。

知识点 2：癫痫患者麻醉方法的选择

由于患者无法自主癫痫发作，以全身麻醉为首选，特别是癫痫发作较频繁者。某些下腹部、四肢等中小手术也可以选用蛛网膜下腔阻滞、硬膜外阻滞、神经丛（干）阻滞或局部浸润麻醉。

（1）全身麻醉：麻醉诱导应采用静脉诱导。麻醉维持可采用异氟烷、七氟烷或地氟烷吸入麻醉，也可以采用静吸复合麻醉。肌松药以去极化肌松药为首选，因不存在与抗癫痫药之间的协同作用。如果使用非去极化肌松药，剂量宜加大。对围术期服用抗惊厥药物的患者，手术中肌松药的量需要增加。麻醉期间特别要重视避免缺氧、二氧化碳蓄积与体温升高等易诱发癫痫发作的病理因素。在麻醉苏醒期，应当密切注意癫痫发作的可能。术后患者恢复进食后要及早恢复平时的抗癫痫治疗。

（2）区域性麻醉：在选择局麻、椎管内麻醉或其他神经阻滞麻醉时，要强调麻醉前禁饮禁食适当时间，避免术中呕吐误吸。为了防止术中癫痫突然发作，术前药镇静药的剂量要加大。术中准备抗癫痫药物以及吸氧、气管插管、人工呼吸等急救器具。局部麻醉药过量或误入血管均可能诱发癫痫大发作，应当严格按照局麻常规操作，或在巴比妥类药物充分的作用下施行局麻。

知识点 3：缺血性脑血管病手术的麻醉特点

缺血性脑血管病手术麻醉的主要特点为：

（1）患者多数为 50~60 岁的老年患者，有较高的发生中风的危险。术中维持平稳的血压，保证脑灌注压的稳定非常重要。

（2）应估计到患者心功能的代偿情况及各种药物相互间的影响及不良反应等，术前要认真准备。

（3）手术具有半急症性质，由于一过性脑缺血发作频繁，脑组织可能肿胀和颅内压增高。麻醉时，应当保持头位略高，适当应用脱水利尿剂减轻脑水肿。

（4）如患者合作，宜选择局麻+安定镇痛麻醉。全身麻醉也应当维持浅麻醉必要时加肌松药，进行人工呼吸管理。避免过深的麻醉及血压波动太大。

（5）血管吻合术中应用低分子右旋糖酐按 50~100ml/h 输入，同时加入 5~10mg 罂粟碱，有利于维持新吻合的血管通畅，防止血栓形成。

（6）神经介入溶栓或扩张放置支架是近年来开展的新方法，对于急性脑血管栓塞的治疗效果较好。

知识点 4：高血压脑出血手术的麻醉过程中的注意事项

（1）多为急诊入院手术，麻醉前准备不充分，过去病史往往无法全面了解。应着重了解主要脏器的功能及服药史，如果时间及病情允许，应当立即查心、肺功能。对 45 岁以上的患者要急查心电图。

（2）多数病员有高血压病史并长期服用降压药物。麻醉诱导应当慎重用药，为减少药物对心血管功能的抑制及喉镜刺激引起的颅内压升高和心血管反应。宜选用快速静脉诱导。对术前已昏迷且饱食的患者，宜在保留自主呼吸状态下行气管内插管。

（3）术中应当尽量避免血压波动过剧，特别对有高血压的病例，更应当竭力避免，以免加重心脏负担。对既往曾有过中枢性损害的患者，如果颅内压比较高，应当防止血压下降过剧，以免使脑灌注压过低，影响脑的自动调节功能。

（4）对病情较重的患者，术中应当做血压、体温及呼吸监测，控制血压下降不低于麻醉前水平的 30%。

（5）术后应当给予适当的脑保护措施。

知识点 5：重症肌无力患者的麻醉前准备

（1）了解肌无力的程度及其对药物治疗的反应。

（2）胸部 CT 或磁共振成像（MRI）、纵隔气体造影能够明确有无胸腺肿瘤及其范围和性质；ECG 及心磁图（MCG）能够了解心脏功能及肌力情况；免疫学，如免疫球蛋白 IgA、IgG、IgM 检查能够确定抗体蛋白的类型；血清 AChR-Ab 效价测定及血清磷酸激酶（CPK）测定能够明确病源及肌肉代谢情况；测定肺通气及 X 线胸片等有助于了解肺功能。肺功能明显低下、咳嗽、吞咽能力不良者，宜延缓手术。

（3）重症肌无力（MG）患者术前应当有足够的休息及适当的营养，以增强体质；对于吞咽困难或发呛者宜鼻饲，防止发生吸入性肺炎。

知识点 6：重症肌无力患者的麻醉前用药

重症肌无力患者的麻醉前用药应以小剂量、能镇静而又不抑制呼吸为原则。病情较轻者可以适用苯巴比妥或安定类药物；病情重者镇静药宜减量或者不用。吗啡和抗胆碱酯酶药物间具有协同作用，不宜使用。为了抑制呼吸道分泌及预防抗胆碱酯酶药副作用应当常规用阿托品或东莨菪碱，但剂量宜小，以免过量造成呼吸道分泌物黏稠或掩盖胆碱能危象的表现。

知识点 7：重症肌无力患者的麻醉选择

麻醉选择以尽量不影响神经肌传导及呼吸功能为原则。对于非开胸手术，可以采用局麻或椎管内麻醉。胸腺手术通常取胸骨正中切口，有损伤胸膜的可能，为了确保安全以选用气管插管全麻为妥。尽量采用保留呼吸气管内插管，可在小剂量镇痛、镇静药配合表面麻醉下完成；对于过度紧张、手术时间较长的患者可采用静脉硫喷妥钠或丙泊酚+肌松药快速诱导插管，但是肌松药在 NMJ 功能监测下使用较好。

第四篇
麻醉中各种紧急情况的处理

第一章　常见的危急事件

第一节　急性失血和休克

知识点1：急性失血

急性失血是指手术中由多种原因引起的急性大量失血，导致有效循环血容量减少、组织灌注不足、细胞代谢紊乱和功能受损。既可以表现为手术野的明显失血，又可以呈现为隐蔽的失血，例如胸膜腔内、后腹膜内、盆腔内失血等。

知识点2：急性失血和休克的原因

急性失血和休克的原因有意外创伤、手术损伤，也有因患者凝血机制异常和手术前使用了抗凝药治疗有关。失血引起的低血容量休克，也因为病情和年龄的不同而存在差异。大面积烧伤致血浆大量渗血和急腹症大量液体丧失可同样造成低血容量休克。一般状况衰弱患者、小儿或老年人，对失血、失液异常敏感，失量不多也可以引起休克。

知识点3：低血容量休克时丧失容量和临床征象的关系

低血容量休克时丧失容量和临床征象的关系见表4-1-1。

表 4-1-1　低血容量休克时丧失容量和临床征象的关系

丧失量（ml）	血容量减少（%）	休克程度	临床征象
0~500	0~10	无	正常
500~1200	10~25	轻度（代偿性）	轻度心动过速，血压轻度下降
1200~1800	25~35	中度	脉搏细弱，心率 100~120 次/分，血压下降，收缩压 <90mmHg，出汗，不安，尿量减少
1800~2500	35~50	重度	脉搏微弱，心率>120 次/分，收缩压<60mmHg，脉压小，大量出汗，神志不清或昏迷，无尿

知识点 4：急性失血和休克的治疗原则

补液量为失血量的 2~4 倍，晶体与胶体比例是 2:1。中度休克应当及时补充新鲜血液，这是提高低血容量休克预后及减少并发症的重要措施。缩血管药物：多巴胺、去甲肾上腺素和间羟胺。

知识点 5：急性失血和休克鉴别诊断

根据检测和比较 CVP、PCWP 和肺动脉舒张末压（PAEDP）可鉴别诊断低血容量休克与其他低心排综合征的情况（表 4-1-2）。在必要时，还可以应用漂浮导管及热稀释法测量心排出量（CO）等其他参数。正常 CO 为 5~6L/min。

表 4-1-2　低血容量休克与其他低心排综合征的鉴别诊断

低心排原因	右心室压力或 CVP	PCWP	PAEDP
低血容量休克	降低	降低	降低
左心衰竭	正常或升高	升高	升高
右心衰竭	升高	正常	正常
肺动脉高压	升高	正常	高于 PCWP
肺栓塞	升高	正常	高于 PCWP
心脏压塞	升高	升高	升高

知识点 6：急性失血和休克并发症

急性失血和休克并发症包括：心肌缺血，心脏骤停，心律失常，低钙血症，低温，顽固性休克，凝血病或 DIC，过量输血输液，肾功能衰竭，急性呼吸窘迫综合征，高钾血症，变态反应以及输血后所引起的输血反应、病毒性肝炎和艾滋病等。在抢救治疗中必须仔细监测和检查，及早预防。

第二节　心脏骤停

知识点 1：心脏骤停

心脏骤停是指心脏突然停止搏动，有效排血停止。心脏骤停可于围麻醉、手术期任何时间发生。

知识点 2：心脏骤停的常见原因

（1）原有心血管疾病：严重心律失常未予纠正，冠心病，心脏压塞。

（2）严重损伤、低血容量、休克：严重大量失血未及时予以纠正，电解质失常，酸碱失衡。

（3）呼吸管理不善或原有呼吸系统疾病：原有呼吸抑制，严重低氧血症和高碳酸血症，误吸，气道梗阻，气管导管插入食管未被发觉等。

（4）用药不当或过量：负性变力性药物，静脉麻醉药，吸入麻醉药，局部麻醉药，如局麻药中毒、高位椎管内麻醉，高钾血症患者给予琥珀胆碱，单纯吸入氧化亚氮。

（5）其他因素：张力性气胸，肺栓塞，迷走神经反射，强烈电刺激，机体对异物反应（包括变态反应）。

知识点 3：心脏骤停的诊断依据

心脏骤停的诊断依据主要有：

（1）颈动脉或股动脉搏动突然消失，放入食管内听诊器无法听到心音。

（2）原清醒患者突然出现昏迷，这在全麻中或患者因颅脑损伤等原因已陷入昏迷者难以确定。

（3）呼吸微弱或停止，如果患者已进行辅助或控制呼吸，则对诊断心脏骤停没有帮助。

（4）皮肤颜色出现发绀或灰白，若患者原有贫血、黄疸或呈深棕色，或系大面积烧伤者，也无法比较或辨认。

（5）瞳孔散大虽有一定诊断意义，但通常因为观察瞳孔的变化而浪费了抢救患者的时间，特别是一些患者因颅脑损伤一侧或双侧瞳孔散大或受一些药物的影响，难以辨认。

（6）血压无法测及，对诊断心脏骤停并不可靠，除非应用侵入性直接测动脉压的方法。

（7）心跳不能听到，对肥胖患者或有肺气肿者也不可靠，因在正常时就很难听清楚。

（8）脉搏血氧饱和度仪和 ECG 的变化。

以上最可靠的诊断检测方法是（1）。

知识点 4：心脏骤停的急救处理

立即识别心脏骤停并启动急救应急系统，尽早进行心脏复苏，快速除颤。进行有效的高级生命支持。综合的心脏骤停复苏后治疗。

第三节 气管导管误入食管

知识点 1：气管导管误入食管预防措施

气管导管误入食管的预防措施在于仔细操作气管插管，并证实导管被置于气管内。施行明视插管者能够看到管端进入声门一定深度；盲探插管完成后必须进行双肺通气情况检查，调整导管插入深度。在变换体位时，特别是头颈部，均应复核气管导管的位置与通气情况。

知识点 2：判断气管导管是否插入气管的方法

判断气管导管是否插入气管的方法包括：
（1）$P_{ET}CO_2$ 监测是判断导管是否插入气管的金标准。
（2）插管后应当先听胃区，再进行双肺呼吸音听诊。
（3）导管气雾法。
（4）按压胸骨法。
（5）胸廓活动法。
（6）纤支镜法。

知识点 3：气管导管误入食管临床征象

辅助或机械通气时见胃部胀气，在剑突部闻及咕噜杂音，胸廓未见随呼吸起落，甚至出现运动异常情况。有时见胃液或气体自导管溢出。患者逐渐出现发绀、心律失常、血压初升而后下降，如果不及时发现和纠正，可致心脏骤停。如果有 $P_{ET}CO_2$ 监测，则可立即看出其不正常的下降。SpO_2 可在 10 分钟内下降。

知识点 4：气管导管误入食管并发症

气管导管误入食管的并发症包括：低氧血症；高碳酸血症；咽喉部损伤；高血压、心动过速、心律失常；误吸；心肌受损；心脏骤停。

知识点 5：气管导管误入食管急救处理

一旦发现气管导管误入食管，应当立即经此管插入胃管排出胃内气体，拔除导管，面罩加压给氧，改善患者低氧血症后，重新准确插入气管导管。

第四节 机械通气中的危急事件

指吸气峰压（PIP）在麻醉诱导行气管插管后的压力小于 $10cmH_2O$，称为 PIP 降低。其原因为：

（1）呼吸机环路问题：麻醉机风箱漏气；螺纹管与麻醉机连接脱落或存在漏气；气管导管与螺纹管连接脱落；氧气开关未打开。

（2）气管导管存在问题：气管导管套囊漏气或者未予充气。

（3）呼吸参数调整有误：潮气量远小于 $10ml/kg$。

进行环路密闭性检查。如果 PIP 完全下降，且 $P_{ET}CO_2$ 也无显示，则系麻醉机循环回路与气管导管脱连接所致。头、面部手术时由于手术单覆盖，且呼吸机为悬挂式呼吸囊，照样上下起伏，如果不注意观察，难以发现问题。

凡 PIP 较原先调节好的压力超过 $5cmH_2O$ 或 $PIP>30cmH_2O$，均认为 PIP 增高。其原因包括：

（1）呼吸机循环回路装置有误或开关错误：主要有：通气选择开关位置错误；吸气、呼气活瓣堵塞关闭；PEEP 活瓣意外地置入吸气回路内；呼吸回路或排污管道受压扭曲或错位；调节阀失效使进入气体过量；氧气快速开关未关闭等。

（2）气管插管本身存在的问题：主要有：扭曲、插入支气管、套囊堵塞气管导管的管端、异物或管腔狭窄等。

（3）肺顺应性下降：主要有：腹内压升高；反流及误吸；支气管痉挛；肺不张；胸廓或横膈顺应性降低；肺水肿；气胸等。

（4）药物引起：主要有：麻醉性镇痛药引起胸壁强直；肌松药不足；恶性高热等。

（5）外科操作引起：特别是口腔操作对气管导管的压迫作用。

麻醉中 PIP 增高的临床征象：PIP 增高，顺应性下降，通气量减少，吸气期间闻及啰音，SpO_2 下降，血压降低，心动过速。

第五节　麻醉手术期间出现的高血压、低血压和低氧血症

知识点1：麻醉手术期间出现高血压的原因

麻醉手术期间出现的高血压的原因包括：

（1）患者原有高血压：如原发性高血压、肾性高血压、子痫前期、自主神经反射异常、颅内高压、嗜铬细胞瘤等。

（2）儿茶酚胺释放：置入喉镜和气管插管、麻醉过浅、外科手术刺激、抗高血压药物减量或停用等。

（3）麻醉管理的失误：低氧血症、高碳酸血症、麻醉中给予血管活性药不当、输液、输血过多致后负荷增多。

知识点2：麻醉手术期间出现高血压的治疗方法

在治疗前应当排除诱发高血压的有关因素，如麻醉深度不足、缺氧、二氧化碳蓄积等因素。降血压药应当按递增剂量给药方法，30~60分钟降25%，不推荐大剂量用药。β肾上腺素能受体阻滞药静脉注射，钙通道阻滞药静脉注射。如血压仍无法有效控制，硝普钠静脉泵入，0.1~3μg/（kg·min）。冠心病患者，用硝酸甘油静脉泵入，0.1~0.2μg/（kg·min）。嗜铬细胞瘤患者应α肾上腺素能受体阻滞药静脉注射，或者联合β肾上腺素能受体阻滞药。

知识点3：麻醉手术期间出现低血压的原因

（1）前负荷降低：如：创伤、失血引起的低血容量；椎管内麻醉后导致的血管扩张；外科手术或患者体位不当或胸腔内压力增高所致的静脉回流障碍；心脏压塞；肺栓塞等。

（2）心肌收缩力降低：如：减弱收缩力药物及麻醉药的应用；心律失常；心肌病或充血性心力衰竭；心肌缺血或是心肌梗死；低氧血症；心瓣膜病等。

（3）全身血管阻力降低：如：血管扩张药物的应用；全身麻醉药的副作用；脓毒血症；变态反应；内分泌功能失常。

知识点4：麻醉手术期间出现低血压的治疗方法

保证患者通气和氧合良好，增加 FiO_2。及时补充丢失的液体，根据血细胞比容决定给血浆增量剂或浓缩红细胞。紧急情况下将双下肢上举以暂时增加血管内的容量。提高心肌收缩力。外科医师检查有无对大血管的压迫。给予血管收缩药物（静脉注射或滴注）。再次检查、核实血容量，尿量，血细胞比容，水电解质，酸碱平衡状况，CVP，ECG，PA，CO，SVR等。

知识点 5：麻醉手术期间出现低氧血症的原因

低 FiO_2，如输入麻醉机回路中的氧浓度减小。肺泡通气不足，通气/血流配合不当，或由于解剖性动、静脉短路发生变化。因代谢升高致 O_2 消耗过分增加。心排出量下降。

知识点 6：麻醉手术期间出现低氧血症的临床征象

（1）SpO_2 低于 95% 以下，必须注意。若患者体温过低、周围循环不良以及手术中应用电灼时，SpO_2 显示可能不会准确。

（2）患者发绀，手术野血色变暗。但在严重贫血患者，发绀无法准确反映出来。

（3）伴随低氧血症的其他征象包括心动过缓或过速，心律失常，低血压甚至心脏骤停。

知识点 7：麻醉手术期间出现低氧血症的治疗方法

凡在气管插管后 10 分钟出现低氧血症，应当想到气管插管误入食管。应当立即检查气管导管的位置是否正确。检查双肺通气情况，纠正发生的意外。若下呼吸道有过多的分泌物，应作支气管清洗。增加 FiO_2 至 1.0。考虑应用 PEEP，将 V_T 增大至 $12\sim15ml/kg$。与手术医师联系，是否手术野有压迫大血管或患者体位有移动、变化，并及时纠正。

第六节　麻醉、手术中的输血反应

知识点 1：麻醉、手术中常见的输血反应

麻醉、手术中常见的输血反应包括：
（1）血型不合引起的溶血反应。
（2）大量输血引起的超负荷反应。
（3）血液污染引起的菌血症反应。
（4）变态反应。
（5）输血引致肝炎及艾滋病等。

知识点 2：麻醉、手术中的输血反应的临床征象

清醒患者常出现不安、寒战、头痛、胸痛和腰痛，呼吸急促、脉速和血压下降。在全麻或椎管内麻醉下，上述症状并不明显。但溶血、血红蛋白尿、手术野广泛渗血和血压下降表现明显。如果不立刻抢救，最后出现急性肾衰竭和 DIC。

知识点 3：麻醉、手术中的输血反应的抢救措施

（1）立即停止输血，并将献血者的血保留备查。

（2）吸氧使 FiO_2 达到 1.0。

（3）对于低血压者补充血容量并使用血管活性药物。

（4）给予激素，给予利尿药（呋塞米或甘露醇），使尿量达 75~100ml/h，并应用多巴胺 2~4μg/（kg·min）静脉滴注。

（5）应用碳酸氢钠（40~70mmol）碱化尿液。

（6）如有必要加深麻醉，如果系应用连续硬膜外阻滞，则保留导管继续行硬膜外阻滞。

（7）严重溶血性反应者应当考虑作血液交换治疗。

（8）继续送入 ICU 进行治疗。

第二章　呼吸系统的危急事件

第一节　呼吸道烧伤

知识点 1：呼吸道烧伤的原因

麻醉、手术中可能由于受热力和化学作用而导致口腔、气管内发生损伤。例如咽喉部激光手术造成的呼吸道烧伤。

知识点 2：呼吸道烧伤临床征象

呼吸道烧伤临床征象包括：呼吸道水肿、破裂和气胸；ARDS 相关症状；肺炎；支气管痉挛，部分呼吸道发生堵塞。

知识点 3：呼吸道烧伤的治疗措施

暂停吸氧，待去除燃烧过热的气体后再提高 FiO_2。拔除已受燃烧损害的气管导管，用 100% 氧气面罩辅助呼吸。用喉镜或硬质支气管镜检查气道受伤情况并清除燃烧碎片。若是导管内吹火样火焰着火，应当进行支气管灌洗，然后用纤维支气管镜探查远端支气管。更换气管导管，如果插管有困难，作气管切开，插入带套囊的导管并进行机械通气。重新更换麻醉机，去除循环回路中的过热气体。必要时可采用湿化气道、皮质激素、抗生素治疗。

第二节　呼吸道破裂和气胸

知识点 1：呼吸道破裂和气胸的原因

麻醉、手术中可因机械性或热力作用或各种腔镜手术引起呼吸道破裂和气胸。气管导管质地太硬，会引起气管壁的损伤；气管插管套囊充气压力过大可以引起气管壁产生压迫性溃烂；应用双腔管插管不慎会引起气管的损伤；腔镜手术中的 CO_2 气腹时间过长、操作不当会导致皮下气肿或气胸。

知识点 2：鼻咽部破裂引起的征象

（1）作鼻腔插管时导管不易通过鼻腔，应用喉镜进行检查，也未能于咽部见到气管导管。

（2）从鼻咽部和气管导管内有血液流出。

（3）鼻咽部出现肿胀和血肿。

知识点3：气管支气管树破裂引起的征象

（1）出现呼吸窘迫症状，呼吸困难，低氧血症，发绀、咯血。

（2）气胸和皮下气肿，如果系胸部穿透伤，在患者呼吸时有气泡逸出。

（3）分钟通气量减少，每次呼吸时吸气峰压（PIP）增高。肺部听诊呼吸音减弱。

（4）X线胸部检查，见颈部、纵隔和皮下出现气肿的影像。

知识点4：呼吸道破裂和气胸的治疗

（1）针对鼻咽部损伤，在拔除错位的气管导管前，应当用喉镜直接观察下重新插入气管导管。

（2）如果系气管壁损伤，可以试行将气管导管稍稍旋转深入，使管端越过破裂处。或应用双腔导管进行两肺隔离，可分别通气以控制气道。

（3）放置胸腔引流管作闭式胸腔负压引流，治疗气胸。

（4）保持患者安静，必要时给予镇静药物，如芬太尼$50\mu g$静脉注射或咪达唑仑3mg静脉注射。

（5）困难呼吸道的病例可以在纤维支气管镜引导下做清醒气管插管或者选择喉罩或气管食管联合导管。

第三节 胃液反流与误吸

知识点1：胃液反流与误吸的原因

围术期，由于患者的保护反射减弱，饱胃和腹内压增高，致胃内容物反流入呼吸道，引起吸入性肺炎伴呼吸功能障碍。

知识点2：胃液反流与误吸的临床征象

（1）口咽部见有胃内容物。

（2）患者表现有严重低血压，呼吸浅而急促。

（3）吸气峰压（PIP）增高，喉或支气管痉挛，肺部听诊出现啰音。

（4）X线胸片检查：15%~20%病例早期无明显变化。有些病例出现肺炎性浸润和肺不张。

知识点 3：胃液反流与误吸的治疗措施

（1）若在插管时已发现有反流和误吸，立刻进行气管内吸引，并将患者置于右侧头低位。注意吸引时间勿过长，以防缺氧。

（2）保持患者有较好的通气。如果气管内反流物已吸引干净，且用一般方式吸氧，不足以纠正低氧血症和肺泡动脉血氧分压差的增大，需立即用机械通气。采用呼气末正压通气（PEEP）$5\sim10cmH_2O$。

（3）在必要时作支气管镜检查及吸引，还可以应用生理盐水作支气管清洗。吸出物作细菌培养和药敏试验，并给抗生素和支气管扩张药。

（4）手术如果能推迟进行，则暂停麻醉。

（5）药物治疗，如 H_2 受体阻滞药如西咪替丁和雷尼替丁，皮质激素如静脉内给予氢化可的松或地塞米松，但激素治疗要求早期应用并尽早停药。

（6）严重病例在必要时考虑作体外循环膜式肺改善氧合情况。

第四节　喉痉挛、支气管痉挛和手术后喘鸣

知识点 1：喉痉挛、支气管痉挛和手术后喘鸣的原因

喉痉挛、支气管痉挛和手术后喘鸣主要是围麻醉期间因小气道受机械性刺激而致平滑肌收缩所致。如气管或支气管插管激发；间接牵拉直肠、肛门引起神经反射激发；或是药物作用，如释放组胺的药物刺激，β 受体阻滞药，抗胆碱酯酶药如新斯的明等。

知识点 2：喉痉挛、支气管痉挛和手术后喘鸣临床征象

（1）出现三凹体征和发绀，潮气量下降，PIP 增加，并可闻及患者的鼾声或喘鸣声。

（2）胸部顺应性下降，PaO_2 和 SaO_2 均下降，$PaCO_2$ 急剧上升。

（3）上述症状在下列情况也可以出现：胃内容物反流；气管导管扭曲；气胸；羊水栓塞；肺水肿；肺栓塞；气管导管进入一侧支气管；变态反应等。

知识点 3：喉痉挛、支气管痉挛和手术后喘鸣的治疗措施

保持患者有较好的通气和氧合状态，提高 FiO_2，以手法辅助呼吸。检查气管导管的深度和通畅度以及肺部情况。加深麻醉，当通气严重障碍时，可静脉注射氯胺酮通过内源性儿茶酚胺释放扩张支气管。严重病例，甚至支气管痉挛正在发作者，可以直接给 β 受体激动药雾化吸入，并静脉给药。皮质激素治疗，如甲泼尼龙 100mg 一次静脉注射。

第五节 急性肺水肿

知识点1：急性肺水肿的原因

肺血管外液异常增多，超过了肺淋巴系统所能够吸收的速度造成间质水肿，进而进入肺泡，使呼吸道出现血性分泌物，导致严重的生理紊乱。

知识点2：急性肺水肿的临床征象

（1）清醒患者常先有呼吸困难，呼吸频率增快，潮气量减少，发绀及听诊有喘鸣音或小气泡音。

（2）麻醉患者在辅助呼吸时突感阻力增大或机械通气时气道压突然增加至 30mmHg，$SpO_2 < 90\%$。

（3）X 线片可见肺上部、特别是肺尖部血管扩张和淤血，有明显的肺纹理增加。

知识点3：急性肺水肿的治疗措施

（1）间断正压给氧通气，$5 \sim 15L/mim$，FiO_2 在 $70\% \sim 90\%$。

（2）如果吸纯氧后 $PaO_2 < 50mmHg$，$PaCO_2$ 进行性升高，肺内可吸引出大量粉红色泡沫痰，应当立即行间歇正压通气（IPPV）。

（3）如果经 IPPV 后仍不能改善 PaO_2，则应改用 PEEP，务必使 $SpO_2 > 91\%$。常采用 PEEP：$5 \sim 15cmH_2O$。

（4）快速利尿，静脉注射呋塞米 40mg。

（5）应用扩血管药物，如静脉滴注 $0.2\% \sim 0.4\%$ 酚妥拉明；如果合并低血压，可以持续泵入多巴胺 $2 \sim 10\mu g/(kg \cdot nin)$，或肾上腺素 $0.1 \sim 0.5\mu g/(kg \cdot min)$。

第六节 气管导管进入一侧支气管

知识点1：气管导管进入一侧支气管的原因

主要由于插管过深，或固定不牢靠，或患者插管后变换体位所导致。

知识点2：气管导管进入一侧支气管的临床征象

（1）PIP 增高。

（2）在通气时两侧胸部运动不对称，未通气侧呼吸音减低或消失。

（3）潮气量可以下降。

（4）氧合作用有改变，未通气肺动静脉短路增加，致 PaO_2 和 SaO_2 下降。

（5）应用纤维支气管镜检查，未能看见隆突。

（6）胸部 X 线片可见气管导管前端位置低于隆突。

知识点3：气管导管进入一侧支气管的治疗措施

一旦发现气管导管进入一侧支气管，立即将导管的气囊放气，并缓慢将导管前端拔至气管为止，重新听诊确认。

第七节　大量咯血

知识点1：大量咯血的原因

肺部脓肿、肿瘤、结核、支气管扩张、外伤和凝血异常都会引起大量咯血。先天性动脉导管外伤性破裂、二尖瓣狭窄致肺动脉高压也会引起这种危象。

知识点2：大量咯血的治疗措施

最重要处理措施立即控制呼吸道。选用较为适合的气管导管，最好是双腔支气管导管或填塞支气管导管，以便于双肺分别通气。插管成功后立即填塞或堵住出血病灶，及时吸引出血并确保充分供氧。

知识点3：大量咯血止血药物的应用

（1）脑垂体后叶素 10U 加 9% 生理盐水 20~30ml，缓慢静脉注射（10~15 分钟注完），而后 20U 加 5% 葡萄糖水 500ml 静脉滴注维持治疗。

（2）6-氨基己酸 4~6g 加生理盐水 100ml 在 15~30 分钟静脉滴完后以 1g/h 维持 12~24 小时。

（3）维生素 K 类、卡巴克洛、氨甲环酸、维生素 C、酚磺乙胺等。

第八节　高碳酸血症

知识点1：高碳酸血症的原因

寒战、发热或恶性高热、脓毒症、高血压以及甲状腺危象均使 CO_2 生成增加；麻醉药对呼吸中枢的抑制或肌松药对呼吸的影响，手术体位等导致呼吸道堵塞或不通畅都会使体内 CO_2 排出不畅。

知识点 2：高碳酸血症的临床征象

（1）麻醉患者皮肤潮红，出汗，心动过速和心律失常，血压升高，并可见 $P_{ET}CO_2$ 持续升高超过 45mmHg。

（2）未麻醉患者嗜睡，严重时昏迷（当 $PaCO_2 > 80mmHg$），呼吸浅而慢，肌肉抽搐。

知识点 3：高碳酸血症的治疗措施

改善呼吸道，使通气正常，并监测呼气末 CO_2 浓度，作动脉血气分析。减浅麻醉深度。如果体温急剧升高，按照恶性高热处理：

（1）停用所有的麻醉药物，100%纯氧过度通气。

（2）重复给予丹曲林。

（3）给予碳酸氢盐。

（4）使用冰液体，表面降温，灭菌冰液体体腔降温和充氧泵交换器控制体温。

（5）监测尿量，预防肾休克或急性肾小管坏死，检查肌红蛋白尿。

（6）根据血气分析、体温、电解质、心律失常、肌张力和尿量指导进一步治疗。

分析 CO_2 生成增多原因并对症处理：

（1）如果系肌松药所致，除了应用机械通气外，尚可以用毒扁豆碱或新斯的明拮抗。

（2）如果系麻醉镇痛药所致，可以用纳洛酮 $40\mu g$ 静脉注射；苯二氮䓬类药可以用氟马西尼 1mg 静脉注射。

第三章 心血管系统的危急事件

第一节 麻醉中的变态反应

知识点 1：麻醉中变态反应的分类

变态反应根据其发生机制，分为Ⅰ~Ⅳ4种类型：

（1）Ⅰ型：变态反应亦称速发型超敏反应。

（2）Ⅱ型：变态反应亦称细胞溶解型或细胞毒型超敏反应。

（3）Ⅲ型：变态反应亦称免疫复合物型超敏反应。

（4）Ⅳ型：变态反应亦称迟发型超敏反应。

知识点 2：麻醉中变态反应的临床表现

在变态反应发生时，机体内一些介质如组胺、前列腺素、白三烯、缓激肽、血小板活化因子（PAF）、嗜酸性粒细胞趋化因子等大量释放，引起机体严重的病理变化。Ring 和 Messmer 将变态反应的临床表现按严重程度划分为 4 级：

（1）1 级：有皮肤体征和轻度发绀。

（2）2 级：为非致命性心肺功能障碍。

（3）3 级：有休克和致命性平滑肌痉挛。

（4）4 级：为长时间休克和支气管痉挛引起缺氧而致心脏骤停。

知识点 3：麻醉中变态反应的诊断

麻醉中变态反应的诊断，首先依靠临床征象。日常工作中给患者口服或注射某些药物可能会出现一些异常反应，根据这些反应就可以初步诊断。在麻醉诱导时，如患者注射硫喷妥钠和琥珀胆碱后，面、颈部出现皮疹或荨麻疹，即是轻型的Ⅰ型变态反应。然而准确可靠的诊断，仍需要借助实验室检查。

知识点 4：麻醉中变态反应的治疗措施

麻醉中变态反应一旦发生，应当立即中止变应原的继续输入。硫喷妥钠和琥珀胆碱诱发的变态反应，所幸皆为轻型Ⅰ度的皮肤和黏膜反应，鲜有严重者。因此一般不予以治疗，继续给予吸入麻醉药，很快好转。中型Ⅱ度反应，如果出现广泛的全身荨麻疹，脉速甚至心律失常、声嘶、低血压、气急等，除了对症治疗外应当考虑应用抗组胺药。此外，给予肾上腺皮质激素如可的松或地塞米松可以缓解症状。重型Ⅲ度反应如出现喉水肿、支气管痉挛、呼吸困难、休克、昏迷和肺水肿者，应当立即解除呼吸道梗阻、进行机械通气和抗休克治疗；静脉注射肾上腺皮质激素及拟肾上腺素能受体药，茶碱（如氨茶碱）也可以考虑应用。严重型Ⅳ度反应，即已出现心跳停止者，则按心肺脑复苏急救处理。

第二节　麻醉中的心律失常

知识点 1：麻醉中心律失常的原因

麻醉中心律失常的原因包括：
（1）全身麻醉药：挥发性麻醉药如氟烷或恩氟烷。
（2）局部麻醉药：中枢神经阻滞所引起的区域麻醉。
（3）血气和电解质异常。
（4）气管插管。
（5）反射：牵拉腹膜或颈动脉手术过程中压迫迷走神经所引起的缓慢型心律失常。
（6）中枢神经系统兴奋和自主神经功能障碍：颅内疾病特别是蛛网膜下腔出血患者。
（7）有基础心脏病。
（8）中心静脉导管。
（9）心脏结构的手术操作。
（10）牙科手术常因刺激交感与副交感神经造成心律失常。

知识点 2：窦性心动过速（窦速）及其治疗

心率>100 次/分为窦速，窦速的严重性取于两方面：
（1）心脏搏动频率：正常心脏，心率从 70 次/分升至 180 次/分时，心排出量增大，心脏工作效率达最大。心率>180 次/分时，不但心排出量降低，还可能诱发心力衰竭，尤其以小儿的变化为迅速。
（2）病因：病因愈重或愈难以纠正者，情况可更加严重。如甲状腺毒症、恶性高热、心脏病失代偿期、肺水肿、心衰、难以纠正的缺氧等。围麻醉期由于轻度缺氧及二氧化碳蓄积、脱水、休克（代偿期）、麻醉过浅、镇痛不全及 β 受体激动药所致的窦速，则易于纠正，治疗应当针对病因。

知识点 3：窦性心动过缓（窦缓）及其治疗

心率<60 次/分为窦缓，对长期应用 β 受体激动药治疗的患者定义为心率<50 次/分。其对血流动力学的影响决定于频率：正常心脏，40~60 次/分者，由于每搏量增大，对血流动力学影响不大；低于 40 次/分时，心排出量显著降低。有心脏病征象，比如心前区不适

或疼痛、头昏、甚至晕厥时，心率慢至 40~60 次/分即有严重性。窦缓施行阿托品试验阳性者，提示存在病窦综合征，则较为严重，须安装起搏器。窦缓的严重性也决定于诱因：颅内压增高、高钾血症或难以纠正的严重缺氧而心肌遭受直接抑制所致的窦缓特别严重。因交感神经抑制、迷走神经亢进（椎管内麻醉）、牵拉内脏、β 受体阻滞药（普萘洛尔）及血压突然升高所致的窦缓，则容易纠正。

知识点 4：窦性停搏及其治疗

窦性停搏见于冠心病、心肌炎、洋地黄或奎尼丁中毒，也可见于正常心脏迷走神经张力增高时。无论诱因如何，窦性停搏均是严重的心律失常，因一次停搏过久，可致脑缺血、心肌缺血、缺氧、甚至心室纤颤。一旦出现窦性停搏，应当即刻停止各项操作，面罩加压吸氧，静脉注射阿托品、麻黄碱或静脉滴注异丙肾上腺素等，多能恢复正常。若停搏时间长，反复出现室性逸搏心律者提示病情严重。

知识点 5：病态窦房结综合征（SSS）（窦病）及其治疗

病态窦房结综合征（SSS）是窦房结发生器质性病变所致，大多见于器质性心脏病，心电图出现严重窦性心动过缓常伴发房颤、房扑和室上性心动过速，可以显著降低麻醉和手术耐受力。其危险性在于心排出量降低，可以导致心源性脑缺血及猝死，对药物治疗反应差，需要安置起搏器。

另有一类可逆性病窦，系洋地黄过量、奎尼丁中毒、高钾血症以及缺氧所致，病因一旦解除，心率即可恢复正常。但是，可逆性病窦对麻醉及手术的耐受力与器质性病窦一样低下。

知识点 6：期前收缩及其治疗

期前收缩是一种自动性异位心律，是由异位起搏点过早地发生激动引起。根据起搏点的不同可以将期前收缩分为窦性、房性、交界性和室性，以房性、室性多见。

房性期前收缩占术中心律失常的 10%，几乎没有临床意义，通常不需要处理。但如果出现血流动力学紊乱，可以选用洋地黄、β 受体阻滞药或者维拉帕米。

室性期前收缩是麻醉过程中常见的一种心律失常，在有基础心脏病患者中更为常见，也可见于电解质与血气异常、药物相互作用、脑干刺激和心脏创伤。当患者出现冠状动脉供血不足、心肌梗死、洋地黄中毒伴低钾血症和低氧血症时，新出现的室性期前收缩可能进展为室性心动过速或室颤。如果室性期前收缩是多发性、多源性的二联律，或者室性期前收缩落在前一个心室复极的易损期（RonT 现象），或者出现短—长—短耦联顺序，则更加容易造成室颤。针对室性期前收缩首先应该处理患者各种基础疾病如血钾降低和低氧血症。如果有血流动力学紊乱，通常可以应用利多卡因进行处理，首次剂量为 1.5mg/kg。再发的室性期前收缩可以静脉输注利多卡因 1~4mg/min。其他治疗药物和方法包括艾司洛尔、普鲁卡因胺、普萘洛尔、奎尼丁、阿托品、丙吡胺、维拉帕米或超速起搏。

知识点 7：室性预激综合征及其治疗

室性预激综合征是由于房室之间存在一条可传导的先天性异常肌束（Kent 束），导致心室的预激现象。可见心电图中的 PR 间期缩短；QRS 波增宽并且于起始部有明显粗钝，形成 delta 波；以及出现室上性快速心律失常的三联征。这种综合征可见于健康人及任何年龄，多无自觉症状，对血流动力学影响轻微，麻醉和手术的耐受力良好。倘预激综合征合并室上性心动过速、房扑、房颤、房室传导阻滞、室性心动过速时则使病情加重。阿托品可以诱发阵发性心动过速，不宜应用。

第三节　围麻醉期间的心肌梗死

知识点 1：与围麻醉期心肌梗死相关且术前可以给予纠正的危险因素

与围麻醉期心肌梗死相关且术前可以给予纠正的危险因素包括：①近期发生的心肌梗死；②严重的心力衰竭；③严重的心绞痛；④非窦性心律；⑤房性期前收缩；⑥慢性肾功能不全。

知识点 2：与围麻醉期心肌梗死相关且术前不能改变的危险因素

与围麻醉期心肌梗死相关且术前不能改变的危险因素包括：①老年性生理改变或高龄；②主动脉瓣严重狭窄；③急诊手术；④心脏扩大。

知识点 3：与围麻醉期心肌梗死相关且可以避免的术中因素

与围麻醉期心肌梗死相关且可以避免的术中因素包括：①不必要地使用升压药物；②低血压；③低体温；④血细胞比容过高或过低；⑤手术时间过长。

知识点 4：与围麻醉期心肌梗死相关且不能纠正的术中因素

与围麻醉期心肌梗死相关且不能纠正的术中因素包括：①急诊手术；②胸部或腹部手术或膝上截肢术。

知识点 5：心肌梗死的临床征象

（1）一般症状：低血压，少尿，呼吸困难，恶心、呕吐，出冷汗，胸痛，神志恍惚，心动过速或心律失常，也可能出现心动过缓。甚至有体温升高。胸部听诊可闻湿性啰音；

胸部 X 线片显示心脏扩大，肺部有淤积征象。

（2）ECG 监测：S-T 段压低或抬高，超急性期的 T 波高耸，S-T 段抬高兼出现异常 Q 波，Q 波>0.04 秒，出现一系列室性心律失常，例如室性心动过速和室颤，及传导阻滞。

（3）实验室检查：白细胞数增多，血沉加快。肌酸磷酸激酶（CPK）、天冬氨酸转氨酶（AST）和乳酸脱氢酶（LDH）均增高。AST 常在胸痛开始后 8~12 小时高于正常范围，在梗死后 18~36 小时增至高峰，而在 3~4 天后才能恢复正常。CK 则于胸痛后 6~8 小时升高，其峰值在 24 小时，3~4 天后恢复正常。CPK 同工酶之一的 CK-MB 在急性心肌梗死时很敏感（>65%），而且呈特异性（>90%），可以进行检查，CK-MB>40U/L，在整个 CK 所占比例大于 6%。至于 LDH，在急性心肌梗死后 24~48 小时即升高，3~6 天达峰值，而在 8~14 天后才能恢复正常。此外，肌红蛋白，心肌肌钙蛋白 T 和 I 对急性心肌梗死的早期诊断有一定的价值。必须注意，AST 和 LDH 并非特异性的酶，于非心肌疾病也会升高，出现假阳性。

（4）肺动脉导管检查：可见肺毛细血管楔压（PCWP）升高。

知识点 6：心肌梗死的诊断

必须鉴别的疾病包括心肌缺血，肺动脉栓塞，急性主动脉夹层动脉瘤（未波及冠脉），食管痉挛，肋骨软骨炎，急性胆囊炎，急性消化性溃疡穿孔，急性胰腺炎等。还需要注意 ECG 导联位置偏差所引起误差应用二维超声心动图检查，如经食管超声心动图可较早发现心脏室壁的运动异常（运动减少、运动不能和运动障碍）。其超声对应方向为心尖部或食管部位，既可看到心脏舒张末期和收缩末期的运动图像，又可见局部缺血区的收缩异常范围，这一检查方法对心肌梗死的诊断有较大的帮助。

知识点 7：心肌梗死的治疗

加强必要的血流动力学监测，保证患者有足够的通气功能和氧合作用。治疗室性心律失常，可用利多卡因 1.0~1.5mg/kg 单次静脉注射，然后以 1~4mg/min 静脉滴注。或用普鲁卡因胺 500mg 于 10~20 分钟缓慢静脉推注，再以 2~6mg/min 静脉滴注。治疗低血压，始终优先考虑要维持较好的冠状动脉灌注压，比降低后负荷更加重要。据此：①去氧肾上腺素 0.25~1μg/（kg·min）静滴；②调整循环血容量，可以插入肺动脉导管，按 PAP［正常肺动脉收缩压/舒张压为 23（15~30）/9（5~15）］进行血容量调整；③给予增强心肌收缩力药物：必须注意此类药物可增加心肌氧耗。治疗心动过速和高血压：①β 受体阻滞药；②硝酸甘油：舌下含服，或按 0.25~2μg/（kg·min）静脉滴注；③钙通道阻滞药。

应用辅助循环装置—主动脉内球囊反搏（IABP），通过降低收缩压，减少左室做功，使心肌氧耗量下降，同时增加舒张压，有利于冠状动脉血流和心肌供氧。根据耐受力给予小剂量麻醉性镇痛药与镇静药。如果出现心脏骤停，应立即作心脏复苏治疗。必要时请心脏病专家会诊治疗。

第四节 麻醉中出现的肺水肿

知识点1：麻醉中出现肺水肿的诱导因素

（1）液体超负荷：①麻醉、手术中或危重患者抢救中输入的液体过量或单位时间内输液过快；②液体吸收过多，如经尿道前列腺切除术（TURP）时大量灌洗液注入膀胱，后经手术野开放的静脉进入循环，使负荷加重；③肾功能衰竭患者。

（2）急性心脏功能失调：①急性心肌缺血或心肌梗死；②急性心脏瓣膜功能失调，例如在二尖瓣狭窄病变时心房纤颤引起的心动过速；③心肌炎。

（3）由下列疾病引起的ARDS：①低血压；②革兰阴性细菌所致的脓毒血症或DIC；③吸入烟雾所导致的肺损伤；④麻醉中误吸酸性胃液；⑤产前子痫。

（4）神经性肺水肿，如严重颅脑损伤所导致的肺水肿。

（5）呼吸道阻塞后肺再扩张引起的肺水肿。

（6）应用纳洛酮逆转麻醉镇痛药作用所导致的肺水肿。

知识点2：麻醉中肺水肿的临床征象

清醒患者可见有不安和呼吸困难，麻醉后患者可出现低氧血症与高碳酸血症。

（1）已进行机械通气的患者：①吸气峰压值（PIP）增高，系由于肺顺应性降低之故；②患者的潮气量下降；③粉红色液体自气管中溢出。

（2）心脏充盈压增高：①颈静脉怒张；②CVP或PA增高。

（3）肺部听诊可闻及细小的捻发音和啰音。如果肺水肿继发于心肌缺血则可出现低血压和心律失常。如果肺水肿继发于高血容量则可能出现高血压和心动过速。

（4）胸部X线片显示：①肺纹理增强；②心脏左室扩大；③Kerly B线，即小叶间隔线增宽，多见于肋膈角；④间质性浸润；⑤肺野透明度减低。

（5）实验室检查：血清清蛋白含量（正常为35~55g/L）乘以0.57即为肺毛血管压力（PCP），介于19.95~31.35mmHg，凡是PCP<18mmHg，则易起肺水肿。

知识点3：麻醉中肺水肿的并发症

（1）为了降低前负荷，可因过度利尿出现低血容量及低血压。

（2）血电解质紊乱，如低钾血症。

（3）低氧血症、高碳酸血症。

知识点4：麻醉中肺水肿的急救处理

麻醉中肺水肿的急救处理主要是充分供氧和呼吸支持，降低肺毛细血管静水压，具体如下：

（1）增强心肌收缩力：停用心肌抑制药；做侵入性血流动力学检查；给予强心药；若出现支气管痉挛，则给予氨茶碱 5mg/kg 缓慢静脉注射，以后用 0.5mg/（kg·h）静脉滴注，可以降低肺血管阻力。

（2）降低心脏后负荷：应用血管扩张药如硝普钠 50~100μg/min、硝酸甘油 0.25~1μg/（kg·min）或酚妥拉明 0.1~0.5μg/min。

（3）降低心脏前负荷：使患者取半卧位。给予呋塞米 10~20mg 一次静脉注射，总量可达 40~80mg，插入导尿管记录尿量。给予吗啡 2mg 静脉注射，用量可以达到 5~10mg，此时必须注意呼吸抑制情况，作好辅助呼吸的准备。

（4）降低左房压：洋地黄制剂可降低二尖瓣狭窄患者的过快心率，以延长左心室充盈时间，可给予去乙酰毛花苷 0.4~0.8mg，2~4 小时后再给予 0.4mg。

提高血浆胶体渗透压，降低肺毛细血管通透性。可做经食管超声心动图检查，以指导用药和液体治疗。

第五节　麻醉中出现的肺栓塞

知识点 1：麻醉中出现肺栓塞的原因

来自循环系统的栓子，如凝血块、脂肪块、羊水甚至空气均可在麻醉、手术期间进入肺动脉，导致肺动脉部分或全部堵塞。

知识点 2：清醒患者出现肺栓塞的临床征象

清醒患者出现的征象有：

（1）可见呼吸困难，胸部剧痛，咯血。胸部 X 线片常正常，但血管直径有变化，血管被"切断"，低灌流量区和肺不张区可见 X 线透射性增强。

（2）肺部听诊可听见细小捻发音、啰音、喘鸣或胸膜腔的摩擦音。

（3）患者出现低氧血症，肺泡-动脉血氧分压差 $[P_{(A-a)}O_2]$（正常年轻人介于 5~10mmHg，老年人 15~20mmHg）升高。

知识点 3：麻醉患者出现肺栓塞的临床征象

麻醉患者出现的征象有：

（1）未用肌松药控制呼吸的患者，可见呼吸快速。

（2）低血压休克。

（3）低氧血症，肺泡-动脉血氧分压差 $[P_{(A-a)}O_2]$ 升高，甚至 $FiO_2 = 1.0$ 时仍出现发绀。

（4）P$_{ET}$CO$_2$降低。

（5）肺动脉压的升高，可发生右心衰竭。

（6）ECG检查，右心负荷增加，ST段及T波下降，心动过缓，心脏电机械分离或骤停。

知识点4：脂肪栓塞时出现的临床征象

脂肪栓塞时出现的征象有：

（1）全身出现淤点或淤斑。

（2）出现DIC症状，血小板减少。

（3）切口、静脉穿刺处和黏膜出现明显出血。

（4）尿内、痰内或视网膜血管中可见有脂肪粒。

知识点5：肺栓塞的危险分层

肺栓塞根据其严重程度可以分为高危组、中危组和低危组，其评价指标包括临床特征、右心功能不全和心肌损伤。肺栓塞危险分层的主要指标有：

（1）右心室功能不全：超声心动图示右心扩大；运动减弱或压力负荷过重表现；螺旋CT示右心扩大；血清脑钠肽（BNP）升高；右心导管术示有心室压力增大。

（2）心肌损伤标志物：肌钙蛋白T或I阳性。

知识点6：肺栓塞的诊断

对于疑似肺栓塞的患者，应首先根据其临床特点进行系统性评估，然后视情况决定是否需要进一步检查。高危患者宜首选超声心动图，经胸部超声心动图（ITE）或经食管超声心动图（TEE）可以发现肺动脉或右心房内血栓及右心扩大、肺动脉高压等征象。诊断肺栓塞的其他检查方法包括：D-二聚体检测、CT成像和肺通气、灌注扫描（V/Q）等。

知识点7：肺栓塞的急救处理

（1）保持患者有良好的通气，必要时应用机械通气，FiO$_2$为1.0。

（2）维持循环功能。

（3）溶栓治疗：心源性休克和（或）持续低血压的高危肺栓塞患者，如无绝对禁忌证，溶栓是一线治疗方法，高危患者存在溶栓禁忌时可采用导管碎栓或外科取栓。对非高危（中危、低危）患者不推荐常规溶栓治疗。溶栓时间窗通常在急性肺栓塞发病或复发后2周内，症状出现48小时内溶栓获益最大，溶栓治疗开始越早，疗效越好。

（4）抗凝治疗：怀疑急性肺栓塞的患者等待进一步确诊过程中即应开始抗凝治疗，高危患者溶栓后序贯抗凝治疗，中、低危患者抗凝治疗是基本的治疗措施。

（5）紧急情况可以在体外循环下行肺内栓子摘除术。

第六节　体外循环心脏直视手术中和手术后出现的危急事件

知识点1：应用体外循环（CPB）期间低血压的原因

转流开始时非血性预充液血液稀释导致血液黏滞度急剧下降引起。主动脉插管不正确，或导管插入颈动脉、无名动脉，或管道有扭曲。人工心肺机的流量过低。外周血管阻力（SVR）下降，常因血管扩张药过量或在升温时体温过高所致。

知识点2：CPB期间血压的控制目标

（1）CPB期间理想的平均动脉压（MAP）是保证对一些重要器官损害最小的必要条件，涉及温度、灌注流量、MAP、脏器的自动调节功能，以及血气的管理等很多因素。需要强调的是在体外循环的不同时期，对血压的调整不同。

（2）CPB初期，主动脉尚未钳夹阻断，温度无明显降低。对器官自动调节功能良好的患者，维持MAP在40~50mmHg以上，小儿可更低。但对器官自动调节功能受损的患者，尽可能避免低血压，维持MAP在50~80mmHg。

（3）低温体外循环期，主动脉钳夹阻断。此期允许MAP降到30~40mmHg，小儿MAP允许降到20~30mmHg。

（4）CPB复温初期，主动脉钳夹阻断或开放后部分钳夹。因降低流量和开放后代谢物质的释放，MAP短暂下降，可不予处理，流量恢复后，MAP可回升。对明显冠状动脉狭窄和自动调节功能异常者，维持MAP在60~80mmHg范围内最佳。

（5）CPB复温后期，主动脉完全开放。此期要维持MAP比预期停机时的理想血压稍微低些，MAP在50~80mmHg较为合适，撤机时再适当提高收缩压。

知识点3：CPB期间低血压的处理

（1）检查人工心肺机各部件和管道是否正常运转，如果是主动脉插管不当，立即与手术医师沟通调整主动脉插管。

（2）监测血气，如果HCT<20%，可输入浓缩红细胞。

（3）纠正代谢性酸中毒。

（4）升高SVR：常用去氧肾上腺素$100~200\mu g$单次注入氧合器，直至MAP达到理想水平，个别患者需要$1~5mg$才能够达到要求。去甲肾上腺素（单次$4~8\mu g$）和甲氧明也常选用，应当注意前者的心脏β_1受体作用。

（5）对怀疑过敏原因引起的低血压，可使用苯海拉明等抗过敏药物，严重者可以使用肾上腺素单次$4~8\mu g$处理或加量。

知识点 4：低心排综合征的病因

术前患者有严重瓣膜疾病，心肌缺血、心肌梗死，心室功能差，射血分数（EF）<0.40，心脏缺损手术修补不满意，主动脉阻断时间过长，或在 CPB 时心肌保护不够、心肌再灌注损伤，心律失常，或有心脏压塞、酸中毒、低血压（收缩压<90mmHg）、低氧血症、低血容量等，都会在 CPB 手术后发生低心排综合征。

知识点 5：低心排综合征的治疗

控制心率，置入起搏器，使心率控制在 70~100 次/分。调整心律，治疗心律失常。调整心脏充盈压，给予液体使 PCWP 达 10~20mmHg。切忌心脏过度膨胀。评估血流动力学，除外缺血或梗死，评估前后负荷，应用正性肌力药。根据动脉血气值，调整通气量，直至提高 FiO_2 达 1.0，保持较好氧合状况。若长时间低心排未能纠正，随时准备重新进行 CPB，也可考虑应用主动脉内球囊泵（IABP）或安置左室辅助装置。可借助 TEE 来评估患者的血流动力学状态。

知识点 6：凝血异常的原因

（1）术前原有影响凝血的因素：①血友病；②肝功能不良，维生素 K 缺乏；③术前使用阿司匹林或华法林。

（2）体外循环对凝血功能的影响：①转机中对血液中凝血成分的机械性破坏；②血液与 CPB 管道等人工材料的直接接触，诱发一系列生理及病理反应；③血小板的破坏，数量和功能的下降是导致体外循环后出血的最常见原因；④纤溶活性升高；⑤血液稀释，血液黏滞度下降；⑥低温；⑦肝素中和不足，或肝素反跳；⑧鱼精蛋白本身也有抗凝作用，鱼精蛋白过量可以使凝血时间延长。当鱼精蛋白拮抗肝素用量超过 2~3 倍时，可以产生抗凝效应。

（3）其他因素：①大量输注缺乏不稳定凝血因子 Ⅴ 和Ⅷ的库血；②术中用血液回收机洗涤、浓缩血液，可以得到 HCT 达 30%~40% 的红细胞，但缺失血浆、凝血因子和血小板。

知识点 7：凝血异常的处理措施

纠正术前存在的凝血异常，及时调整或停止术前抗血小板聚集药和抗凝药。止血彻底，尽可能缩短 CPB 和手术时间。使用抗纤溶药物：氨基己酸（EACA）的用量为负荷量 100~150mg/kg，在体外循环前给予，然后持续输注 10~20mg/（kg·h）至手术结束。但应注意对肾功能的影响。在 CPB 前，采取全血，然后分出富含血小板的血浆，在 CPB 结束后输入。选用膜肺可减少血小板的破坏。复温结束后注意保暖。活化凝血时间（ACT）是监测肝素抗凝效果的重要指标。其他检测方法包括肝素浓度测定和监测高剂量凝血酶时间（HiTT）。加强凝血功能的检测，根据情况输注凝血因子、纤维蛋白原及血小板。关胸后使用呼气末正压通气（PEEP），可减少胸腔内渗血。

知识点8：心肺转流中和转流后的大量空气栓塞的原因

氧合器中血平面过低；左心室引流反流或未预料的开放心脏恢复射血；脉冲辅助设备或主动脉内球囊破裂使大量气体进入动脉循环。

知识点9：心肺转流中和转流后的大量空气栓塞的临床征象

（1）可见气泡从氧合器进入患者的主动脉和其他血管中。
（2）氧合器内血量明显减少，血面降低。
（3）患者表现有心肌缺血或心肌梗死的症状，如 ECG 出现心律失常，ST 段抬高，心脏传导阻滞，低心排征象，甚至心脏骤停。
（4）EEG 示慢波（$<4Hz$ 的 δ 波）。
（5）患者苏醒延迟，甚至发生广泛性脑功能失常。

知识点10：心肺转流中和转流后的大量空气栓塞的处理措施

（1）立即停止 CPB，重新预充氧合器中的血液。
（2）置患者于深度垂头仰卧位，以减少脑循环中的气栓。
（3）手术医师立即采取措施从升动脉和心脏放出气体，并从冠状动脉驱出气体。
（4）给予患者高浓度氧气吸入，给予血管活性药，提高动脉压。
（5）通过冠状窦或经上腔静脉低温（20~24℃）作血液逆行灌注，速度 1~2L/min，维持 1~2 分钟，主动脉内继续排气，再灌注 1~2 分钟，目的是从脑动脉循环中冲出气体。
（6）按缺氧性脑损害进行治疗，如头部降温，给予巴比妥类药、肾上腺皮质激素等，必要时进行高压氧治疗。

第四章 神经系统损害引起的危急事件

第一节 中枢神经系统损伤与手术后精神状态改变

知识点1：中枢神经系统损伤与手术后精神状态改变的原因

麻醉、手术中药物应用过多或过量，如：镇静催眠药；麻醉性镇痛药；东莨菪碱以及一些非麻醉性药但对中枢神经系统起作用的药物，如吩噻嗪类药、抗高血压药如利血平、可乐定、甲基多巴、三环抗抑郁药等。体内代谢失常影响苏醒，神经功能失常影响苏醒。低温作用，循环状态不稳定，酒精作用，周身感染如脓毒症。

知识点2：中枢神经系统损伤与手术后精神状态改变的临床征象

患者全麻后不能及时苏醒，并失去呼吸道的保护反射。气管插管不能及早拔除，而且在应用气管内吸痰操作时，患者对此刺激反应不灵敏。出现病灶性神经症状如：

（1）激动、不安和语无伦次。

（2）幻觉表现、缺少定位能力。

（3）不能听从医护人员的嘱咐与合作。

知识点3：中枢神经系统损伤与手术后精神状态改变的处理措施

保持患者良好的氧合和通气功能。阻止患者躁动，防止意外受伤。给予毛毯保温，避免低体温。检测患者血中的麻醉药浓度。还可作脑电图双谱分析（BIS）或 Narcotrend 监测，间接地衡量药物作用的抑制深浅。排除代谢异常原因。检查血生化及血气，纠正血糖、电解质异常。考虑给拮抗药，作神经系统检查。如果患者条件允许，可行头部 CT 或 MRI 检查以排除脑出血、脑梗死或蛛网膜下腔出血。患者有明显脑缺氧征象者，除应用一些药物外，宜及早作头部降温治疗或送入高压氧治疗。

第二节 手术后呼吸衰竭

知识点1：手术后呼吸衰竭的原因

麻醉药对呼吸中枢的抑制，病灶性改变或代谢性变化等原因所导致的中枢性呼吸驱动力受损。肌松药的残留作用致使呼吸肌无力，原有的神经肌肉疾患于手术后加重，影响呼吸肌的功能。因低氧血症或高碳酸血症所带来的中枢性反应，使呼吸功能减低。

知识点 2：手术后呼吸衰竭的临床征象

在停用机械通气时呼吸减弱，甚至呼吸动作消失，延迟苏醒。如果是残余的肌松药作用，患者眼睑不能睁开，头不能抬起，吸气力量为 $25 \sim 30cmH_2O$（$2.45 \sim 2.94kPa$）或 < $25cmH_2O$。应用"四个成串"检测，会发现有肌松药的残余作用。出现低氧血症和高碳酸血症症状。

知识点 3：手术后呼吸衰竭处理措施

（1）暂勿拔除气管导管，继续辅助呼吸或机械通气，维持满意的通气和氧合。监测血气，使 PaO_2 和 $PaCO_2$ 维持正常。

（2）检查麻醉药是否已完全代谢消除，在必要时作血药浓度和 BIS 或 Narcotrend 监测。

（3）轻度刺激患者，观察反射变化和反应深度。

（4）如果仍有肌松药的残余作用，在必要时再给阻滞药，如新斯的明 $70\mu g/kg$。还要分析在手术中有无应用某些与肌松药有协同作用的抗生素（如氨基糖苷类）。在此情况下可以考虑应用氯化钙 1g 静脉注射。

（5）如果确为麻醉药物过量或作用残留，可以进行阻滞：①麻醉镇痛药，如纳洛酮 $40\mu g$ 静脉注射；②苯二氮䓬类药，如氟马西尼 0.2mg 静脉注射；③抗胆碱能药，如毒扁豆碱 1mg 静脉注射。

（6）取动脉血作血气分析、电解质（包括 Mg^{2+}）检查。

（7）作神经系统全面检查（体格检查和影像学检查），排除病灶性原因。

（8）在必要时，及早作头部降温治疗，或应用高压氧治疗。

第三节　麻醉、手术中周围神经损伤

知识点 1：麻醉、手术中周围神经损伤的原因

患者原有的周围神经功能异常，手术后加重。施行局麻时血管收缩药应用过多，浓度过大。施行神经丛阻滞或椎管内麻醉时穿刺针直接损伤神经或脊神经根。外科放置手术体位时对周围神经的压迫、伸展或扭转。外科手术时应用止血带不当，致神经受压。手术期间低血时间过长，某神经血流支配受到影响。

知识点 2：麻醉、手术中周围神经损伤的临床征象

麻醉、手术中很难检查出患者周围神经受损伤的情况，但是在手术后一两天便会出现受伤神经的感觉、运动异常，严重时麻痹或瘫痪。

知识点3：麻醉、手术中周围神经损伤的处理措施

会同神经科和康复医学科医师做周围神经系统的全面检查，确定受损伤部位和程度，并积极进行治疗。分析神经受损伤的原因，特别是其与麻醉、手术期间操作、注药和体位等的关系。再次检查患者有无糖尿病或其他血管疾病。

第五章　产科麻醉时出现的危急事件

第一节　羊水栓塞

知识点 1：羊水栓塞的原因

产妇生产时，因产程过短、胎儿过大、头盆不称，或应用子宫收缩药，出现胎盘早剥，前置胎盘时胎盘边缘血窦破裂或子宫破裂以及在剖宫产手术时，羊水可以经敞开的子宫血窦进入母体内。中年多产妇更易发生。

知识点 2：羊水栓塞的临床征象

（1）起初胸痛、咳嗽，或有咯血，随即呼吸急促并出现窘迫现象，并发绀。

（2）心血管系统出现虚脱、低血压、肺动脉高压伴右心衰竭，甚至出现心脏骤停。ECG 呈现电机械分离。

（3）没有明显急性原因的凝血异常。

（4）反射亢进、抽搐、昏迷。

（5）胸部 X 线片示广泛性肺水肿。

（6）最终子宫收缩无力，左心衰竭和 DIC。

知识点 3：羊水栓塞的处理措施

立刻进行胎儿监测，并尽快将胎儿和胎盘取出。保持患者足够的通气和氧供，在必要时尽快行气管插管，并做机械通气。采取输液和应用血管收缩药及强心药等支持循环功能的措施。密切观察凝血功能，防治 DIC。心脏骤停者做心肺复苏的抢救治疗。

第二节　子痫前期和子痫

知识点 1：子痫前期和子痫的诱因

（1）产妇既往有下列内科疾患者：高血压、肾病，镰状细胞贫血、血红蛋白病、系统性红斑狼疮及其他胶原性血管病，且产前未接受治疗者。

（2）产妇有子痫前期病史。

（3）有子宫迅速增大的情况，例如葡萄胎、羊水过多、多胎妊娠、糖尿病合并巨大儿。

（4）高龄产妇或多产妇。

知识点 2：子痫前期和子痫的临床征象

（1）高血压：收缩压>140mmHg，或比正常增加 30mmHg；舒张压>90mmHg，或比正常增高 15mmHg。

（2）蛋白尿：24 小时尿蛋白含量>0.3g/L。

（3）水肿呈全身性（面部、上肢），与通常下肢水肿相悖。

上述三项症状可逐渐加重。①肾脏：蛋白尿加重，肾血流减少，血清肌酸、尿酸升高，最终导致急性肾功能衰竭；②心肺系统：严重高血压，肺动脉高压，心排出量降低，充血性心力衰竭，肺水肿；③中枢神经系统：头痛，视力障碍，嗜睡，反射亢进，中枢兴奋性增强，肌阵挛，脑水肿，最后引起抽搐发作（子痫），颅内出血；④血液系统：血小板减少或功能障碍，PT、APTT 延长，出现纤维蛋白裂解产物，HCT 升高；⑤出现血小板减少综合征（HELLP），即溶血、肝酶升高及低血小板综合征；⑥产科并发症：子宫收缩增强，血流减少，早产，胎盘剥离，宫内发育障碍，胎儿呼吸窘迫；⑦上腹部疼痛。

知识点 3：子痫前期和子痫的处理措施

根据征象可见子痫前期属高危病例，最终的治疗就是分娩出胎儿与胎盘，唯有如此，才能够控制病情的进展。在不危及到母体的情况下应当尽量延长妊娠，直至胎儿发育成熟能出生后存活或出现需终止妊娠的因素。至于严重的子痫前期、子痫和 HELLP 综合征，为稳定母体病情，应当迅速分娩出胎儿，而不计胎儿的成熟与大小。需行紧急剖宫产手术时，从麻醉角度应当考虑困难气道管理、心肺功能和凝血障碍的防治问题。

第三节　新生儿窒息

知识点 1：新生儿窒息的原因——产妇原因

产妇原因主要包括：①子痫前期和子痫；②高血压；③糖尿病；④高龄初产妇（>35岁）；⑤心脏病；⑥妊娠期间出血；⑦前置胎盘；⑧胎盘早剥；⑨Rh 同族免疫作用；⑩药物作用：镇静药、镁离子、阿片类药、利血平、酒精等。

知识点 2：新生儿窒息的原因——胎儿原因

胎儿原因主要包括：①早产；②多胞胎妊娠；③过期妊娠（>43 周）；④羊水过多或被胎粪污染；⑤宫内生长迟缓。

知识点 3：新生儿窒息的原因——围产期因素

围产期因素主要包括：①胎位不正或脐带脱出、强烈阵痛、产程延长、发生突然分娩等；②剖宫产，或非选择性的产钳助产；③镇痛、镇静药物过量，或全身麻醉延长和发生并发症，如较长时间低血压、低氧血症等。

知识点 4：新生儿窒息的临床征象

（1）呼吸抑制，氧合减低，胎儿 PaO_2 25～40mmHg 可以继续下降至 20～35mmHg，pH下降，发生无氧代谢。

（2）心动过缓。

（3）阿普加新生儿评分降低。

知识点 5：阿普加新生儿评分

阿普加新生儿评分见表 4-5-1。

表 4-5-1　阿普加新生儿评分

评测项目	评　分		
	0	1	2
心率	消失	<100 次/分	>100 次/分
呼吸动作	消失	慢，不规则	良好，哭喊
皮肤颜色	发绀、苍白	身体红润肢体蓝色	全身红润
反射（用吸痰管刺激鼻腔）	消失	迟钝	咳嗽，喷嚏
肌张力	软弱无力	肢体有些屈曲	活泼运动

知识点 6：新生儿窒息的处理措施

保持呼吸道的通畅，给予纯氧吸入，必要时作气管插管，吸出羊水和胎粪。按照常规急救方法给予药物和补充血管内容量。一些药物可以经脐静脉或气管导管用药。阿普加评分在 7 分以下者，均需积极抢救治疗。

第六章　体内代谢异常引起的危急事件

第一节　急性肾上腺皮质功能不全

知识点1：急性肾上腺皮质功能不全的原因

急性肾上腺皮质功能不全，是因肾上腺皮质激素相对或绝对的缺乏引起血流动力学或其他方面的变化，又名艾迪生危象。肾上腺皮质功能不全可为原发的，组织学见皮质的3个带区（小球带、束状带及网状带）呈现萎缩；也可为继发的，组织学见皮质的束状带萎缩而表现为糖皮质激素缺少；也可因激素合成的障碍引起。

知识点2：急性肾上腺皮质功能不全的临床征象

患肾上腺皮质功能不全的患者约有25%会发生急性肾上腺皮质功能不全，患者常推迟出现或在手术后发生低血压、休克或恶心和呕吐。

知识点3：急性肾上腺皮质功能不全的处理措施

（1）确因肾上腺皮质功能不全发生者：①立刻补充循环血容量（晶体、胶体溶液）。②静脉注射氢化可的松100mg，以后每6小时静脉滴注氢化可的松100mg；③必要时，给予血管收缩药和增强心肌药；④积极治疗感染及其他诱因；如果有可能，治疗肾上腺皮质功能不全的原发疾病。

（2）其他原因引起低血压和休克：①低血容量；②麻醉药物过量；③原发性心血管功能障碍；④胸内压过高等。

第二节　代谢性酸中毒和糖尿病性酮酸中毒

知识点1：代谢性酸中毒的原因

（1）代谢性酸性产物的生成增多或排泄障碍：①组织血液灌注不良；②糖尿病性酮症酸中毒；③摄入阿司匹林、甲醇或乙烯二醇，或静滴硝普钠致氰化物的摄入时；④慢性肾功能衰竭，使蛋白质代谢产物尿素及一些副产物的积聚；⑤恶性高热。

（2）血液循环中 HCO_3^- 损失：例如：①胰腺瘘管；②腹泻；③肾小管酸中毒；④急性肾功能衰竭。

（3）在急救复苏时生理盐溶液的过量摄入，引起高氯血症，致血中 HCO_3^- 减少。

知识点2：代谢性酸中毒的临床征象

（1）出现通气过度现象，称之为库斯莫尔呼吸。
（2）乏力、嗜睡甚至昏迷。
（3）动脉血气检查，见 pH 下降。
（4）心律失常，心肌收缩力的下降，心排出量的降低。
（5）血管扩张，低血压，对内源性和外源性儿茶酚胺的反应性降低。

知识点3：代谢性酸中毒的处理措施

保持较好的通气功能和氧合状态。进行过度通气，以代偿代谢性酸中毒。如果动脉血 pH 为 7.1~7.2 或 pH<7.1，应当给碳酸氢钠治疗。维持足够的心排出量，使体内组织有足够的血流灌注压。针对酸中毒病因进行治疗。

知识点4：糖尿病性酮酸中毒的原因

因胰岛素相对或绝对的缺少（如 1 型糖尿病），使体内动用了脂肪酸进行氧化而产生酮酸。

知识点5：糖尿病性酮酸中毒的临床征象

（1）清醒患者叙述有恶心、呕吐或腹痛。
（2）表现包括低血压、心动过速或直立性低血压。
（3）有代谢性酸中毒的各项症状。
（4）出现继发于酸中毒的过度通气状态。
（5）神志发生改变，可有昏迷。
（6）也有出现多尿或少尿。

知识点6：糖尿病性酮酸中毒的处理措施

在处理前，根据各项化验检查，明确诊断。保持良好的通气和氧合状态。通过液体治疗，开始治疗时不予含糖液，当血糖下降至 13.9mmol/L 时可给予含糖液。进行胰岛素治疗：首先静脉注射普通胰岛素 10U，然后开始静滴普通胰岛素 5~10U/h，血糖的下降速度不宜过快，每小时降低 3.9~6.1mmol/L 为宜。pH 为 7.1~7.2 或 pH<7.1 时，给碳酸氢钠。监测血糖、电解质和血气检查。

第三节　高钾血症和低钾血症

知识点1：高钾血症的原因

（1）摄入过多：饮食含钾过多；使用含钾较多的药物，静脉补钾过快；大量输血，特别是输入储存日期较长的库存血；体外循环心脏直视手术时应用的心肌保护液中钾的含量过高；器官移植保存液等。

（2）排钾减少：肾功能衰竭；肾上腺功能障碍；给予保钾利尿剂血管紧张素转换酶（ACE）抑制剂等药物，致肾排钾减少。

（3）细胞内钾外移：①广泛组织损伤，例如肌肉挤压伤、溶血、内出血等；②麻醉中使用了去极化肌松药琥珀胆碱；③麻醉、手术中出现呼吸性或是代谢性酸中毒；④高钾血症性周期性麻痹；⑤恶性高热。

知识点2：高钾血症的临床征象

主要表现为心肌收缩功能降低，心音低钝，出现心动过缓、房室传导阻滞、室性期前收缩、心室颤动、心脏骤停。ECG随血清K^+不同的高钾血症数值出现渐进性异常变化。高钾血症的最早期出现高耸T波，当血清K^+继续升高，心肌的复极化出现异常，QRS综合波增宽，P-R间期延长，P波增宽甚至消失；增宽的QRS综合波最终融合到T波当中，出现正弦波图形。最终出现心室纤颤或是停跳。钾离子对心脏的毒性作用可因低钙血症、低钠血症和酸血症而加重。影响神经肌肉复极过程，出现疲乏、四肢松弛性瘫痪、腱反射消失等，严重者引起吞咽、发音及呼吸困难；可能出现动作迟缓、嗜睡等神经症状。

知识点3：高钾血症的处理措施

（1）患者血清K^+>5.5mmol/L者，不宜进行择期手术麻醉。

（2）病因治疗，停用富含钾药物，禁食富含钾食物，清除体内积血或坏死组织。

（3）抑制钾离子对心脏的毒性作用：静脉注射10%葡萄糖酸钙溶液10~30ml，在必要时重复注射。

（4）促进细胞外钾进入细胞内：①碳酸氢钠或是乳酸钠静脉滴注；②葡萄糖加胰岛素静脉滴注；③选择性β_2受体激动剂。

（5）排钾治疗：①排钾利尿剂；②阳离子交换树脂；③腹膜透析或血液透析。

知识点4：低钾血症的原因

（1）钾摄入量不足：见于长期不能进食或少食的各种疾病，如消化道梗阻、慢性胃肠疾病、某些精神病患者、昏迷、恶性肿瘤、慢性消耗性疾病等。从摄钾减少到肾脏排钾减少约需两周，才能达到平衡，因此长期摄入钾减少最终导致低钾血症。此外长期禁食的患者无钾或低钾液体输入过多亦可导致低钾血症。

（2）钾排除过多：①胃肠道失钾过多，各种消化液的含钾量均高于血清，当剧烈或持久的腹泻、呕吐、胃肠引流、自瘘管丧失消化液都会引起大量失钾；②肾脏排钾过多，长期使用利尿剂如噻嗪类利尿剂；渗透性利尿如糖尿病、静脉注射高渗溶液、急性肾衰竭多尿期；醛固酮增多症；远端肾小管酸中毒；③皮肤失钾过多，例如大量出汗、烧伤等。

（3）钾向细胞转移：①代谢性或呼吸性碱中毒；②胰岛素作用；③低钾血症性周期性麻痹；④细胞摄钾过多如维生素 B_{12} 治疗巨幼红细胞性贫血时；⑤棉籽油中毒。

知识点 5：低钾血症的临床征象

低钾血症的临床表现与低血钾的严重程度有关，更主要取决于低血钾发生的速度、期限及病因。轻度低血钾可无症状，短时间发生严重低血钾临床症状迅速出现，严重者可能出现猝死。

（1）神经肌肉功能抑制：主要中枢神经系统症状有嗜睡、精神抑郁、表情淡漠；对肌松药的敏感性增加，可发生呼吸衰竭或瘫痪，肠蠕动减退，可能引起麻痹性肠梗阻。

（2）ECG 异常：T 波低平，出现 U 波，ST 段下移；心动过速；出现室性期外收缩、房室传导阻滞，甚至心脏骤停。在洋地黄中毒时，如果同时伴低钾血症，则情况会更加严重。

（3）肾脏：可出现多尿，代谢性碱中毒。

（4）酸碱平衡紊乱：表现为代谢性酸中毒、反常性酸性尿。

知识点 6：低钾血症的处理措施

（1）凡患者血清 K^+<3.5mmol/L 者，不宜进行择期手术麻醉。

（2）积极治疗原发病，去除病因。

（3）及时、适量补钾。轻度低钾者可鼓励进食富含钾食物、口服含钾盐，不宜长期口服氯化钾肠溶片。严重低血钾或不能经口补钾者可予静脉补钾，如经周围血管给药，其浓度为 20~40mmol/L，每小时补钾 20~40mmol。

（4）紧急需行手术的低钾血症患者，可于麻醉诱导前经中心静脉按 0.5~1mmol/（kg·h）的速度补钾。快速给药必须在持续 ECG 和尿量的监测下进行，在必要时监测血钾浓度。

第四节　低血糖症

知识点 1：低血糖的原因

营养缺乏，体内葡萄糖合成减少或利用增多。如长期无法进食或手术前禁食时间过长；患有代谢疾病；饮酒或服用水杨酸盐等药物；胰岛素治疗不当或内源性胰岛素分泌过多。

知识点 2：低血糖的临床征象

（1）中枢神经系统表现轻重不一。初期精神不集中，思维言语迟钝，嗜睡，可出现幻觉；皮质下受抑制时躁动、甚至强直性惊厥；可致昏迷，持续低血糖可导致死亡，术中低血糖可导致苏醒延迟或出现抽搐性发作。

（2）交感神经系统过度兴奋，例如焦虑、出汗、血压升高、心动过速等。

知识点 3：低血糖的处理措施

（1）轻症者进食高糖食物即可缓解症状，重症者予以 50% 葡萄糖 60~100ml 静脉注射，以后继续用 5% 葡萄糖溶液 1~2mg/（kg·h）静脉滴注。

（2）停用胰岛素或是其他降糖药。

第五节　恶　性　高　热

知识点 1：恶性高热的原因

某些带有遗传不完全显性染色体的患者，应用琥珀胆碱或某些吸入麻醉药、酰胺类局麻药后，会诱发恶性高热。小儿在有咬肌痉挛，或伴有斜视畸形和骨骼与骨骼肌系统异常者易发生。全麻时发生率约为 1/250000。应用琥珀胆碱后发生率约为 1/60000。恶性高热也可出现在手术后麻醉苏醒期间。目前因临床避免使用易诱发恶性高热药物，其发病率呈下降趋势。

知识点 2：恶性高热的临床征象

（1）用药后突发肌肉强直，咬肌肌强直常是最早的征象。

（2）随后出现的症状：①全身出汗，皮肤温暖，但随即皮肤呈斑状变化；②心动过速和室性心律失常；③呼吸急促，全身有发绀现象；④血压呈上、下波动，初升后降；⑤不久可能出现心室纤颤随即心脏骤停。

（3）化验室检查：PaO_2 初期可正常，但 $PaCO_2$ 和呼气末 CO_2 分压（$PETCO_2$）急剧升高，出现混合型的代谢性、呼吸性酸中毒，血浆内 CPK 升高，血钾增多。

（4）有时还会出现 DIC、脑水肿、癫痫、肝功能衰竭，但最终可有深色尿，反映出现肌红蛋白尿伴急性肾功能衰竭。

知识点 3：恶性高热的处理措施

（1）暂停手术，中断麻醉。更换麻醉机和呼吸管路。

（2）提供足够的 O_2 供（FiO_2 1.0）保持患者良好的通气和换气功能。

（3）立刻给予丹曲林 2.5mg/kg，5~10 分钟重复给予直至症状消失。丹曲林的最终剂量可以达到 10mg/kg。

（4）给予 $NaHCO_3$ 纠正碱缺失。其剂量是 2~4mmol/kg。

（5）治疗高钾血症。

（6）体表降温至 38℃ 为妥。除了头部降温作脑的保护外，如果患者体腔（胸腔、腹腔）已手术切开，可以于体腔内应用无菌冰冷生理盐水降温；如果系体外循环转流，也可通过这一装置进行降温。

（7）监测尿量，预防急性肾衰竭。

（8）易感患者麻醉应避免使用诱发药物。

附录一　高级卫生专业技术资格考试大纲
（麻醉学专业——副高级）

一、专业知识

（一）本专业知识

1. 麻醉学专业的基础知识和理论包括：

（1）掌握麻醉相关解剖学。

（2）掌握麻醉生理学。

（3）掌握麻醉药理学。

（4）掌握麻醉相关病理生理学。

（5）掌握心肺脑复苏。

（6）熟悉重症监护治疗。

（7）掌握急性疼痛治疗方法，熟悉常见慢性疼痛的治疗原则。

2. 掌握疾病、手术和麻醉对生理功能的影响和处理原则。

（二）相关专业知识

1. 掌握手术患者常见并存疾病（包括心脑血管、呼吸、内分泌、水电解质酸碱平衡紊乱及血液系统疾病等）的病理生理改变及基本治疗方法，在围术期能正确评价其严重程度和手术麻醉的风险性。

2. 掌握常用试验检查及与麻醉相关的特殊检查（如肺功能检查、心功能检查、肝肾功能检查、血气分析等）的基础知识及临床意义。

3. 麻醉生理监测相关知识及应用原则，包括：

（1）掌握全麻深度的临床判断及监测技术。

（2）掌握肌松监测方法及其临床意义。

（3）掌握血流动力学监测方法及其临床意义。

（4）掌握心电图监测方法及临床应用。

（5）掌握呼吸功能及麻醉气体的监测方法。

（6）掌握体温监测方法。

（7）了解经食管超声心动图的临床应用。

4. 了解重症监测治疗的基础理论知识。

二、学科新进展

1. 熟悉本专业国内外新进展，包括新理论、新技术、新药物等。

2. 了解相关学科在治疗学方面的新进展，如不停跳冠脉搭桥术、微创外科手术、心血管病的治疗、经食管超声心动图的应用等。

三、专业实践能力

1. 掌握术前病情评估、麻醉前准备、各种麻醉方法的技术规范与管理，麻醉并发症的防治等。熟练掌握呼吸、循环功能的监测方法、操作技能及其临床应用。

2. 掌握 ASA Ⅲ 级以上患者（如各种休克、心脏疾病、肺功能障碍、肝肾功能不全等）的麻醉处理。

3. 掌握心、肺、脑复苏及休克的监测、治疗和各种支持治疗方法。

4. 掌握困难气道处理技术和辅助人工气道的应用（例如纤维支气管镜技术和喉罩的应用），麻醉期间各种紧急情况的处理。

5. 掌握急性疼痛治疗的相关知识和方法，如术后镇痛、分娩镇痛，熟悉常见的慢性疼痛和癌性疼痛的治疗原则。

6. 熟悉危重患者（如急性呼吸窘迫综合征、心力衰竭、多脏器衰竭等）的监测、治疗和各种支持治疗方法。

7. 熟悉本专业的各种临床治疗指南。

附：

（一）专科麻醉及特殊病症的麻醉

1. 常见

   （1）眼耳鼻喉口腔颌面及整形外科手术麻醉。

   （2）普通外科手术麻醉。

   （3）妇科和产科麻醉。

   （4）泌尿外科手术麻醉。

   （5）创伤患者麻醉。

   （6）内镜手术麻醉。

   （7）小儿麻醉。

   （8）老年人麻醉。

   （9）高血压患者麻醉。

   （10）心脏病患者非心脏手术麻醉。

   （11）呼吸系统疾病患者麻醉。

   （12）休克患者麻醉。

   （13）肝肾功能不全患者麻醉。

   （14）脊柱和四肢手术麻醉。

   （15）非住院患者手术麻醉。

   （16）手术室外患者的麻醉。

2. 少见

   （1）神经外科手术麻醉。

   （2）心血管手术麻醉。

   （3）胸科手术麻醉。

   （4）内分泌疾病患者麻醉。

   （5）血液病患者的麻醉。

   （6）过度肥胖患者麻醉。

3. 重症

   （1）器官移植手术麻醉。

   （2）神经肌肉疾病患者麻醉。

（二）麻醉方法及技术

1. 全身麻醉。

2. 椎管内麻醉。

3. 神经阻滞。

4. 局部麻醉。

5. 监护性麻醉（MAC）。

6. 控制性降压。

7. 低温。

8. 血液保护技术。

附录二　高级卫生专业技术资格考试大纲
（麻醉学专业——正高级）

一、专业知识

（一）本专业知识

1. 麻醉学专业的基础知识和理论包括：

（1）熟练掌握麻醉相关解剖学。

（2）熟练掌握麻醉生理学。

（3）熟练掌握麻醉药理学。

（4）熟练掌握麻醉相关病理生理学。

（5）熟练掌握心肺脑复苏。

（6）熟悉重症监护治疗。

（7）熟练掌握急性疼痛治疗方法，熟悉常见慢性疼痛治疗原则。

2. 熟练掌握疾病、手术和麻醉对生理功能的影响和处理原则。

（二）相关专业知识

1. 熟练掌握手术患者常见并存疾病（包括心脑血管、呼吸、内分泌、水电解质酸碱平衡紊乱及血液系统疾病等）的病生理改变及基本治疗方法，在围术期能正确评价其严重程度和手术麻醉的风险性。

2. 掌握常用试验检查及麻醉相关特殊检查（如肺功能检查、心功能检查、肝肾功能检查、血气分析等）的基础知识及临床意义。

3. 麻醉生理监测相关知识及应用原则

（1）熟练掌握全麻深度临床判断及监测技术。

（2）熟练掌握肌松监测方法及其临床意义。

（3）熟练掌握血流动力学监测方法及其临床意义。

（4）熟练掌握心电图监测方法及临床应用。

（5）熟练掌握呼吸及麻醉气体的监测方法。

（6）熟练掌握体温监测。

（7）了解经食管超声心动图的临床应用。

4. 了解重症监护治疗的基础知识和理论。

二、学科新进展

1. 基本掌握本专业国内外新进展，包括新理论、新技术、新药物等。

2. 熟悉相关学科在治疗学方面的新进展，如不停跳冠脉搭桥术、微创外科手术、心血管病的治疗、经食管超声心动图的应用等。

三、专业实践能力

1. 熟练掌握术前病情评估、麻醉前准备、各种麻醉方法的技术规范与管理、麻醉并发症的防治等。

熟练掌握呼吸、循环功能的监测方法、操作技能及其临床应用。

2. 熟练掌握 ASA Ⅲ 级以上患者（如各种休克、心脏疾病、肺功能障碍、肝肾功能不全等）的麻醉处理。

3. 熟练掌握心肺脑复苏及休克的监测、治疗和各种支持疗法。

4. 熟练掌握困难气道处理技术和辅助人工气道的应用（如纤维支气管镜技术和喉罩的应用）、麻醉中各种紧急情况的处理。

5. 熟练掌握急性疼痛治疗的相关知识和方法，如术后镇痛、分娩镇痛，熟悉常见的慢性疼痛和癌性疼痛的治疗原则。

6. 熟悉危重患者（如急性呼吸窘迫综合征、心力衰竭、多脏器衰竭等）的监测和治疗及各种支持疗法。

7. 掌握本专业的各种临床治疗指南。

附：

（一）专科麻醉及特殊病症的麻醉

1. 常见

    （1）眼耳鼻喉口腔颌面及整形外科手术麻醉。

    （2）普通外科手术麻醉。

    （3）妇科和产科麻醉。

    （4）泌尿外科手术麻醉。

    （5）创伤患者麻醉。

    （6）内镜手术麻醉。

    （7）小儿麻醉。

    （8）老年人麻醉。

    （9）高血压患者麻醉。

    （10）心脏病患者非心脏手术麻醉。

    （11）呼吸系统疾病患者麻醉。

    （12）休克患者麻醉。

    （13）肝肾功能不全患者麻醉。

    （14）脊柱和四肢手术麻醉。

    （15）非住院患者手术麻醉。

    （16）手术室外患者的麻醉。

2. 少见

    （1）神经外科手术麻醉。

    （2）心血管手术麻醉。

    （3）胸科手术麻醉。

    （4）内分泌疾病患者麻醉。

    （5）血液病患者的麻醉。

    （6）过度肥胖患者麻醉。

3. 重症

    （1）器官移植手术麻醉。

    （2）神经肌肉疾病患者麻醉。

（二）麻醉方法及技术

1. 全身麻醉。

2. 椎管内麻醉。

3. 神经阻滞。

4. 局部麻醉。

5. 监护性麻醉（MAC）。

6. 控制性降压。

7. 低温。

8. 血液保护技术。

附录三　全国高级卫生专业技术资格考试介绍

为进一步深化卫生专业技术职称改革工作，不断完善卫生专业技术职务聘任制，根据中共中央组织部、人事部、卫生部《关于深化卫生事业单位人事制度改革的实施意见》（人发〔2000〕31号）文件精神和国家有关职称改革的规定，人事部下发《加强卫生专业技术职务评聘工作的通知》（人发〔2000〕114号），高级专业技术资格采取考试和评审结合的办法取得。

一、考试形式和题型

全部采用人机对话形式，考试时间为2个小时（卫生管理知识单独加试时间为1时）。考试题型为单选题、多选题和案例分析题3种，试卷总分为100分。

二、考试总分数及分数线

总分数450~500分，没有合格分数线，排名前60%为合格。其中的40%为优秀。

三、考试效用

评审卫生高级专业技术资格的考试，是申报评审卫生高级专业技术资格的必经程序，作为评审卫生高级专业技术资格的重要参考依据之一，考试成绩当年有效。

四、人机对话考试题型说明

副高：单选题、多选题和案例分析题3种题型。

正高：多选题和案例分析题2种题型。

以实际考试题型为准。

五、考试报名条件

（一）正高申报条件

1. 取得大学本科以上学历后，受聘副高职务5年以上。

2. 大学普通班毕业以后，受聘副高职务7年以上。

（二）副高申报条件

1. 获得博士学位后，受聘中级技术职务2年以上。

2. 取得大学本科以上学历后，受聘中级职务5年以上。

3. 大学普通班毕业后，受聘中级职务5年以上。

4. 大学专科毕业后，取得本科以上学历（专业一致或接近专业），受聘中级职务7年以上。

5. 大专毕业，受聘中级职务5年以上。

6. 中专毕业，受聘中级职务7年以上。

7. 护理专业中专毕业，从事临床护理工作25年以上，取得护理专业的专科以上学历，受聘中级职务5年以上，可申报副主任护师任职资格。